건강한 음식, 자연치유 노화 저지로

# 20년 젊어지는 비법

## 1

건강한 음식, 자연치유 노화 저지로

# 20년 젊어지는 비법

## 1

우병호 지음

“ 병든 후에 질병과 싸우는 것은 목이 마를 때 우물을 파거나 전쟁이 난 뒤에 무기를 만드는 것과 다를 비 없다.” —『 황제비경 』

“ 자신이 현재 질병에 걸렸는데도 합당한 치유계획을 세우지 못하고 머뭇거리고 있는 것은, 적이 문 앞에 쳐들어와 목 내놓으라고 소리치는데도 싸울 엄두조차 내지 못하고 아무런 대책 없이 그저 적이 목숨만이라도 살려주기를 막연히 기다리는 장수와 마찬가지다” —『 바다의 전설 』

‘우리가 평소 식습관과 생활습관을 올바르게 해오지 않았다면, 나이가 들어 남는 것은 병밖에 없다.’

‘4~50 대가 넘어서 만성질병이 생기면 행복한 삶은 고사하고, 남은 여생을 질병과 싸우다가 죽어갈 수밖에 없는 것이 현실이다’

‘미국 같은 경우 매년 60만 명 이상이 심혈관 질환으로 사망한다는 통계가 있다. ‘이미 우리나라도 비슷한 현상으로 가고 있다. 심혈관 질환은 발생하면 거의 즉사 아니면 회복하더라도 질병이 나타난 부위나 관련 장기가 치명적인 타격을 입어  평생 고통받다가 갈 가능성이 매우 높다.’

우리는 지금 어떤 상황에 처해 있는가?
돌연사(死)!

　지난 2012년 3월 4일, 멀리 경남 창원에서 서울로 자연치유상담사 강의를 들으러 지난 2월2일부터 매주 목요일 꼬박꼬박 5시간 걸려서 오시던 분이 돌연사했다는 소식을 3월5일 저녁때쯤 지인을 통해 들었다. 나는 심한 충격과 일종의 자괴감에 빠져서 며칠 동안 아무 일도 못하고 불안한 마음으로 서성거리며 보냈다.

　유명을 달리한 그분에게 조금만 더 일찍 심장병에 대한 위험성을 인식하게 해주었더라면, 충분히 막을 수 있었을 텐데 하는 생각 때문이었다. 그분은 외관상 보기에는 멀쩡해서 심장병 위험요소를 갖고 있다고는 미처 생각지도 못했던 게 사실이다.

　만약 그 위험요소가 눈에 띄었거나 본인에게 들은 적이 있었더라면, 위험에 대비하라고 구체적이고 강하게 어필했을 것이다. 그분이 담배를 피우고 있었기 때문에 담배를 끊으라고 말한 것 밖에는 아무 말도 더 해주지 못했다. 그 결과 내가 보는 앞에서나 내 주변에서는 담배를 피우지 않으려고 노력하는 모습이 보여 더 이상 말하기가 멋쩍어 그냥 내버려 두고 말았다.

　그분은 사람들이 평소 살아가고 있는 생활 태도와 별로 다를 게 없는 평범하고 착실한 분이었다. 성격은 싹싹하고 예의가 발랐으며 상대를 배려하는 모습도 자주 보였고, 하찮은 일도 솔선수범해서 주변 사람들을 기꺼이 도와주거나 도움을 주려고 노력했다.

평소 술을 좋아해서 강의가 끝나고 저녁식사를 하면서 반주로 소주 한잔 하거나 창원으로 내려가기 전 고속버스 승차 시간 공백이 나서 나와 2차 술도 몇 번 마신 적이 있었다.

평소 그분이 동네에서도 친구들과 술은 자주 즐겼던 것으로 알고 있으나, 체형은 보통 체형으로 비만이나 특별히 과체중은 아닌 것으로 보였으며, 아랫배가 볼록 튀어나온 올챙이배도 아닌 외관상으로 보기에는 최적 체중에 가까운 사람으로 보였기 때문에 심장병 위험요소를 다수 갖고 있는 사람으로 볼만한 근거가 거의 없었다.

그래서 이 돌연사 소식을 듣고 난 일주일 뒤 도대체 그분은 왜 돌연사했을까 하는 의문이 들어 심장질환으로 돌연사하는 원인에 대해 다시 공부를 하게 되었고, 그 결과 전에도 공부는 했으나 그것을 피부로 절실히 느낄 만큼 심각하게 받아들이지 않아 많은 내용이 무디어진 것으로 생각된다.

이번에 다시 집중적으로 공부함으로써 사망원인에 대하여 충분히 이해할 수 있게 되었고, 심장병 예방에 대한 대처방법도 한층 명료해진 게 사실이다.

## 비만, 제2형 당뇨, 고혈압으로 인한 뇌졸중!

몇 개월 전, 우리 이웃에 역시 나보다 나이는 몇 살 아래지만, 비만, 흡연, 고혈압, 당뇨 등 거기다가 복부도 올챙이배처럼 튀어나온 사람이 있었는데, 그가 어느 날 우리 집에 술 한잔 하자고 찾아왔을 때, 내가 "당신 지금부터 적극적으로 건강관리 안 하면 큰일 날지도 몰라!" 라고 경고를 했더니 그런 말 하지 말라고 벌컥 화를 내곤 자기 집으로 가버린 일이 있었다. 이런 경고를 한 근저에는 그 사람 동생도 몇 년 전에 마흔 서너 살 정도 됐는데 돌연사 했다는 가족력을 어느 정도 알고 있었기 때문이다.

이런 일이 있은 지 한 보름 정도 지났을까?

내가 궁금해서 그 사람에게 문자로 "이 ○○씨 요즘 장사 잘하고 있어요?"라는 메시지를 보냈더니 아무런 대답이 없었다. 평소 같았으면 즉각 문자 대답이 왔을 텐데 말이다. 그리고 며칠이 지난 뒤 다시 문자를 보냈더니 묵묵부답이었다. 이거 좀 느낌이 이상한데 하고 전화를 걸어봤더니 그 사람 아들이 전화를 받는다. 그 사람 아들은 지금 호주에 유학 중인데 말이다.

"왜 네가 전화를 받아?"

"아버지 ○○ 병원에 입원했어요."라는 대답을 듣고는 전화를 끊었다. 전후좌우 상황으로 미루어 보아 - 아마도 뇌졸중으로 입원한 것임에 틀림없을 것이다 - 호주에 있어야 할 아들이 급히 귀국

해서 자기 아버지 전화를 대신 받을 정도니 위급하고 심각한 상황인듯 했다. 이것은 악담이 아니라 사실을 느낀 그대로를 이야기 하는 것인데, 내가 보기에 그 사람은 병원에서 남은 삶을 병마와 싸우다가 끝날 가능성이 높다. 그러나 지금이라도 제대로 심각성을 깨닫고 자신의 질병을 고치기 위한 연구와 노력을 집중적으로 한다면 충분히 정상으로 되돌릴 수 있다.

하지만, 건강관리에 대한 인식 부족으로 아마 그는 현 상황에 어떻게 대처해야 할지 감도 잡지 못한 채, 대부분의 사람들과 마찬가지로 병원에 누워 있을 것이다.

참 안타까운 일이나 이와 유사한 상황에서 다급한 일이 벌어지기 전에 대비하지 않으면 누구에게나 충분히 일어날 수 있는 일이다. 누구나 눈앞에서 벌어지고 있는 작금의 현상(現狀)에 경각심을 가지고 지금부터라도 당장 적극적으로 대처해야 위기를 회피하고 갑작스런 돌연사를 예방할 수 있을 것이다.

노화!

오늘 새벽 아짐운동을 나가서 가로공원을 걷고 있는데 마주보는 방향에서 걸어오는, 몇 년 전 그러니까 4~5년 전 지방선거를 할 때 자주 만났던 사람으로 기억되는 사람을 보고 섬뜩한 느낌을 받았다.

약간 빛바랜 회색 모자를 푹 눌러쓰고 한손에는 오이가 삐죽이 삐져나온 검은 비닐봉지를 들고 걸어오는 모습이 한 쪽 어깻죽지는 축 쳐진 채, 얼굴색은 약간 거무스름하고 이마엔 주름살이 타놓은 밭고랑처럼 깊게 패여 파도처럼 출렁이고, 마치 어느 영화에서나 보았던 장면처럼 팍삭 늙어버린 노파의 모습이었다.

나는 단번에 상대를 알아보겠는데 상대는 전혀 사람을 알아보지 못하는 눈치여서 인사를 건네려고 하다가 그냥 지나치고 말았다. 직감적으로 사람을 알아보는 인지능력도 많이 떨어져 있을 것 같다는 느낌이 들었을 뿐만 아니라 '나이도 나보다는 몇 살 아래일 텐데, 저렇게 팍삭 늙어버렸어! 완전 노인이야 노인! 저 사람은 도대체 평소에 무얼 먹고 몸을 얼마만큼 함부로 썼기에 저렇게 되었을까?' 라는 생각이 꼬리를 물고 지난 세월을 돌이켜 보니….

우리 시골 초등학교 동기동창도 벌써 5~6년 전에 꼽아보니 암, 돌연사 등으로 이미 세상을 떠난 동기가 전체졸업생의 15%가 훌쩍 넘는다. 물론 이것이 공식적인 통계는 아니지만 평균통계와 별로 차이가 나지 않을 것 같다는 생각이 든다.

사람은 4~50대에 접어들면서부터 건강관리를 제대로 하지 않으면 언제 어떻게 죽을지도 모르는구나 하는 생각들이 아까 팍삭 늙어버린 그 사람을 본 후 꼬리를 물고 운동하는 내내 머릿속을 맴돌았다.

다행스럽게도 나는 건강의 중요성을 다른 사람보다 좀 일찍 깨달아 꾸준히 건강관리를 해온 덕택에 생물학적 건강 나이가 30대 초반에 가까울 정도로 건강한 것이 참으로 다행스럽고, 복 받은 일이 아닐 수 없다고 새삼 감사했다.

## 질병과 노화의 원인, 그 해결책은!

사람은 누구나 다 통증 없이 건강하면서 늙지 않고 행복하게 오래살기를 바라면서 살아간다. 그러나 이것은 어디까지나 바람일 뿐이지 실상은 이와 배치되는 방향으로 가는 경우가 허다하게 벌어지고 있는 것이 현실이다.

누구나 건강하고 행복하게 오래살고 싶지만 어떻게 하면 건강하면서 행복하게 오래 살 수 있는지 그 방법을 잘 모르기 때문에 그렇게 하지 못하는 경우가 더 많을 것으로 추측된다.

대부분의 질병은 우리가 평소 살기 위해서 먹는 음식을 섭취하는 습관과 생활습관에서 온다고 보아도 지나친 말은 아닐 것이다. 그런데 어떻게 보면, 소위 식습관과 생활습관이라 함은 대단히 광범위하고 추상적인 말로 들릴 수 있다. 그러므로 이를 좀 더 적극직으로 풀어서 이야기해보면, 식습관은 인체리듬에 맞게 식사를 하는 습관적인 행위라는 뜻이다. 또 식사의 핵심은 식단이고, 식단의 핵심은 음식이다.

생활습관은 그 의미가 너무나 광범위하기 때문에 모든 것을 생략하고 우리 인체시스템의 리듬 관점에서만 이야기해보면, 우리 인체리듬에 맞게 즉 인체리듬의 순 방향으로 생활하는 태도이다. 예를 들자면 우리의 인체리듬은 저녁 8시부터 다음날 새벽 4시까지 대사 작용을 주로 하는 시간대이므로 심장을 제외한 모든 장기는 휴식을 취해야만 하는 시간대이다. 즉 잠을 자야 하는 시간대라는 뜻이다.

잠을 잘 시간대라는 신호도 우리 몸에서 자동적으로 나온다. 그 신호가 바로 하품이다. 이는 수면호르몬인 멜라토닌이 정점에 왔다는 증거이다. 이유를 막론하고 잠을 자야하는 시간인 것이다. 이 시간대는 사람에 따라 다르지만, 보통 자정 전후가 되는 시각일 것이다.

이처럼 우리 인체가 휴식을 취해야 할 시간인데도 불구하고 술을 마신다든지, 야식을 한다든지 딴 짓을 반복해서 하게 되면 우리 인체는 어느 정도 시간이 지나면 인체리듬이 깨지고 만다. 그 결과가 바로 질병이 발병하는 시작단계가 된다는 것을 의미한다. 다른 경우도 마찬가지로 인체리듬에 거역하거나, 역행하는 방향으로 한 행위의 결과가 그에 직간접적으로 관련된 신체기관에 이상이 생기는 것이 바로 질병인 것이다.

그러므로 발병의 주원인인 식습관과 생활습관을 혁신하여 질병이 생기는 원인을 원천적으로 봉쇄하면 우리 몸도 자동적으로 정상으로 돌아오게 되어있다. 이처럼 우리 몸이 본래대로 돌아오는 것, 즉 정상 상태로 복원되는 것이 자연치유다.

식습관을 바꾸는 행동을 실천함과 동시에 자기가 가지고 있는 각종 유전적 특이사항까지 고려하고, 다시는 전에 앓았던 질병이 재발하지 못하게 예방을 철저히 함은 물론, 다른 질병까지도 발병하지 못하게 미리 차단하여 예방하는 방향으로 식단을 꾸리고 바른 식습관을 들이도록 실천해나가야 하는데, 이미 질병에 걸린 상태인 만큼 식습관을 바꾸는 것이 가장 중요한 요소인 것만은 분명하지만, 이미 몸이 정상적으로 작동하지 못하고 있는 상태이기 때문에 식습관을 바꾸는 것만으로는 불충분하다.

그러므로 각종 필수영양제나 보충제를 적극적으로 활용하여 신속하게 몸을 정상화시키면서 동시에 생활습관도 바꿔서 최대한 빠른 시간 내에 신속하게 우리 몸을 정상화시키는 것이 우리가 말하는 자연치유 건강 · 장수프로의 기본 방향이다.

노화의 주된 원인도 주로 스트레스와 잘못된 식습관과 생활습관의 반복과 지속, 좋지 않는 생활환경에서 비롯된다고 할 수 있다. 그러므로 가급적 스트레스를 적게 받도록 노력함과 동시에 스트레스 해소하는 방법을 터득해서 실천하면서 식습관, 생활습관, 생활환경도 노화를 저지하는데 도움이 되는 방향으로 바꿀 필요가 있다. 그러나 노화도 질병과 분리되어 있는 것이 아니라 모두 결부되어 있으므로 여기에 대한 자세한 내용은 이 책 본문에 각 단원별로 분류하여 질병과 노화의 원인에 대한 분석을 논의하고 그 발병의 원인을 제거하거나 최소화하는 대안을 제시하면서 동시에 예방하는 방법들을 독자 여러분이 스스로 유추해 재프로그램 할 수 있도록 기술해 놓았다.

그렇다면 무엇을 어떻게 하면 건강하고 행복하게 오래살 수 있을까?

우선 여러분 자신의 몸을 정확히 알고, 몸을 사용하는 방법을 터득하고, 음식을 알면 건강하게 오래 살 수 있는 방법을 자연적으로 터득하게 될 것이다. 그리고 행복하게 사는 방법은 여러분 스스로 알아서 터득해야 하는 여러분 자신의 정신세계의 몫이다.

우리 몸을 알려면 우리 인체의 운영시스템과 질병이 왜 발생하는지를 알아야 하며, 우리 인체시스템과 질병과의 상관관계를 정확히 알아야 한다.

그러므로 이 책은 우리 인체의 운영시스템과 질병이 발생하는 원인, 질병을 치유하는 방법, 즉 자연치유하는 방법들에 대하여 논의함으로써 궁극적으로 평생건강관리 하는 자기프로그램을 만들 수 있게 해줄 것이다.

　이 책은 저자의 실제적 경험을 바탕으로 평생건강 관리의 모범을 보여주고 각종 질병에 대한 지식과 정보를 제공함으로써, 읽는 이 스스로 자신의 병을 치유하고 노화를 저지하여 무병장수할 수 있도록 하는 것이 목표이다.

　이 책에서는 세계적으로 가장 위험한 사망원인인 심장질환과 암, 다른 질병의 원인이 되는 비만, 심장병 위험 인자인 제2형 당뇨, 소화기 계통에 생겨 인체 에너지를 고갈시키는 대사증후군, 과민성대장증상 등 다양한 질병들의 원인과 위험인자를 중심으로 논의할 것이다. 또한 이 질병들을 해결하고 예방하기 위해 식습관을 혁신하고, 영양제를 보조적으로 활용하는 대처 방안을 제시할 것이다.

　또한 미래에 특정 질병을 치료하는 데 치료 기술 측면에서 혁신적으로 기여할 것으로 예상되는 나노기술, 생명공학 등이 어디까지 성과를 이루었는지를 소개함으로써 건강한 사람에게는 미래의 건강 계획을 수립할 수 있도록 지식정보를 제공하고, 각종 질환을 앓고 있는 사람들에게는 앞으로 자신의 질병을 어떻게 적은 비용으로 신속히 원천적으로 치유할 수 있을지 방향을 제시할 것이다.

　강조하지만, 이 모든 질병을 해결하고 평생 건강하게 살 수 있는 해법은 바로 음식이다. 음식을 알고 내 몸을 알면, 건강관리 비법도 절로 터득하게 된다.

나아가 이 책은 질병을 해결하는 기본 원칙인 인체 자연치유력을 극대화시켜 병을 스스로 치유하는 것을 핵심 내용으로 한다. 또한 지금까지 어떤 의학계도 넘보지 못했던 저자의 실천프로그램을 생생하게 기록함으로써 평생건강관리비법을 터득하는 데 충격적이고 신선한 도움이 될 것이다.

이 책에 제시된 '자연치유 노화저지 건강장수프로그램' 은 모든 세대에 적용할 수 있다.

1. 20, 30대 청장년층은 노화 저지와 예방 차원에서 현재 건강을 유지하면 좋은 시기이다. 나중에 손상된 부분을 고치는 것보다 질병 진행을 사전에 막는 것이 더 효과적임을 기억하자.

2. 40대는 건강과 관련해 결정적인 시기이다. 질병 진행 속도가 빨라지기 시작하는 시기이기 때문인 만큼 건강에 많은 관심을 쏟아야 한다.

3. 50대는 분수령이 되는 시기의 중추 집단이다. 베이비붐 세대 절대다수는 '옛날 방식' 대로 죽어가는 마지막 세대가 될 것이며, 아직도 삶의 질을 심각하게 해치는 퇴행성 질환에서 자유롭지 못하다. 따라서 적절한 건강관리 프로그램을 통해 노후건강을 제대로 준비해야 한다.

4. 60대의 경우도 너무 늦은 건 아니다. 지금이라도 수십 년간 누적된 신체손상을 역전시켜 수명과 활력을 놀랍게 증진시킬 수 있다. 인생은 60

부터라는 말도 있지 않는가!

5. 70대 이상 노인 역시 어떻게 생각하느냐가 관건이지, 결코 건강을 포기할 필요가 없다. 포기하지 않고 의욕적으로 임한다면, 얼마든지 건강을 회복하고 역전시켜 수명연장과 활력을 되찾을 수 있을 것이다.

이앞서도 말했듯 이 책에서 수명 연장과 질병 치유의 기초는 음식이다. 식습관이 가장 중요하다는 말이다. 나아가 여기에 신체 해독, 셀-영양요법, 민간요법까지 결합하고 융합해 인체의 자연치유력을 극도로 높이는 방법을 제시할 것이다. 물론 기존 현대의학으로 치료하는 것이 훨씬 낫다고 판단되는 질병은 그렇게 하는 것도 올바르다. 아직까지도 비용이 비싸긴 하지만, 나노기술이나 생명공학을 이용하는 것까지 포함해서 말이다.

이 책이 제공하는 지식 정보를 잘 활용해서, 건강한 사람은 자신이 최적의 건강 상태를 유지하고 있는지 살피고 이 책에서 제시한 평생건강관리법을 재프로그램해 지금보다 20년 젊게 건강하게 장수하길 바란다.

또한 크고 작은 질병에 시달리고 있는 사람이나 흡연, 당뇨병, 고혈압 등 3가지 이상의 위험인지를 갖고 있는 사람, 암이 진행 상태인 사람도 이 책의 지식 정보를 통해 스스로의 힘으로 자신의 병은 물론 가족을 돌볼 수 있기를 바란다.

실로 이 책의 지식을 토대로 자연치유에 대해 더 많은 공부와 연구를 일정 기간 진행한다면, 주변의 질병을 치유해주고 건강한 삶을 일깨워주는 훌륭한 자연치유 상담사로서 앞으로의 인생을 넉넉하고 여유롭게 즐길 수 있는 행운까지 거머쥐게 될 것이다.

2013년 저자 우 병 호

# 5장 내가 먹는 음식이 나를 말해주고, 내가 먹은 음식이 3대까지 간다



# 6장 단 하루를 살더라도 체중을 조절하라

# 7장  달콤하게 유혹하는 악마! 설탕



# Part 2
# 신비한 인체메커니즘을 통해 내 몸 알기

# 8장  서서히 밝혀지는 유전자비밀

# Part 1

# 무엇을
# 얼마만큼
# 먹어야
# 내 몸에 좋을까?

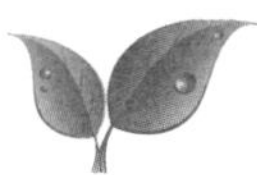

# 1장

# 왜!
# 좋은 공기를
# 마셔야만
# 하는가?

"공기" 가 눈에 보이진 않지만,

단 몇 분만 공급되지 않으면 생명체는 죽고 만다.


"오염된 공기" 는 지구상에서 공기를 들이마시는

모든 생명체의 건강을 위협한다.

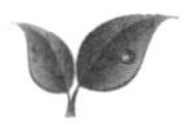

세상에 별로 신경 쓰지 않는 존재가운데 하나가 '공기' 이다. 그런데 지금 그 '공기' 의 좋고 나쁨이 크게 거론되는 시대가 되었다. 나쁜 공기(플러스 이온)를 들이마시는가, 좋은 공기(마이너스 이온)를 들이마시는가에 따라 사람의 건강이 크게 좌우되기 때문이다.

대기 속에는 이온이라는 존재가 있다. 이온에는 플러스와 마이너스의 2종류가 있고, 지구상 모든 곳에 한없는 범위에 걸쳐서 분포하고 있다. 이것은 과학적으로 입증되었다.

우리들은 일상적으로 공기를 들이마시므로 스스로의 복잡한 생체를 유지하고 있다. 공기에는 질소, 산소, 탄산가스, 수소라고 하는 원소가 각각의 비율로 혼합되어 있어 우리는 그것들을 함께 몸에 받아들이고 있다. 여기에 중요한 사실은, 이렇게 호흡할 때 각각 플러스 이온과 마이너스 이온도 동시에 몸에 받아들이고 있다는 사실이다.

대기 중의 이온의 상태가 언제나 플러스와 마이너스의 균형이 잡혀 있으면 좋겠지만, 지금은 그 밸런스(중성)를 유지할 수 없게 되었다.

미국에서 발표된 데이터에 의하면, 이십세기 초, 대기 속 이온은 플러스 이온이 1이면 마이너스 이온은 1.2라는 비율이었다. 그런데 현재의 대기상태는 플러스이온이 1.2라면 마이너스 이온은 1이라고 하는 비율이다. 불과 한 세기 사이에, 이온 밸런스가 역전되었다. 지금의 우리들 생활환경은 플러스 이온에 둘러싸이고, 파묻혀 있다.

어째 이렇게 되었을까? 쉽게 말하면, 지구가 본래 갖고 있는 자연 스스로의 회복능력을 인간이 쌓아올린 문명, 그것도 무르익을 대로 무르익은 현대문명이 무너뜨렸기 때문이다.

구체적으로 언급하자면 하루같이 뿜어대는 자동차 배기가스가 대표적이다. 이 자동차 배기가스야말로 플러스 이온을 늘리는 역할에는 으뜸인 것이다. 그밖에도 공장 등에서 배출되는 각종 매연, 오염된 하천이나 산성비, 쓰레기를 태울 때 나오는 다이옥신, 농약, 각종 식품첨가물(화학물질), 독성을 뿜는 신개발 건축자새의 접착제(포름알데히드), 기타 가지가지 일용품에 쓰이는 유기화합물, 우주 끝에서 뻗어오는 방사선의 종류도 플러스 이온을 늘리는 원흉이다.

더욱이 파괴된 오존층 사이로 쏟아져 내리는 자외선도 플러스 이온을 만들어내는 큰 요인이 되고 있다. 한편 최근 30년 동안 급속히 보급된 텔레비전이나 컴퓨터, 전자레인지 등 각종 전기, 전자기기로부터 방출되는 '전자파'도 플러스 이온의 가까운 벗들이다.

이들 영향이 겹쳐 마이너스이온은 급격하게 줄고 플러스 이온만이 눈에 띄게 늘어난 대기 환경을 만들어내고 있다. 이와 같이 불과 백년 사이에 공기 중의 이온 밸런스는 균형이 깨져버린 것이다.

그럼 여기서 우리의 환경을 잠깐 짚어보기로 하자.

우리가 일상생활에서 가장 많은 시간을 보내는 집이나 사무실 공간에서 실내공기와 외부 공기 중 어느 것이 더 깨끗할까? 대부분의 사람들은 외부의 먼지나 매연으로부터 차단된 실내가 더 깨끗하고 안전하다고 믿는다. 하지만 실제로는 실내공기가 외부공기보다 훨씬 더 오염되어 있다.


## 집은 각종 세균과
## 유해물질의 온상이다

현대인들은 하루 24시간 중 대부분을 집과 직장이나 학교에서 보낸다. 보통의 직장인은 집에서 40%, 직장에서 40%, 출퇴근이나 외부활동으로 실외에서 나머지 20%의 시간을 소비하고 있다. 하루 중에 80% 이상의 시간을 실내에서 생활해야 하는 것이다. 이렇게 장시간 있어야 하는 장소의 실내 환경은 건강에 영향을 미칠 수밖에 없다. 특히 실내 환경을 좌우하는 먼지나 냄새, 가구, 집기, 가전제품, 카펫이나 커튼, 환기시스템 등은 질병과 직접적인 연관이 있다.

대부분의 사람들은 실내공기가 외부공기보다 더 깨끗할 거라고 생각한다. 그러나 이는 사실과 다르다. 외부는 바람에 의해 공기가 계속 순환되어 오염물질의 농도나 종류가 시시각각 변화하지만, 실내공기는 정체되어 있기 때문에 의식적으로 자주 환기를 시켜주지 않는 이상 오염된 상태에 머물러 있을 가능성이 높다. 특히 주된 생활공간인 집은 음식 조리나 옷 갈아입기, 목욕, 수면 같은 다양한 활동이 일어나므로, 세균을 비롯한 각종 유해물질의 온상이 되기 쉽다.

2003년, 암 발생 연구자인 마이클 두푸레스 박사의 연구 보고에 의하면 직장여성보다 전업주부의 암 발생률이 최고 54%나 높은 것으로 나왔다. 우리가 인식하지 못하는 발암물질이 집 내부에 많기 때문이다. 집 안에는 발암물질뿐 아니라 미세먼지와 중금속, 화학물질, 연소에 의한 유해가스, 곰팡이, 박테리아나 세균 같은 각종 오염물질이 포신해 있다.

먼지는 집 안의 공기를 오염시키는 가장 큰 원인이다. 장롱 같은 큰 가구 뒤에 숨겨진 먼지 덩어리나 오래된 먼지 층, 전자제품에 낀 먼지, 외부에서 유입된 먼지가 뒤섞인 미세먼지까지 우리 집안

구석구석은 먼지로 가득하다. 청소를 자주 한다고 해도 먼지가 다 없어지지는 않는다. 가정에서 하는 청소는 청소기로 바닥의 먼지나 머리카락 같은 이물질만 제거하는 수준으로, 보이지 않는 곳이나 가구의 틈새, 윗면을 매일 청소하기는 힘들다. 게다가 다른 가사일로도 바쁘기 때문에 매일 같이 청소기를 사용해 청소를 하는 것도 쉬운 일이 아니다. 청소와 환기를 게을리 하면 실내공기는 점점 더 오염될 수밖에 없다. 게다가 먼지는 인간이 걷고 움직이는 활동을 통해 실내에서 계속 순환하면서 인체로 들어오게 된다. 특히 미세먼지는 눈에 보이지 않을 정도로 입자가 작아 숨을 쉴 때 체내로 들어오기가 쉽다.

먼지는 가구 틈이나 공기 중에만 있는 것이 아니라 침구나 카펫, 직물소파, 커튼, 옷 같은 섬유조직에도 흡착된다. 특히 침대나 소파, 이불, 베개는 먼지와 사람의 땀, 각질이 합해지면 집 먼지진드기의 서식지가 되기 쉽다. 집 먼지진드기는 알레르기성 비염이나 아토피, 천식의 원인 중 하나로 지목되고 있다.

한편 물기가 끊이지 않는 주방도 가정 내 세균의 온상지다. 우리는 식당 주방의 위생 실태가 보도될 때마다 경악을 금치 못하지만, 사실 위생 상태를 놓고 본다면 우리가 살고 있는 가정도 만만치 않다. 행주나 주방용 수세미에는 평균 720만 마리의 세균이 살고 있다. 재료를 썻고 다듬는 싱크대나 배수구, 직접 재료가 닿는 도마와 칼에도 엄청나게 많은 세균이 살고 있다. 쓰레기통이나 음식물

쓰레기통은 말할 것도 없다. 특히 여름철에는 설거지를 하지 않고 쌓아두거나 음식물 쓰레기를 모아두면 세균이 번식할 뿐만 아니라 음식물 쓰레기가 썩으면서 각종 냄새와 유해가스가 발생한다.

집 안에서 가장 습도가 높은 욕실도 세균이 번식해 곰팡이가 피기 쉽다. 곰팡이는 작은 홀씨를 계속 실내 공기 속으로 내보내서 각종 알레르기 질환을 일으키는데, 욕실뿐 아니라 에어컨의 필터나 공기청정기의 필터 등 가전제품 내부에 긴 먼지에서도 발견된다. 2009년 초 텔레비전 프로그램 〈스펀지〉에서 칫솔의 세균 수를 측정하는 실험을 실시했는데, 변기청소용 솔보다 더 많은 수의 세균이 나와 충격을 주었다. 이런 세균은 직접 인체로 들어오기도 하고 공기 중으로 퍼져 나갔다가 호흡을 통해 들어오기도 한다.

실내오염의 주원인 중에서 화학물질도 빼놓을 수 없다. 우리가 일상에서 사용하고 접하는 대부분의 물건이 화학제품임을 감안하면 이 문제는 매우 심각하다. 대표적인 화학물질 포름알데히드는 도배나 가구에 사용하는 접착제와 실내 단열재 외에 새로 산 옷이나 가구, 매니큐어 같은 화장품, 가전제품에도 들어 있는데, 집의 재앙이라고 불리는 새집증후군의 원인으로 유명하다. 새집증후군의 증상은 눈과 고의 통증, 가려움증, 두통 등인데, 독성물질이 공기와 함께 호흡기로 들어가면 감기나 기관지염을 일으키기도 한다. 포름알데히드뿐만 아니라 인체에 해로운 벤젠이나 톨루엔, 비소, 암모니아 같은 물질도 화학제품의 원료로 사용되기 때문에 화학제품을 사용하는 한은 계속해서 접촉할 수밖에 없다.

화학물질이 체내로 유입되는 경로는 다양하다.

설거지할 때 식기를 깨끗이 헹구지 않으면 주방세제 잔류물이 남는데, 그런 식기에 음식을 담아 먹으면 화학물질이 음식물과 함께 체내로 들어가게 된다. 또한 화장실이나 신발장에 놓아두는 방향제에서는 향이 배출되면서 메틸알코올이나 이소프로판올 같은 화학물질도 함께 나온다. 이 냄새를 계속 맡으면 두통이나 어지럼증을 일으킬 수 있다. 이 외에도 세탁용 세제, 주방용 랩, 가스레인지 점화 시에 나오는 가스, 가정용 플라스틱, 스프레이 등 집 안에서 사용하는 모든 화학제품에서 유해물질이 나온다. 심지어 난방기구나 가스레인지 연소 시에 발생하는 일산화탄소나 일산화질소, 사람들의 호흡을 통해 나오는 이산화탄소도 끊임없이 가정의 공기를 오염시키고 있다.

실내오염은 성인보다 유아나 어린이, 노약자에게 치명적이다. 면역력이 약한 아이들은 오염물질에 민감하게 반응하기 때문에 아토피성 피부염이나 알레르기성 비염, 천식 같은 질환이 발생할 수 있다. 노약자들의 경우 실내의 먼지나 오염물질이 혈액의 응고성을 높이고 혈액순환을 방해하기 때문에 심혈관질환을 일으킬 수도 있으며, 호흡기 점막에 문제가 생길 수도 있다.

미국에서 부동산사무실 소개로 집을 구입한 후 그 집이 '시크하우스증후군 Sick House Syndrome' 이 있는 집이라고 사전에 매입자에게 알려주지 않았다고 손해배상청구소송을 당한 경우가 있다는 내용을 어디에선가 본 적이 있는데, 이 증후군은 집과 관련된 다양한 증상의 복합체이긴 하나 그 중 풍수와 가장 깊은 관계가 있는 것으로 추측된다.

이 증후군은 주로 땅 속 수맥에서 흐르는 지하수에서 나오는 유해파장이 지속적으로 집 주인의 인체에 공격을 가해, 인체의 가장 취약한 곳에 질병을 발생시키는데, 이 유해파장의 주범은 냉기와 습기이다. 이 원인을 제거하는 방법은 수맥의 차단이 아니라 잠자리를 수맥이 흐르지 않는 곳으로 옮기고 생활환경과 공간을 바꿔주는 것이다.

## 도심 속 사무실
## 오염은 어떠한가?

가정의 실내오염 못지않게 직장인의 근무처인 사무실의 오염도 심각하다. 많은 직장인이 빌딩 내부의 사무실에서 하루 8시간 이상 근무한다. 최근에는 건축기술이 발달하면서 최첨단 기능을 가진 고층빌딩이 많이 생기는데, 이런 빌딩에서 근무하는 직장인들에게 여러 이상증세가 나타나면서 '병든 빌딩 증후군 Sick Building Syndrome' 이라는 단어도 탄생했다. 병든 빌딩 증후군은 빌딩과 관련된 다양한 증상의 복합체로서, 두통, 무기력증, 호흡기 장애, 피부발진, 눈과 코 점막 통증 등의 증상을 보인다.

이 증후군의 원인은 아직 정확하게 밝혀지지 않았다. 다만 중앙집중식으로 운영되기 때문에 상황에 맞춰 조절할 수 없는 냉난방 시스템, 쉽게 창을 여닫을 수 없어 환기가 힘든 구조, 프린터나 팩스, 컴퓨터 같은 사무기기에서 발생하는 유해물질 등에 의한 실내 오염이 원인일 것으로 추정하고 있다.

특히 사무실에서 일상적으로 쓰는 프린터나 복사기, 팩스의 토너 등에는 벤젠 같은 화학물질이 들어 있어, 프린트 하거나 복사를 할 때 휘발성 유기화합물과 유해가스를 대량 방출한다. 이 유해가스는 호흡을 통해 체내로 들어가 눈을 따갑게 하거나 두통을 일으키고 심한 경우 만성두통, 기관지 천식, 아토피 등의 알레르기성 질환을 일으킨다. 아무리 공기정화시스템을 강화한다고 해도, 에어컨이나 히터가 집중적으로 가동되어 자연풍으로 환기를 시킬 수 없는 여름과 겨울에는 이 증후군에 걸린 직장인이 많이 나타난다.

직장인의 건강을 위협하는 또 다른 요인으로 제 4의 공해라 불리는 전자파가 있다. 전자파는 현대인의 생활필수품인 노트북, 핸드폰, 전자레인지, 텔레비전 등 전자기기에서 발생하는 유해전파다. 특히 현대인에게 분신 같은 핸드폰은 하루에도 몇 번씩 통화를 할 때마다 전자파를 방출한다. 핸드폰의 전자파는 송수신구 구멍을 통해 나오는데, 통화를 오래하면 기기의 몸체가 뜨거워지면서

귓구멍을 통해 전자파가 뇌 속 깊이까지 침투해서 뇌 내부의 온도를 높인다. 그리고 전자파와 함께 발생하는 자기장은 뇌에 미세혈관과 뇌 장기 등에 영향을 줘서 신경계를 흥분시키고 혈압을 상승시키는 부작용을 일으킨다.

요즘은 직장에서 컴퓨터로 업무를 보기 때문에 사무직 근로자들은 최소 8시간가량 전자파에 노출될 수밖에 없다. 이렇게 장기적으로 전자파를 받으면 시력장애, 두통, 불면증, 히스테리, 현기증, 만성피로, 목ㆍ어깨 결림 같은 직업병 증상이 나타난다. 그뿐만이 아니다. 생식기능 저하, 호르몬 분비 이상, 세포와 조직의 기능변화나 면역기능 저하가 일어나면서 질병에 걸릴 위험이 높아진다. 특히 어린이와 임산부가 전자파에 오래 노출될 경우에는 성장 기능과 뇌 기능 저하, 유산 또는 기형아 출산 위험이 높아진다. 불임의 원인 중 하나인 남성의 무정자증이나 정자 수 부족 현상도 컴퓨터나 핸드폰 같은 전자기기에 의한 전자파의 영향이 있는 것으로 추정되고 있다.


## 실내 공기오염에
## 대한 대안은 없는가?

실내 공기오염에 대한 유일한 대안이 될 수 있는 몸에 좋은 음이온을 어떻게 하면 많이 마실 수 있을까? 대답은 간단하다. 음이온이 많이 방출되는 폭포 옆이나 섬, 공기가 맑은 숲속에 가면 음이온을 많이 마실 수 있다. 그러나 가끔은 그런 곳에 갈 수 있을지 몰라도 섬이나 숲속에 집을 지어서 그곳으로 이사 가서 살지 않는 한 도시인들이 음이온을 많이 마시기는 현실적으로 어려울 것이다. 그러나 음이온을 다량 방출하는 숯과 암석 등 자연물질을 이용한 생활의 지혜를 발휘한다면 한 단계 더 가까이 갈 수는 있을 것이다.

### 1) 숯을 이용한 생활의 지혜

숯의 이용은 고대로부터

우리 민족은 자연의 산물을 매우 잘 이용하는 슬기를 지녔다. 생활 가운데 지혜 하나를 들자면 숯을 많이 이용하였던 사실을 들 수 있다. 신라 때 서라벌에서는 숯으로 밥을 지어 몇 십 만호가 사는 큰 도시였음에도 연기가 나지 않았다는 기록은 차치하더라도, 불탑을 쌓을 때 숯과 소금을 묻었다든지, 콩을 발효시켜 간장을 만들고 숯을 띄웠다든지, 숯을 매우 슬기롭게 사용하였다.

숯은 식물세포를 구성하였던 많은 원소가 가열에 의하여 사라지고, 유기화합물의 골격원소인 탄소분만 남은 것이므로, 사라진 원소가 있던 자리가 비어 있어 대단히 미세한 기공이 많이 형성되어 있다. 숯이 이물질을 잘 흡착하는 성질을 갖는 것은 바로 이 다공성에 그 원인이 있다. 또한 숯은 냄새도 흡착을 잘한다. 그러나 다공성 때문만으로 냄새를 잘 흡착하는 것은 아니다. 바로 마이너스이온이 냄새 분자를 분해하기 때문이다. 그러나 숯을 가만히 놓아둔 상태(곧잘 정치 상태라는 표현을 잘 쓴다)에서는 마이너스이온이 측정되지 않지만, 그 숯에 바람을 쐬어 살살 움직이면 마이너스이온을 바람에 실어 보내 측정기에 포착된다.

### 숯과 참숯은 다르다

숯 가운데 참숯이 있다. 우리말 가운데 '참'이라는 접두어가 붙은 말은 사람과 자연에 두루 옳고, 뛰어나고, 생활에 편리하고, 건강에도 좋으며 친화적이라는 뜻을 갖고 있다. 참말, 참꽃, 참깨, 참숯, 참빗 등등 참을 붙인 것들은 모두 우리 것이고 좋은 것이다. 참숯은 참나무로 만든 숯, 즉 참나무 숯의 줄인 말도 되지만, 좋은 숯이란 뜻이 포함되어 있다. 보통 숯은 검탄이라고 하여, 이 숯은 원래 나무결의 직각 방향으로 자르면 자른 면이 빛을 흡수하여 까맣게 보인다. 이 숯은 화력이 그다지 좋지 않다.

이에 반하여 백탄(白炭)이라는 것이 있는데, 화력이 센 참숯을 일컫는 말이다. 이 숯은 1,000도가 넘는 온도에서 구워 자른 면이 반짝반짝 빛나며, 꽤 무거워 물에 가라앉는다. 높은 온도에서 조직이 수축되어 밀도가 높아지고 비중이 커진 때문이다.

이 숯은 부피 대비 표면적도 일반 숯보다 훨씬 넓고, 그만큼 흡착력 등이 우수할뿐더러, 연료로서도 고온이 발생되고 원적외선 효과가 우수하여 음식 맛도 좋게 하며 오래 탄다.

이 숯은 한 번 물로 씻으면 검댕이가 묻지도 않고 북데기가 떨어지지도 않으므로 연료로 쓰지 않고, 쌀과 함께 밥솥에 넣고 밥을 지으면 밥맛이 좋아진다. 끓는 기름에 튀김요리를 할 때에 기름에 담가놓으면 기름이 쩔지 않고 오래가며 튀김이 맛있게 되며, 시간이 지나도 그다지 눅눅해지지 않는다. 소위 시중에서 흔히 원적외선 효과라고 하지만 오히려 마이너스이온의 효과라고 생각한다.

공기청정기 가운데 필터식이 있는데 필터 재료에 마이너스이온이 발생되는 재료를 복합하여 사용하는 경우, 참숯에 다시 특수한 활성화 처리 원래 숯이 갖는 여러 기능을 극대화시켜 이용하기도 한다. 이 참숯은 전기를 매우 잘 통하는 점도 검은 숯과 다르다. 이러한 물성도 아직까지 밝혀지지는 않았지만 인간에게 친화적인 기능을 나타내는 원인일 것이라고 생각한다.

### 2) 암석이 나타내는 생명의 에너지

**암석의 신비, 원적외선 효과 뿐일까?**

자연에 존재하는 많은 돌은 각기 다양한 특성으로 사람이 이용하기에 따라 놀라운 효과로 사람의 건강에 보탬이 된다. 사실 우리나라 의서로 유명한 동의보감 약제 편에 식물성, 동물성, 광물성이 모두 포함되어 있는데 광물 편에 보면 참으로 다양한 돌이 약재로 사용됨에 놀라움을 금할 수 없다. 그 가운데 하나가 최근 20여 년 전부터 잘 알려진 맥반석이다. 이 돌을 구워 식초에 넣으면 부스러기가 떨어지는데 이를 빻아서 동창에 바르면 신효(神效)하다는 구절이 있다. 즉, 독특한 법제(약재료를 가공)로 뛰어난 약효를 발한다는 내용이다.

이러한 암석이 나타내는 효과를 최근에는 그 암석에서 복사되는 원적외선에 의한 것이라는 해석이 있고, 그것으로 현대과학으로 설명하지 못하던 신비스럽기만 하던 효과가 이해되는듯 하기도 하였다. 그러나 딱 잘라서 원적외선에 의한 효과라고 해석하기에는 매우 부족하고 어색한 부분이 많다.

물리학자들은 이 세상의 모든 물질의 진동이 멈춘다는 온도인 절대온도 0도가 아니라면 어떤 물체나 원적외선 영역의 진동에너지를 복사한다고 물리학자들은 설명한다. 흙, 물, 음식물은 물론 옷감이나 식물, 동물도 모두 원적외선을 내고 있다는 말이다. 다만 이러한 물질은 그 물질을 구성하는 원소의 결정구조에 따라 원적외선을 복사하는 능력이 모두 다르다. 그래서 특정한 온도, 특정한 파장에서 물리학자들이 이론적으로 산출한 원적외선 복사량과, 그 물질의 원적외선 복사량이 어떤 비율로 복사할 수 있느냐 비교하는 것을 원적외선 복사율이라고 하여 FT-IR이라는 특수한 기계에서 산출한다.

예를 들자면, 금속은 원적외선 복사율이 낮아서 30~40%에 불과하고, 도자기는 70% 이상, 고무는 90% 이상으로 금속은 대체로 낮고 그 산화물 즉, 바위나 흙의 성분들이나 생명체를 이루고 있는 유기화합물(주로 탄소와 수소, 일부 질소로 이루어지고 생물에 의해 만들어지는 것으로 알려져 있었다)은 높다. 따라서 금속을 달구어 난로로 사용하면 열효율이 낮고 세라믹스를 달구어 난방에 이용하면 유기화합물로 이루어진 사람의 몸이 잘 따뜻해져 매우 효과적인 것이다. 최근 유행하는 선풍기 모양 히터가 이 원리를 일부 이용한 것이다. 이렇듯 가열 분야에는 원적외선 복사율이 높으면 분명하게 가열 효율이 높다. 물리학적 수학적 계산이 딱 들어맞는다.

그러나 시중에서 흔히 말하는 상온에서의 원적외선 효과, 즉 음식 맛을 부드럽게 만든다, 선도가 유지된다, 식물 성장을 촉진한다는 등의 효과에 대한 평가는 원적외선 복사율로는 도저히 설명이 되지 않는다. 예컨대 고무가 92%의 복사율을 나타낸다고 하는데, 70%의 복사율을 나타내는 도자기보다 원적외선 효과가 좋으냐 하면, 전혀 그렇지 않다. 따라서 원적외선 때문에 도자기가 원적외선 효과가 있다는 설명은 잘못된 것이다.

다시 말해 원적외선 효과라고 한다면 원적외선을 복사하는 능력으로 그 물질이 갖는 원적외선의 효과를 미리 예측할 수 있어야 한다. 그러나 가열할 때 에너지를 얼마나 주고받을 수 있느냐에 대한 계산과 실제는 정확하게 부합하지만 상온에서의 사용에서는 그렇지 못하다. 이해를 돕기 위하여 다른 예를 들어보자. 상추를 씻어서 그대로 놓아두면 무척 빨리 상한다는 사실을 잘 알고 있을 것이다. 그런데 씻은 상추를 고무로 싸놓아 선도가 유지되었다는 이야기를 들은 바도 없지만, 원적외선 효과가 있음을 주장하는 세라믹 분말을 섞어서 만든 필름으로 싸놓으면 며칠씩이나 싱싱하기가 밭에서 갓 뜯어온 듯하다. 이 경우의 세라믹 분말도 70%를 크게 넘지 못한다. 따라서 어떤 특정한 암석이나 세라믹스가 나타내는 생명체에 득이 되는 효과의 메커니즘은 원적외선에서 찾기보다 다른 물성에서 찾아야 될 것이다. 즉 원적외선으로 설명하지 못하는 부분을 마이너스이온의 생성 능력과 압전성 및 초전성의 원리로 설명하면 꽤 합리적으로 이해가 되는 부분이 있다. 뿐만 아니라 미량의 방사선 효과도 배제할 수는 없다.

그렇다고 해도 원적외선의 특성으로 설명할 수 있는 부분은 엄청나게 많으므로 원적외선을 배제할 수도 없다. 원적외선에 대한 적나라한 이야기는 별도로 제쳐두고 여기에서는 암석의 신비한 다른 특성이 많다는 사실을 알리는 징검다리로만 삼는다.

## 암석에는 마이너스이온 생성 능력이 있다

일반적으로 숯은 가만히 놓아둔 상태에서는 전혀 마이너스이온이 검출되지 않는다. 그런데 바람이 불면 마이너스이온이 검출된다. 이 사실에 착안하여 숯을 흔들면서 마이너스이온 검출을 하였더니 흔드는 강도에 따라 마이너스이온 측정기에 나타나는 수치가 커짐을 알았다. 이 사실에 자극을 받아 암석도 흔들어보았다. 숯과 똑 같이 가만히 놓아둔 정치(靜置) 상태에서는 전혀 검출되지 않던 마이너스이온이 약간의 진동에 의하여 마이너스이온이 검출됨을 확인할 수 있었다.

〈표 1-1〉 천연석의 원적외선 복사율과 마이너스이온 방출 능력

| 시료명 | 산지 | 원적외선 복사율(%) | 마이너스이온 최대치(개/cc) |
| --- | --- | --- | --- |
| 전기석 | 브라질 | 88 | 2,485 |
| 귀양석 | 일본群馬 | 96 | 9,451 |
| 운석 | 일본 鳥取 | | 3,679 |
| 맥반석 | 일본 | 87 | 758 |
| 화강암 | | | 479 |
| 용암 | 일본 山梨 | 96 | 1,341 |
| 견운모 | 한국 | 88 | 4,278 |
| 자수정 | 한국 | 81 | 2,152 |
| 자수정 | 브라질 | 85 | 2,625 |
| 빈쵸탄 | 일본 紀州 | 82 | 8,348 |
| 대나무 숯 | 한국 | 85 | 2,039 |

표에서 볼 수 있는 몇 가지 암석의 예와 같이, 모든 암석은 약간의 진동을 가하므로 마이너스이온이 생성되어 마이너스이온 측정기에 포착될뿐더러 그 가운데에는 매우 놀랄 만큼 뛰어난 마이너스이온 생성 능력을 가진 암석도 있다. 이와 같은 사실은 일본의

워터사이언스연구회가 2000년 3월 「천연석의 특성과 상품개발로 응용전개」라는 주제로 개최한 세미나에서 그 연구회의 주간인 江川芳信씨가 처음 발표한 것이다. 그는 오랫동안 원적외선의 복사율(일본어로는 방사율이라고 한다)을 비롯한 측정업무를 통하여 얻은 지식으로 마이너스이온의 특성을 연구하였고, 그 측정방법도 그 자신의 아이디어에서 비롯한 것이다.

여기에서 보듯이 어떤 암석도 마이너스이온 생성 능력이 있음을 확인할 수 있으며, 그 암석에 어떠한 힘을 준다면 마이너스이온을 밖으로 내놓을 수 있음도 이해할 수 있다.

이 원리를 응용하여 만든 기기가 바로 공기정화작용 겸 음이온 발생기이다.

공인인증기관에서 품질을 인증 받은 음이온 발생기를 사용하면 숲속에서 생활하는 것과 똑 같은 효과를 얻을 수 있다.

### 암석이 방출하는 미량 방사선

위와 같이 오랫동안 암석은 정치 상태에서는 마이너스이온을 방출하지 않은 것으로 알고 있었다. 그런데 이상한 사실은 앞에서도 다루었던 맥반석의 이용이 활발했던 십 수 년 전에 맥반석이 물맛을 좋게 하거나 생체에 미치는 좋은 효과는 미약한 방사선 때문이라는 주장이 1992년도에 출간된 일본의 한 서적 『새로운 물의 과학과 이용기술』이라는 제목으로 책값이 일본 돈으로 무려 54,000

엔[60만 원 상당]이라 얼마를 망설이다 93년도에 구매하였다)에 실려 있었으나, 무시할 수도 없어 마음 한 구석에 찜찜한 채로 남아 있었다.

자연은 알수록 신비스럽다. 땅에 얼마나 많은 신비가 있는가? 석유도 묻혀 있고, 보석도 묻혀 있다. 그러나 뭐니 뭐니 해도 대부분이 암석이다. 그 암석 가운데는 방사성을 갖는 특수한 광물을 함유하고 있다.

그런데 어떤 암석에 이 광물이 집중적으로 함유되어 방사성 물질만을 경제적으로 추출할 수 있는 것도 있지만, 워낙 함유량이 적어 방사성 광물이라고 할 수 없는 것들이 대부분이다. 또 우리가 딛고 살고 있는 거의 모든 흙이나 암석에는 아주 미량이거나 조금 많거나 간에 방사성 물질이 있어, 사람은 우주에서 오는 방사선과 함께 그 방사선의 영향을 받으며 살고 있는 것이다.

앞에서 언급하였듯이 대부분의 암석은 정치된 상태에서는 마이너스이온을 방출하지 않는 것으로 알려져 있었다. 그런데 이 방사성 물질은 스스로 정치 상태에서도 마이너스이온을 방출하는 능력이 있음이 알려져 있었다. 그러나 극히 일부에서 방사선 물질이 미량 함유되어 방사선 물질로 생각하지 못하고 사용하던 암석이 나타내던 효과가 마이너스이온에서 비롯함이 알려지고, 그 마이너스이온은 방사선에 기인됨이 알려지기 시작하면서 방사성 물질에 관심을 갖기 시작하였다.

방사선에 대한 이야기는 너무 길기 때문에 잘못 알고 있는 부분을 중심으로 간략하게만 서술하고자 한다.

## 암석이 갖는 또 다른 신비, 압전성과 초전성

전문적인 지식이 없으면 알지 못하지만, 암석 가운데에는 압력을 가하거나 약간의 열을 가하면 전기가 생기는 특성(압전성과 초전성)을 나타내는 것이 많다. 오래 전부터 가스라이터 가운데 전기도 없이 손으로 가스노즐을 덮었던 덮개를 누르면 덮개가 뒤로 자빠지면서 "딱" 하는 소리와 함께 불이 붙는 종류가 있었다. 이것은 수정이 갖는 압전성을 이용한 것이다. 많은 암석이 약하기는 하지만 압전성을 조금씩은 갖고 있다. 참으로 신기하지 않는가? 누르면 전기가 생긴다니…!

이렇게 압전성과 초전성을 갖는 암석의 대표를 꼽자면, 전기석이다. 영어로는 tourmaline 이라고 한다.

## 희토류이온광석과 방사선 호르메시스

앞에서 언급한 대로 암석은 가만히 놓아둔 상태에서는 마이너스이온을 생성은 하지만 방출하지는 못한다. 그러나 워닉 지각에 양이 적게 있다고 하여 희토류라고 명명된 암석은 공기를 전리시키므로 정치 상태에서도 마이너스이온을 방출할 수 있다.

이 암석은 상업적으로 크게 성공하지는 못하였지만 드물게 시장에 출현하고 있다. 뿐만 아니라 그 마이너스이온 생성능력이 앞서 이야기하였듯이 원적외선 효과라고 치부되어 모르고 이용되었을 가능성도 배제할 수 없다.

극히 일부에서 이 마이너스이온 방출 능력이 방사선에서 비롯한다고 알아차리기 시작하였으나, 누구도 이를 상품에 이용할 생각은 하지 못하였다. 그러나 최근 극히 제한된 수의 방사선전문가들이 방사선 호르메시스에 대하여 학문적 업적을 내게 되고, 이것이 마이너스이온 상품의 한계를 느끼던 기업들에 알려지면서 상품화의 첫걸음을 조심스럽게 내딛고 있다.

### 산성 체질인 사람에게 체질개선을 위한 15개 수칙

1. 피 속 젖산을 낮추려면 우선 등을 펴서 자세를 바르게 하고, 숨을 깊게 들이쉬도록 한다.
2. 자세를 바로하기 위하여 팔굽혀펴기 운동이나 뱃살 운동을 한다.
3. 닭튀김, 감자튀김 등 튀김류는 산화되어 있어 몸속에 비축된 항산화효소를 소모시키므로 의식적으로 줄인다.
4. 주스, 콜라 대신에 우유, 토마토주스, 당근주스를 마신다. 아니면 녹차, 둥굴레 차, 우롱차를 마시도록 한다.
5. 창문을 자주 연다. 이불도 자주 말린다. 밤에 잠잘 때는 10Cm 정도 창문을 열고 잔다. 그것만으로도 마이너스 이온이 밖에서 들어온다.
6. 전기제품은 모두 콘센트를 빼놓고 자도록 한다. 그것만으로도 플러스이온은 줄어든다.

7. 평소보다 일찍 자고 일찍 일어나고, 특히 휴일에는 강가나 바닷가, 녹색이 많은 숲에서 마이너스 이온을 충분히 섭취한다.

8. 방안의 습도를 50~60%가 되도록 가습기나 제습기를 잘 사용한다. 이렇게 해두고 방안으로 바깥바람이 들어오면 마이너스이온이 간단하게 발생된다. 이를 위하여 습도계를 방안에 꼭 구비하여 둔다.

9. 야채, 해초, 마른 과일, 호도, 간 등 비타민이나 미네랄 등, 체액 속에 들어가서 항산화효소, 항산화비타민이 되는 것을 충분히 먹는다. 외식하는 경우에는 부추 간 볶음, 중국식 야채 볶음, 야채 잎 샐러드, 간의 꼬치구이, 작은 생선, 선술집 냄비요리 등을 먹도록 한다.

10. 담배나, 초콜릿, 케이크 등과 같이 단것은 우리 몸을 산성으로 기울어지게 만들기 때문에 가급적 삼가고, 보다 좋은 식생활습관을 기르도록 한다.

11. 마이너스이온을 잘 공급하는 숯가루가 들어있는 베개나 패드를 이용한다. 숯을 방안에 많이 놓아둔다.

12. 정전기가 일어나는 화학섬유속옷(여성의 경우 코르셋)은 마찰에 의하여 플러스이온이 몸속에 들어가, 산성체질이 한층 심해지므로, 꼭 필요한 곳 이외에는 가급적 천연섬유로 품이 넉넉하게 입도록 한다.

13. 식물화분을 항상 방안에 놓아두어, 식물에서 발산하는 마이너스 이온을 활용한다. 사무기기나 전기제품이 많은 곳에서는 관엽(觀葉)식물도 시들기 쉽지만 이것을 척도로 삼아, 관엽식물이 시들지 않도록 물, 공기의 흐름, 영양. 빛 등에 신경을 쓴다면 결과적으로 식물이 시들지 않게 되는 사실이 바로 자신에게 마이너스이온을 공급하는 일이 된다(공존공영 共存共榮).

14. 공인 검사기관에서 검사하여 명기된 마이너스 수치를 제시하는 마이너스이온 발생기를 사용한다. 습도가 낮은 겨울에는 난로에 물을 끓이면 퍼지는 수증기만으로 충분한 마이너스 이온을 발생시킬 수 있다.

15. 스트레스, 스트레스 하면서 몸을 산성으로 기울어지게 만드는 안이한 스

트레스 발산 법에만 의지하지 않도록 신경을 쓴다. 노래방에서는 2시간 이상 머물지 말고, 공기가 나쁜 곳은 피한다. 전자오락, 비디오도 밤 12시를 넘기지 않도록 한다. 술도 기분 좋게 마시는 정도에서 끝내도록 한다. 오락실은 돈도 잃고, 게다가 공기가 나쁘기 때문에 중독되지 않은 범위를 단단히 지킨다.

산성 체질인~15개 수칙, 원문출처:『해로운 공기, 이로운 공기』- 스기하라 아키코 저 〈2002년〉

## 음이온의 효능

• 정신안정작용의 효과가 있다.

음이온은 부교감신경을 자극하여 심신을 안정시키고 행복감을 증폭시키는 엔돌핀을 활성화시킨다. 특히, 베타엔돌핀의 활성은 정신안정작용을 통해 면역력을 높이는 효과가 있다.

• 알레르기체질개선에 도움이 된다.

흡입계통의 알레르기는 '아네루겐' 이라는 항원이 원인으로 흡입계통의 알레르기가 발생한다. 음이온은 흡입계통에서 집진과 공기의 오염원인 항체 아네루겐을 제거하여 알레르기 예방과 치유에 큰 역할을 담당한다.

• 세포의 활성화 작용에 효과가 있다.

세포의 안과 밖은 이온으로 가득 차있다. 세포의 활동으로 신진대사가 진행될 때 음이온이 관여하고 있다. 특히, 세포가 정지 상태에서 활동 상태로 진행될 때 양이온에서 음이온으로 교체된다.

즉, 세포의 활성화는 음이온이 깊숙이 관여하고 있는 것이다.

• 자율신경조절기능이 있다.

양이온으로 인해 불면, 두통, 냉증, 만성피로 등 수많은 증상에 시달린다. 이는 자율신경의 밸런스가 깨져서 생기는 증상들이다. 음이온은 자율신경의 밸런스를 잡아주어 이러한 증상들을 막아주는 역할을 한다.

• 폐 기능 강화에 도움을 준다.

현대화의 산물인 오염된 공기로 인해 폐질환이 많이 발생하고 있다. 이는 공기오염 중 주로 양이온에 의해 발생되고 있다. 저하된 폐 기능을 높여주기 위해 음이온이 이용된다. 음이온은 폐 기능을 높이기 위해 폐 내부의 탄산가스 배출을 촉진하고, 산소교환을 촉진하여 산소량을 늘려주는 역할을 한다.

음이온이나 양이온의 많음에 따른 신체변화 비교

| 구분 | 음이온이 많을 때 | 양이온이 많을 때 |
| --- | --- | --- |
| 혈액 | 약 알칼리성 | 중성화 |
| 혈관 | 혈관이 확장되어 혈액순환원활 | 혈관이 수축하여 신체에 이상이 옴 |
| 혈압 | 직징혈입유지 | 혈압이 높아짐 |
| 호흡 | 편안함 | 호흡이 불편하고 불규칙 |
| 심장 | 규칙적인 박동 | 불규칙적인박동 |
| 알레르기 | 알레르기체질을 정상화 | 알레르기성 체질을 보임 |
| 두통 | 없음 | 아침에 기상 시 원인 모를 두통 발생 |
| 피로 | 피로회복이 빠름 | 쉽게 피로해짐 |

## 이온이 인체에 미치는 영향

| 음(-)이온이 많은 공기 | 양(+)이온이 많은 공기 |
| --- | --- |
| 면역력 강화 | 어지러움, 구토, 두통, 어깨 결림 |
| 정신 안정 | 초조, 불안 |
| 신체의 각종 기능향상 | 동맥경화 |
| 호흡기 기능향상 | 천식, 알레르기 등 |
| 피로회복 | 치매, 노화 등 |
| 상쾌함 | 피로감 |

(건강을 다스리는 음이온, 음이온의 효능/리빙북스/서울대명예교수 지철근 98도표)

## 음이온 테라피의 세계적인 연구

| 국명 | 실험 및 연구결과 | 연구자 |
| --- | --- | --- |
| 미국 | 천식환자 증상완화 | Kombluch |
| 미국 | 불면증 완화효과 | Hansel I |
| 미국 | 화상환자의 통증완화 | 펜실베니아대 콘블루에 박사 |
| 미국 | 통증 없는 우울증 치료효과 입증 | 대체 및 비교의학 터만 박사 |
| 영국 | 신경증환자의 운동근육기능개선 | Hewkins & Barker |
| 네덜란드 | 양이온의 혈압상승, 두통, 현기증 등의 부정적인 효과 입증 | Tromp |
| 일본 | 활성산소제거 및 면역력 강화 | 노부르 박사 일본 음이온학회회장 |
| 일본 | 폐기능 강화, 노화방지 작용 및 활성산소 억제 | 다메노부 기코토 역학박사 |
| 일본 | 조직의 신진대사 촉진 및 정신적인 스트레스완화 | 사사키 겐지 의학박사 |
| 일본 | 체내피로물질인 젖산을 중화 및 면역기능향상 | 후쿠와타리 야시스 의학박사 |
| 일본 | 생체 스스로의 회복력강화 및 당뇨병치료에 도움 | 아쿠니 에이아치 의학박사 |

| 러시아 | 수면상태개선과 생산성향상 | Minki |
| 이스라엘 | 정신불안, 편두통, 소화불량, 천식<br>발열 등의 완화 | Sulman |
| 한국 | 활성산소제거, 세포조직의<br>산화억제 및 신진대사 증진 | 지철근 서울대 명예교수 |
| 한국 | 포름알데히드제거,<br>공기정화능력탁월 | 권영철 한라대 건축학과 교수 |

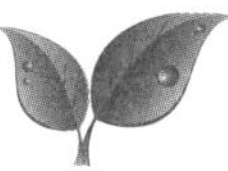

# 2장

# 어떤 물이 좋은 물인가!

"인간은 왜 살육하는가? 먹을 것을 얻기 위해서다.

하지만 먹는 것만으로는 부족하다. 끊임없이 마실 것도 필요하다"

-우디 앨런(Woody Allen)

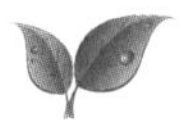

원시조상들의 음식에서 유래해 현재까지 먹고 있는 다양한 음식물은 불행하게도 건강에 좋지 않은 것이 많다. 예를 들어 인간은 포화지방이 풍부한 커다란 고기 조각을 먹도록 길들여지지 않았다. 피 속에서 당분으로 빠르게 전환되는 정제곡물을 많이 먹도록 길들여지지도 않았다. 또 콜라 같은 극단적인 산성음료를 마시도록 진화하지도 않았다. 이것들을 비롯해 현대의 많은 음식들이 퇴행성질환이라고 하는 현대역학의 기저에 놓여 있다.

## 물이란 무엇인가?

물은 지구상에서 우리 몸에서, 또 우리가 먹는 음식에서 가장 풍부한 물질이다. 유기체의 70~90%를 물이 차지하고 있다. 우리가 소비하는 액체들, 특히 다양한 양태의 물은 건강의 온갖 측면에서 큰 영향력을 행사한다. 물은 상식적으로 생각하는 것보다 훨씬 더 복잡하다.

우리 모두 학교에서 배운 것처럼 물은 수소원자 2개와 산소원자 1개를 함유한 분자들로 구성된다. 분자식 $H_2O$, 액체 상태에서 2개의 수소원자는 산소원자와 104.5도의 각도로 결합한다. 물이 얼면 그 각이 109.5도로 커진다. 물이 얼 때 부피가 더 커지면서 액체상태의 물보다 밀도가 더 낮아지는 이유는 이 때문이다. 그래서 얼음은 물에 뜬다.

전체적인 물 분자가 전기적으로 중성이긴 하지만 전자의 위치에 따라 차이가 발생한다. 수소원자가 결합되어 있는 쪽이 미세하나마 전기적으로 양성임에 반해 산소원자 쪽은 음성이다. 물 분자가 서로 결합해 작은 덩어리를 이룰 때는 일반적으로 오각형이나 육각형의 모양을 가진다. 통상의 실내온도에서는 집합의 약 3%만이 육각형이지만 물이 점점 더 차가워지면 100%까지 증대한다. 대부분의 눈송이가 육각형 구조인 것은 이 때문이다.

물이 건강에 미치는 중요한 영향은 산·알칼리의 균형, 불순물, 하부구조 이 세 가지이다. 산·알칼리 균형은 이온화의 양에 바탕을 두고 있다. 이온화란 분자가 전자를 잃거나 얻는 것을 가리킨다. 이로서 이온은 대부분 전하를 띠게 된다. 물 분자는 이온화되면 두 부분으로 나뉜다. 양으로 대전된 수소이온($H^+$)과 음으로 대전된 수산화 이온(OH)이 그것이다. 이 이온들은 무기물처럼 물에 용해된 다른 물질들과 결합해 화학적으로 반응할 수도 있다. 이온화는 우리 몸에서 일어나는 대부분의 화학반응에서 매우 중요하다.

수소 이온과 수산화 이온의 수가 같으면 물은 중성으로 간주된다. 상온에서 중성인 물은 1,000만개의 물 분자 가운데 이온 상태의 수소이온과 수산화이온을 1개씩 갖는다. 이런 물은 pH(수소이온비율)가 7이다. 만약 우리가 산성 물질, 예를 들어 황이나 염소나 인산을 물에 첨가하면 그 산이 수소원자에서 전자를 빼앗아 수소이온($H^+$)의 숫자가 더 많아진다. 수소이온의 비율이 10배 증가하면 이 산성의 물은 분자 100만 개당 1개씩 수소이온을 갖게 될 것이다. 다시 말해 pH가 6이다. pH는 대수적으로 측정된다. pH가 1씩만 늘어나거나 줄어들더라도 수소이온은 10씩 늘어나거나 줄어드는 것이다.


## 알칼리의
## 중요성

물 기반 액체의 알칼리성 및 산성 여부가 왜 중요한지 이해하려면 우리 몸이 체액의 이온화수치를 어떻게 조절하는지 알아야한다. 상이한 pH수치는 상이한 화학작용을 일으킨다. 따라서 체액이 아주 제한적인 산·알칼리 범위 내

에서 유지되도록 하는 것이 필수적이다.[1]

우리의 건강은 체액의 미세한 pH변화에 극도로 민감하다. 예를 들어 위액은 pH가 1.5정도로 강력한 산성이다(7미만 pH는 산성, 7초과 pH는 알칼리성이다). 반면 췌장액은 pH가 8.8정도로 강력한 알칼리성이다.

우리 세포 내부의 pH는 6.8에서 7.1 사이를 오르내린다. 가장 중요한 균형은 혈액 속에서 유지되는데, 혈액의 pH는 7.35와7.45 사이에서 엄격하게 통제된다.

사람의 몸은 알칼리성의 혈액완충제를 가지고 콜라나 커피 같은 산성음료를 중화한다. 그렇다고 혈액완충제를 인체가 지속적으로 생산하는 다른 산성 노폐물, 곧 아세트산[2],젖산[3], 탄산[4], 요산[5], 지

---

1 인체는 혈액의 pH를 7.4 내외로 유지한다. 덴마크의 생화학자 S.P.L 소렌센(Soresen, 1868~1939)이 처음 사용한 pH측정법은 1에서14사이의 수치로 수소이온의 농도를 표현한다. 7미만의 pH를 가진 용액을 산성으로 간주되며 7을 초과하는 pH를 가지는 용액은 염기성, 또는 알칼리성으로 간주된다. 그러므로 인간의 피는 약 알칼리성이다.

2 $CH_3COOH$. 카르복실기를 함유한 산의 일종인 아세트산은 인체에서 일어나는 물질대사과정의 중간생성물이다. 식초는 탄수화물을 발효 산화시켜서 만든 아세트산의 희석용액이다.

3 $CH_3CHOHCOOH$, 카르복실기를 함유한 산의 일종인 젖산은 혈액에서 소금(젖산염)의 형태로 발견된다. 인체는 근육을 사용하면서 젖산을 생성한다. 젖산은 시큼한 우유, 치즈, 버터밀크 같은 발효 유제품에도 들어있다. 특정박테리아는 발효과정에서 젖산염을 만들어낸다.

4 $H_2CO_3$, 탄산-중탄산염 완충체계는 혈액의 pH를 유지해준다. 탄산에서 생성되는 두 가지 유형의 소금(염)은 $HCO_3^-$를 함유하는 탄화수소와 $(CO_3)_2^-$를 함뷰하는 탄산넘이나.

5 $C_6H_4N_4O_3$, 푸린족에 속하는 요산은 인체가 단백질을 소화하면서 생성된다. 소화과정에서 발생하는 다른 산성부산물처럼 요산도 신속하게 배출되어야만 통풍과 같은 건강상의 문제를 회피할 수 있다.

6 $C_nH_2nO_2$, 지방산은 지질의 구성요소로 탄소와 수소원자의 사슬로 이루어져 있다. 지방산 한쪽 끝의 카르복실기(-COOH)로 인해 지방산은 카르복실산이다. 탄소-탄소의 단일 결합은 포화산을 만들고, 2중 및 3중 결합은 불포화산을 만든다. 올레산은 가장 보편적인 지방산이다. 올레산은 올리브유, 야자유, 땅콩기름 같은 채소기름에 들어있다. 올레산은 인체지방의 46%까지 차지한다.

방산[6] 같은 소화과정의 유기부산물을 중화하는 데 사용할 수는 없다. 황산[7]이나 인산[8]같은 무기 부산물은 음식물에서 발견되거나 만들어진다. 인체의 알칼리 완충제의 공급이 크게 제한되며 이 산성노폐물 독소가 인체에 쌓이면서 심각한 건강상의 장애가 발생한다.[9]

예를 들어, 인체는 칼슘을 사용해 콜라 속에 들어있는 독성이 강한 액체 인산을 보다 안정적인 고체상태의 인산염으로 변화시킨다. 그러나 이 인산염은 석회질의 신장결석이나 칼슘침전물로 바뀔 수도 있다.(이것들은 요도감염, 유전적인 대사이상 및 기타 원인에서 비롯될 수도 있다) 많은 사람들이 신장결석은 칼슘과다에 의한 것이라고 잘못 생각하고 있다. 그러나 진짜 범인은 과도한 인산일 것이다. 인산은 콜라의 주재료이다. 신장결석이 염려된다면 절대적으로 콜라를 멀리해야 한다.

청량음료와 같은 산성음식물을 섭취하면 암이 발생하는데 이상적인 환경이 조성되기도 한다. 동물세포는 혈액의 pH가 7.35에서 7.45 내외인 알칼리 환경에서 가장 이상적으로 생존한다. 식물세

---

7 $H_2SO_4$, 황산은 히드로늄이온($H_3O^+$)과 황화수소이온($HSO_4^-$)으로 이온화하는 강력한 산이다.

8 $H_3PO_4$, 인산은 화학비료, 치과용 접착제, 설탕 및 직물산업에 사용된다. 인산은 과일의 향미를 첨가하는 음식물 제조에도 사용된다.

9 신장은 혈액의 pH를 유지해주는 효과적인 메커니즘이다. 예를 들어 신장은 수소이온의 농도를 조절하기 위해 혈액에서 발견되는 것보다 2,500배 더 많은 이온을 오줌으로 배출할 수 있다. 뿐만 아니라 신장은 얼마간의 중탄산염도 배설할 수 있다.

포는 정반대로, 산성 환경을 더 좋아한다. 우리의 몸이 점점 더 산성으로 변해가면 일부세포는 내부적 변화과정이라는 적응을 통해 식물세포처럼 변해간다. 이 비정상적인 식물화 세포들은 산성 환경에서 번성하는 암세포가 될 가능성이 매우 높다. 그러므로 우리 몸을 알칼리 환경으로 유지 관리하는 것이야말로 암을 예방하고 치료하는 중요한 전략이 될 수 있다.

인산을 함유하고 있는 청량음료(콜라)를 일상적으로 소비하는 행위는 뼈 손실의 위험을 초래한다. 알칼리성의 광천수를 섭취하면 뼈의 건강을 유지하고 소화기능을 개선할 수 있다.

《미국임상저널 American Journal Clinical Nutrition》에 실린 종합적보고서는 알칼리식단과 산성식단을 비교·분석했다.

알칼리식단은 뼈의 밀도, 질소균형, 림프액성장호르몬의 농도를 개선해주는 반면 물질대사율을 낮추는 산독증을 야기하는 산성식단은 뼈 손실, 골다공증, 근육 손실을 유발한다.

## 알아봅시다

## 청량음료는 몸에 해롭다

대부분의 청량음료, 특히 콜라는 산성이 매우 강하다. 콜라는 인산 수치도 높다. 인산은 신속하게 중화되지 않으면 우리 몸에 해를 끼칠 수 있는 아주 강력한 산이다. 콜라는 2.5 내외로 pH 수치가 극도로 낮다(즉, 강산이다). pH수치는 대수적이므로(pH가 1 감소하면 산성도가 10증가한다) pH 2.5인 콜라를 단 한 잔 마셨다고 해도 그 산을 중화하려면 pH 8의 알칼리 수 3,200잔(pH10의 알칼리 수는 32잔)을 마셔야 한다. 만약 인체가 이에 대응하기 위해 아무런 조치도 취하지 않는다면 단 한 잔의 콜라만으로도 우리 혈액의 pH는 4.6으로 변하고 만다. 당장에 사망할 수 있는 수치인 것이다.

콜라나 기타 산을 섭취함으로써 발생하는 산성 독을 막기 위해 인체는 두 가지 방어기제를 사용한다. 하나는 알칼리성의 혈액완충제 예를 들어 중탄산나트륨[10]이나 인산나트륨[11]를 사용해 산을 중화하는 것이다.[12] 다른 하나는 이 휘발성의 산성액체를 반응성이 떨어지는 고체 산으로 전환시키는 것이다. 그러나 수천 년 전에는 콜라 같은 게 전혀 없었고, 따라서 우리의 몸도 오늘날 많은 사람들이 소비하는 산성물질의 맹공격에 효과적으로 대응할 방법을 개발하지 못했다. 결국 인체의 해독전략에서 여러 가지 문제가 파생된다.

모든 산성음식물이 체내에서 산성도를 증대시키는 것은 아니다. 예를 들어 오렌지 주스는 구연산이 함유되어 pH가 3.5로 강산성이

---

10  NaHCO₃, 중탄산나트륨은 흔히 가장 중요한 혈액 pH 완충제라고 불린다. 혈장 내의 중탄산염 농도는 대개 리터당 25밀리몰이다. 이 수치를 중탄산염 역(자극에 반응하기 시작하는 분계점)이라고 부른다. 인체는 세포에서 화학반응의 부산물로 생성되는 이산화탄소($CO_2$) 중탄산나트륨을 만든다. 중탄산나트륨은 지나친 위산을 중화함으로써 쓰린 가슴, 신물이 나는 위, 소화불량을 경감해주는 약으로 사용된다.

11  Na2HPO4 인산나트륨은 신장에서 중요한 비중탄산염기이다. 이 염기가 수소이온을 받아들이면 제1인산 (NaH2PO4)이 만들어진다.

12  염기와 수소이온의 균형 및 조화가 신장이 음식물 대사과정의 노폐물을 제거하는데 핵심적 역할을 한다. 신장은 혈액에서 혈장과 비세포구조물의 20%를 걸러내고, 필요할 경우 주요구성요소들 (체액, 이온, 작은 분자들)을 재흡수하고, 불필요한 물질들을 오줌으로 배출함으로써 혈액을 조절한다. 성인의 혈액은 하루에 20~25회 여과된다.

지만 소화과정에서 소멸된다. 오렌지 주스는 칼륨과 마그네슘도 함유하고 있는데, 이것들은 물과 상호작용해서 알칼리이온을 만들어낸다. 따라서 오렌지주스를 마시면 전반적으로 알칼리도가 증대되는 효과를 볼 수 있다. 산성 내용물을 함유하고 있음에도 말이다. 인체가 산성에서 충분히 해독되지 못하면 심장병이나 암 같은 여러 가지 질병이 진행된다.



## 알칼리도를 증대시키는 방법

해독과 활성산소를 파괴하는데 필요한 인체의 알칼리자원을 복구하기 위한 방법은 두 가지이다.

**1. 소화되지 않는 산을 섭취하지 말라.**

이것은 청량음료, 특히 콜라에 많이 들어있다. 커피도 산성상태를 조성하는 주범이다.

이들의 섭취를 제한하고 녹차를 즐겨 마시는 것이 좋다.

**2. 알칼리 수를 마셔라.**

물질대사 과정에서 산성노폐물이 만들어지므로 알칼리자원을 복원해야 한다. 효과적인 방법은 알칼리수를 마시는 것이다.[13] 알칼리

---

13 물은 자신을 알칼리성(염기성)으로 만들어주는 수산화이온($OH^-$)과 수소이온($H^+$)으로 해리될 수 있다. 이렇게 해서 물은 염기성 내지 산성으로 작용할 수 있다. 알칼리수를 마시면 변비, 설사, 고혈압 및 저혈압, 당뇨병 개선에 도움이 된다는 주장이 계속되어 왔다.

수 제조 장치를 사용해 물을 산성수와 알칼리수로 나눌 수 있다. 알
칼리수를 마시고 음식을 조리하는데 활용하라. 알칼리수는 하루에
8~10잔 정도 마시는 것이 좋다. 알칼리수를 마시는 것이야말로 다양
한 질병과 맞서 싸우는데 필요한 간단하면서도 위력적인 방법이다.
　알칼리수 제조기계에서 방출되는 산성수도 그냥 버리지 마라. 산
성 수는 피부를 닦는 데 제격이다. 산성 환경에서 잘 자라는 식물에
주어도 좋다.

## 매일 10잔 이상의
## 알칼리수를 마셔라

　　　　　　　　수돗물에는 세균, 바이러스, 진균
류 같은 병원균과 무기독소 등의 불순물이 들어있을 수 있다. 만약
알칼리수를 마실 수 없다면 믿을만한 제조사가 공급하는 병에 담
긴 생수를 마셔라.

　또 다른 쟁점은 물의 하부구조이다. 자기공명영상은 대부분의
수돗물이 12개의 물 분자로 이루어진 미세집합체로 구성되어 있
음을 밝혔다. 반면 알칼리수는 집합체당 물 분자가 6개로 그 크기
가 작다. 이로 인해 물의 투과성, 용해성, 흡수성이 커지고 결과적
으로 해독효과가 증대된다. 비타민 B나 C같은 수용성비타민을 포
함해 영양소도 충분히 흡수된다. 알칼리수와 함께 복용하는 약은
더 효과적일 수 있다.

　마지막으로, 대다수의 사람들이 물질대사 및 소화과정에서 생성되는 노폐물을 처리하는데 필요한 만큼의 물을 마시지 않고 있다. 그저 물을 더 많이 마시는 것만으로도 해독작용을 강화할 수 있다. 매일 체중 1Kg 당 30cc의 물을 마실 것을 권한다. 몸무게가 70Kg인 사람의 경우 2,100cc를 마셔야한다는 얘기로, 200cc잔으로 10잔 이상 되는 양이다. 물론 청량음료와 커피는 포함되지 않는다. pH2.5의 콜라 한 잔을 중화하려면 pH10의 알칼리 수 32잔을 마셔야 한다. 산성음료를 피하고 pH9.5에서10사이의 알칼리 수를 마셔라.

## 정수기 물
## "몸이 원하는 물이 아니다"

　　　　　　　　　　이제 웬만한 가정이나 식당에서는 정수기 물을 일상적으로 사용하고 있다. 하지만 그 물의 정체에 대해서는 잘 모르는 경우가 많다. 정수기가 물을 걸러내는 방식은 여러 가지이지만, 국내에서는 역삼투압 방식이 주류를 이룬다. 세균과 바이러스 등 유해 성분은 물론, 물에 녹아 있는 미네랄 성분까지 걸러내는 방식이다. 따라서 정수기 물은 말 그대로 무색무취의 $H_2O$이다. 문제는 여기서 비롯된다. 인체에 꼭 필요한 미네랄이 빠져 있다는 점이다. 그래서 전문가들은 정수기 물을 계속 마시는 것이 인체에 해로울 수도 있다고 지적한다. 대체 왜 이런 논란이 일어나는 것일까.

정수기 물과 일반 수돗물에 각각 물고기 10마리씩을 넣었다. 하루가 지난 후 정수기 물에 넣은 물고기 중에서 8마리가 죽었다. 수돗물 속의 물고기는 모두 살았다. 국립수산과학원의 실험 결과이다. 임한규 국립수산과학원 양식관리과 박사는 "정수기 물에 미네랄이 없어서 이런 결과가 나온 것으로 본다. 증류수처럼 미네랄이 없는 물은 생명체에 부정적인 영향을 줄 수 있다. 오래전부터 알려진 이 사실을 눈으로 확인하기 쉽게 실험한 것이다. 사람이 정수기 물을 마셨다고 해서 당장 치명적인 증상이 나타나는 것은 아니지만 장기적으로는 영향을 받을 수 있다"라고 설명했다.우리는 지난 20년 동안 가정·직장·식당 등에서 정수기 물을 마셔왔다. 지금도 그 물로 밥을 짓고 커피를 탄다.

지난 1991년 대구 낙동강 페놀 사태 등으로 수돗물에 대한 불신이 커질수록 정수기 물에 대한 믿음은 굳어졌다. 그만큼 정수기 물을 의심하지 않았다. 그런데 위의 사례처럼 최근 들어 정수기 물에 대한 전문가들의 지적이 늘어나고 있다. 세균오염 등 단순한 정수기의 문제가 아니라 마시는 물 자체에 대한 것이어서 심각성을 더한다. 정수기가 물을 걸러내는 방식은 여러 가지이지만, 국내에서는 역삼투압 방식이 대부분이다.

정수기 10대 중 8대가 이 방식의 제품이다. 수돗물을 거름막(필

터)에 통과시키면 세균과 바이러스 등 유해 성분이 걸러진다. 문제
는 물에 녹아 있는 미네랄 성분까지 여과된다는 점이다. 칼슘 · 칼
륨 · 마그네슘 · 나트륨 등 미네랄은 인체 구성의 3%를 차지하며
생명 유지에 꼭 필요한 성분이다. 결과적으로 정수기 물은 말 그대
로 무색무취의 물($H_2O$)이다.

## 국제물학회 "정수기 물, 마시지 말아야"

모든 성분을 여과한 정수기 물은 깨끗한 물이라는 등식을 국민
은 여과 없이 믿고 있다. 그런데 최근 이 깨끗한 물이 건강에 이롭
지 않다는 실험 결과가 하나 둘 나오고 있다. 울산MBC가 울산 지
역 초등학생을 대상으로 한 실험 결과가 눈길을 끈다. 도심에 사는
6학년 초등학생 31명 중 21명이 정수기 물을 마시고, 시골에 있는
6학년 초등학생 20명 중 18명은 수돗물을 마시는 것으로 조사되었
다. 전문 기관에 의뢰해 이들의 머리카락 성분을 분석했더니, 칼슘
이 정상 범위에 있는 도심 초등학생은 10명 중 4명이지만, 시골 초
등학생은 9명으로 집계되었다. 마그네슘이 정상 범위에 있는 도심
초등학생은 3명, 시골 초등학생은 5명이었다. 아이들의 식습관이
모두 다르므로 이와 같은 결과가 물의 미네랄 부족 때문이라고 단
정할 수 없는 한계가 있다.

상명대 화학과에서 더 직접적인 실험이 진행되었다. 일반 물과
정수기 물에 사람의 세포를 넣어 무균배양실에서 배양했다. 일주

일 후 현미경으로 세포(미토콘드리아)를 관찰하고 건강 상태도 측정했다. 일반 물에서 배양한 세포가 정수기 물에서 배양한 것보다 건강하다는 결과가 나왔다. 쉽게 설명하면 1에 가까울수록 건강한 상태인데, 일반 물에서 배양한 세포는 0.918, 정수기 물에서 배양한 세포는 0.726이라는 값이 나왔다.

사람은 물만 먹고 사는 생명체가 아니므로 미네랄이 없는 물을 마셨다고 해서 몸의 세포가 금세 어떻게 되지는 않는다. 그러나 미네랄이 세포 건강과 밀접한 관계인 것은 사실이고, 세포의 건강 상태는 암과 같은 질병과 연관이 있다. 몸의 수많은 세포 중에 건강하지 않은 세포는 변형을 일으켜 암세포가 된다. 암은 유전성이 있지만, 세포를 건강하게 유지하면 암 발병을 낮출 수 있다는 말이기도 하다. 세포를 건강하게 유지하는 데에 미네랄은 필수이다. 이동호 분당서울대병원 건강증진센터장은 "미네랄이 부족하면 세포의 신호 전달 체계가 제대로 작동하지 않아 각종 암이나 성인병에 이를 수 있다는 보고들이 조금씩 나오고 있다. 미네랄이 없는 정수기 물은 장기적으로 건강에 도움이 안 된다. 정수기 물을 마시면 삼투압 작용으로 그나마 세포에 있던 미네랄이 세포 밖으로 빠져나가기도 한다."라고 말했다.

그렇다면 미네랄과 건강은 얼마나 밀접한 관계가 있는 것일까? 고농도의 미네랄 물이 혈액에 미치는 영향을 살핀 실험을 진행한 김광용 연세대 원주의대 기능수연구단 박사는 "술을 많이 마시면 적혈구에서 수분이 빠져나가면서 피가 엉긴다. 적혈구가 서로 달라붙은 현상(융전)인데, 이처럼 피가 걸쭉해지면 혈관을 막아 여러 질병을 유발할 수 있다. 미네랄이 풍부한 물을 마시면 이런 현상을 줄일 수 있다.

일반인 두 명에게는 정수기 물을, 다른 두 명에게는 미네랄 물을 마시게 했다. 물을 마시기 전후의 혈액을 채취해 관찰했더니, 미네랄 물을 마신 사람의 적혈구 엉김이 풀어졌다. 그러나 정수기 물을 마신 사람의 적혈구에서는 변화가 없었다."라고 말했다.

**"정수기 물은 산성수여서 먹는 기준에 부적합"**

미네랄과 질병과의 관계를 알아보는 실험도 있다. 부산의료원 노인병원이 미네랄과 고혈압·당뇨병과의 관계를 실험했다. 병원에 입원해서 병원 식사를 하는 고혈압 환자 45명에게 미네랄 물을 30일 동안 마시게 했더니 27명의 혈압이 호전되었고, 혈압이 약간 증가하거나 변화가 없는 사람은 각각 9명이었다. 당뇨 환자에게도 같은 실험을 했다. 28명 중 20명이 호전되었고, 8명은 당뇨 수치가 약간 증가하거나 변화가 없었다. 이에 대해 정수기 업계는 반발한다. 병원에서 제공하는 식사 외에 다른 식품을 섭취할 수 있고, 혈압이나 당뇨가 얼마나 호전되었는지 수치를 공개하지 않았다는 것이다.

연세대 원주의대에서도 비슷한 실험을 했다. 당뇨병에 걸린 쥐를 두 그룹으로 나눈 후, 한 그룹에 정수기 물을 주고, 다른 그룹에는 미네랄이 풍부한 심층수를 공급했다. 물외에 먹이는 모두 같게 제공했다. 한 달 후, 심층수를 마신 쥐의 혈당은 떨어졌다(293→265mg/dl). 정수기 물을 마신 쥐의 혈당은 올랐다(271→275mg/dl). 미네랄이 당뇨에 긍정적인 효과를 주며, 미네랄이 없는 물은 당뇨에 도움이 안 된다는 결과가 나온 것이다.

정수기업계는 반박한다. 미네랄은 물뿐만 아니라 음식으로도 섭취하므로 모든 실험 결과가 물, 특히 정수기 물 때문이라는 점은 신뢰할 수 없다는 것이다. 한 정수기업체 관계자는 "여러 물질 중에서 일부만을 선택적으로 걸러낼 수 없는 것이 현재 기술의 한계이다. 세균은 걸러내면서도 미네랄을 통과시킬 수 없다는 말이다. 일부 악의를 가진 사람들이 이 점을 지적하며 정수기 물이 좋지 않은 것처럼 주장한다. 예컨대 정수기 물에 미네랄이 없으므로 마시면 건강에 해롭다고 주장하는데, 사실 미네랄은 일반 식품으로 얼마든지 섭취할 수 있다. 그 밖에도 정수기 물에 대한 다양한 실험 결과가 있는데, 그 실험의 기간이나 환경이 미흡해서 그 결과를 신뢰할 수 없다"라고 말했다.

음식으로 미네랄을 섭취할 수 있다. 그런데 식품의 미네랄이 예전 같지 않다는 보고가 있다. 이미 1970년대 미국 의회 보고서에는 채소나 과일의 미네랄에 대해 언급한 부분이 있다. 식물이 토양으로부터 미네랄을 얻는데, 토양의 미네랄이 20~30년 전보다 30분의

1로 줄어들었다는 내용이다. 물 박사로 통하는 김현원 연세대 원주의대 생화학교실 교수는 "식품에도 미네랄이 있지만 그렇게 풍부하지 않다. 토마토의 예를 들면, 칼슘 농도가 과거보다 10분의 1로 줄었다. 또 채소와 과일이 영양분을 흡수하는 토양의 미네랄이 적어졌고, 토양도 오염이 많이 되어 있다. 이런 점들을 종합적으로 볼 때, 물에 있는 미네랄이 식품보다 10배 이상 가치가 있다"라고 강조했다.

외국은 어떤가. 최근 정수기 물 분석을 위해 독일과 일본 등지를 다녀온 전문가의 말을 들을 수 있었다. 수질 관련 박사 학위자인 박치현 울산MBC 부장은 "증류수에 가까운 물을 마시지 말아야 한다는 점은 상식이다. 상식은 과학적으로 증명할 가치도 없다. 선진국은 미네랄이 없는 물의 부작용을 알고 오래전부터 역삼투압 정수기를 사용하지 않는다. 미국에서는 그냥 수돗물을 마신다. 그래서 외국에서는 미네랄과 건강에 대한 문제 제기나 연구조차 없다. 이런 정수기는 아프리카와 같이 물이 극심하게 오염된 지역에서 정수하기 위해 사용할 뿐이다. 유독 한국은 정수기 물의 환상에 젖어 있다. 나는 독일 본 대학에 정수기를 들고 가서 물 분석을 의뢰했다. 정수기 물은 먹는 물로 부적합하다는 결과를 얻었다"라고 말했다.

임신부는 특히 정수기 물을 마시지 말아야 한다는 권고도 나왔다. 잉글리드 로스버그 국제물학회 미네랄연구팀 박사는 "임신부에게 역삼투압 정수기 물을 마시지 못하게 할 것이다. 미네랄이 부족한 물은 자녀에게도 영향을 미친다는 연구 결과가 있다. 미네랄이 없는 물은 증류수와 같다. 이런 물을 먹으면 안 된다는 것은 몇 세대 전부터 알려진 사실이다”라고 강조했다.

정수기 물의 또 다른 문제는 산성을 띠는 물(산성 수)이라는 점이다. 산성과 알칼리성 정도를 나타내는 수치(pH)가 6.8~7.6 정도의 수돗물이, 필터를 통해 나오면서 pH 5.5 안팎의 산성수로 변한다. pH 수치가 7보다 낮으면 산성이고, 높으면 알칼리성이다.

인체는 산성과 알칼리성을 적절하게 조절하는 능력(항상성)을 갖추고 있다. 산성이나 알칼리성 음식을 먹으면 몸이 알아서 중화해서 pH 7.4 정도로 유지한다. 이 때문에 pH 7 정도의 물이 사람 몸에 적합하다고 한다. 세계보건기구(WHO)는 먹는 물 기준을 pH 6.5~8.5로 정했고, 한국도 그 기준을 pH 5.8~8.5로 정해두었다.

빗물은 pH 5.7 정도의 산성이다. 빗물은 땅속으로 스며들어 여러 광물 성분을 머금은 후에는 pH 7.4~7.6의 물이 된다. 산성의 물을 중화하는 역할을 미네랄이 하는 것이다. 잉글리드 로스버그 국제물학회 미네랄 연구팀 박사는 “우리 몸에는 산성과 알칼리성을 조절하는 기능이 있다. 이 기능에 가장 중요한 역할을 하는 물질이 중탄산염이라는 미네랄이다. 이 미네랄이 공급되지 않으면 암 발병률이 높다는 연구가 있다. 암 환자의 대다수가 산성화 체질이다”라며 미네랄의 역할을 강조했다.

정수기업체들도 이 사실을 알고 개선하기 시작했다. 박영재 호서대 산학협력학부 교수는 "정수기 물은 산성수여서 사실상 먹는 물 기준에 맞지 않는다. 최근 업체들도 이 사실을 알고 pH 수치를 올려 먹는 물 기준에 맞추는 제품을 내놓고 있다. 필터의 구멍을 넓혀 미네랄이 약간은 통과하게 만든 것이다. 전문가들은 물론이고 정수기업계도 미네랄이 없는 물이 건강에 별 도움이 안 된다는 사실을 안다. 그렇다면 냉정하게 정수기 물에 대해 면밀하게 조사할 필요가 있다"라고 주장했다.

### 어떤 물을 마셔야 안심할 수 있을까

국제 사회가 마련한 좋은 물의 기준이란 유해 물질이 없고, 산소량이 많으며, 미네랄이 적절히 있어야 한다. 이런 조건에 맞는 물은 깨끗한 샘물이다. 특히 오색약수·고란약수 등의 샘물은 미네랄이 풍부해서 물맛부터 다르다. 그러나 도심에서 샘물을 구하기란 쉽지 않다. 또, 토양이 오염되어 있는 지역의 샘물은 안심하고 마실 수도 없다. 가장 흔히 접할 수 있는 물은 수돗물이다. 수돗물을 하루 정도 받아놓으면 냄새 등이 사라져 마시기에 어려움이 없나. 물론 가성까지 연결된 배관이 낡았다면 물이 오염될 수 있다. 꺼림칙하면 끓여서 마시면 된다. 어떤 이유로든 수돗물을 신뢰할 수 없다면 생수가 대안이다.

그렇다고 미네랄이 풍부하다는 기능성 물을 비싼 값에 사서 마실 필요는 없다. 먹는 물의 미네랄 기준은 3백ppm 이하이며 최대 5백ppm을 넘지 않아야 인체에 무리가 없다. 미네랄을 필요 이상으로 섭취하면 결석, 생리 작용 불균형, 혈압 이상 등이 생길 수 있다는 말이다. 김광준 세브란스병원 건강증진센터 교수는 "알칼리 환원수니 미네랄워터(광천수)니 하는 기능성 물이 요새 부쩍 많아졌다. 그런 물을 마시는 것이 마시지 않는 것보다 뭐가 좋아도 좋을 것이라고 믿는 사람이 많다. 하지만 그런 물을 마신다고 해서 절대로 건강에 도움이 되지 않는다는 것이 진실이다. 미네랄워터에 미네랄은 별로 없고 당분이 많아서 오히려 건강을 해친다. 백보 양보해서 기능성 물이 건강에 1 정도 도움이 된다면, 제때 식사하고 금연하고 금주하고 운동하는 것이 100만 배 이상 좋다"라고 강조했다.

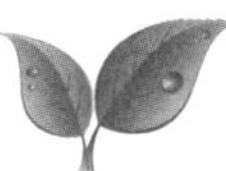

# 3장

# 적당하면 에너지, 지나치면 독이 되는 탄수화물

"나는 형편없는 것들을 먹고 있었다. 설탕과 탄수화물 투성이에, 쓰레기 음식(Junk food)뿐이었다. 사람들이 안정을 찾지 못하고 자주 화를 내는 것은 이 때문이다."

- 가수 에이브릴 라빈(Avril Lavigne), 자신의 노랫말이 분노에 찬 이유를 설명하면서

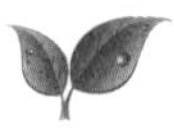

예로부터 인류는 탄수화물이 풍부한 음식을 숭배해왔다. 성경은 거듭해서 빵을 '생명의 양식'이라고 말하고 있다. 광야를 헤매던 이스라엘인들에게 하느님이 하늘에서 만나를 내려주었다는 이야기는 유명하다. 한국인들에게 쌀이, 이탈리아인들에게 파스타가, 미국의 스포츠팬들에게 핫도그와 프레첼이 얼마나 중요한지 상기해보라.

천연형태의 곡물을 적당량 섭취하는 것은 건강한 식습관이라고 할 수도 있다. 그러나 인간의 소화계는 현대의 식단을 구성하고 있는 엄청난 양의 설탕과 정제녹말을 감당해내지 못한다. 식단의 불균형이 이런 식으로 오랜 세월동안 계속되면 인체의 혈당조절기능이 와해되어 대사증후군이나 제2형 당뇨병이 생길 수 있으며 심장병과 암의 진행도 가속화될 수 있다. 포도당 생성 음식물을 섭취하는 행위는 습관이라고 할 수 있다. 이 습관을 끊어버리는 것이 최적의 체중을 만들고 유지하는 첩경이다.

## 탄수화물이란?

탄수화물 소화기능과 역기능을 온전히 이해하려면 탄수화물이 무엇인지부터 알아야한다.

'탄수화물'(Carbohydrate)이란 명칭을 통해 탄소(Carbon)가 수화(hydrated)되었다는 사실을 알 수 있다. 대다수 탄수화물의 화학식인 $Cx(H_2O)x$는 탄수화물이 물 분자와 탄소원자의 결합으로 구성되어 있음을 알려준다. 예를 들어 단당은 $C_6(H_2O)_6$ 이다. 포도당, 과당(과일의 감미성분), 갈락토오스는 모두 이 화학식을 갖지만 원자의 배열은 서로 다르다.[14] 포도당은 지상의 모든 생명체에게 필수불가결하다. 대부분의 생명체가 직간접적으로 포도당에서 에너지를 얻는다.

설탕은 이당이다. 각각의 분자는 포도당 한 단위와 과당 한 단위로 구성된다. 설탕은 몸속에서 신속하게 분해되어 포도당과 같은 단당류로 전환된다.

탄수화물이 에너지를 저장하는 능력의 핵심은 포도당과 과당단위들의 크고 복잡한 사슬을 만드는데 있다. 다당류는 많은 에너지

---

14  포도당, 과당, 갈락토오스는 이성체(원자의 숫자와 유형이 동일하지만 또 다른 분자로서 상이한 특성을 갖는 분자들)이다. 상이한 원자배열 때문에 이 당들이 상이한 특성을 갖는다.

를 제공할 뿐만 아니라 유기체의 구조를 형성한다. 지금까지 수백 종류의 다당류가 확인되었으며, 어떤 것은 단당류가 수천 개까지 결합하기도 한다. 가장 보편적인 다당류인 셀룰로오스는 대다수 식물의 구조를 형성한다. 인체의 간과 근육에는 또 다른 다당인 글리코겐이 저장되어 있다. 글리코겐은 포도당의 분자사슬로 구성되며 단기 탄수화물에너지의 대부분을 저장한다.

혈액 속을 순환하면서 세포에 즉각적으로 에너지를 공급하는 원천은 단당류인 포도당이다. 이 연료는 식사로 섭취하는 탄수화물과 단백질, 또는 저장된 글리코겐을 분해함으로써 신속하게 얻을 수 있다. 우리 몸속에서 가장 중요한 에너지 창고는 지방이다. 지방은 세포가 아주 더딘 속도로 이용할 수 있는 장기 자원이다. 그러나 흥미롭게도 지방은 포도당(혈당)으로 분해되지 않는다. 세포의 구조를 형성하는 인체의 가장 중요한 건축 재료인 단백질도 간접적인 방식으로 탄수화물에서 만들어진다. 소나 양 같은 반추동물들은 목초의 탄수화물을 사람이 고기의 형태로 먹는 단백질로 바꾼다.

탄수화물은 생물세계의 1차적 에너지 순환에서 매우 중요한 영양소이다. 광합성이라고 불리는 과정을 통해 식물은 공기 중의 이산화탄소의 탄소, 대기와 지하의 물, 태양에너지를 결합해 탄수화물에너지를 생산 · 저장할 뿐만 아니라 노폐물로 산소를 배출한다. 이와 정반대의 과정을 통해 동물은 산소를 호흡하고, 식물의 탄수화물을 먹고 소화하며, 이산화탄소를 내놓는다.


## 우리 식단의 탄수화물

탄수화물은 우리 몸에 강력한 영향을 미친다. 식단에서 탄수화물이 차지하는 비율, 탄수화물 섭취 유형이 인체건강에 중요한 영향을 미친다. 칼로리의 세 가지 원천, 곧 탄수화물, 지방, 단백질 가운데 생존에 반드시 필요하지 않은 유일한 요소는 탄수화물이다.[15] 특수한 필수지방과 적당량의 단백질 벽돌이 없으면 살 수 없지만, 세포의 구성에는 탄수화물이 필요치 않다. 사람에게 필요한 모든 에너지를 지방과 단백질만으로도 얻을 수 있다. 다만 건강에 유익한 탄수화물 수치를 유지하는 것은 매우 중요하다. 채소와 같은 일부 탄수화물 음식에는 비타민과 무기물 및 다른 영양소가 풍부하기 때문이다. 그러나 현대식단의 가장 큰 문제점은 대량의 좋지 않은 탄수화물에 크게 의존하고 있다는 점이다.

식단에서 탄수화물의 역할을 제대로 이해하려면 탄수화물의 소화과정에 대한 몇 가지 사실을 알아야한다. 단당류는 소장의 상피세포에 의해 직접 흡수된다. 자당(설탕)이나 락토오스(유당)같은

---

15 물, 에너지, 아미노산, 필수지방산, 비타민, 무기질(광물질), 미량원소, 전해질, 초미량원소 등이 인간의 필수영양소로 규정된다.

이당류도 상피세포에 의해 직접 흡수된다. 그러나 이 이당 분자들이 단당류로 분해되려면 특정한 효소가 필요하다.

예를 들어 수크라아제는 자당을 포도당과 과당으로 분해한다. 락타아제는 이당류인 락토오스(유제품의 당)를 포도당과 갈락토오스로 전환시킨다. 전 세계 성인인구의 절반 이상이 유전적 소인으로 락타아제가 분비되지 않는다. 그 결과 소화되지 않은 상태로 대장에 도달한 락토오스가 발효하면서 속을 거북하게 만든다.[16]



## 녹말소화차단제의 진화

녹말소화차단제(starch blocker, 아밀라아제의 작용을 차단해 탄수화물의 소화를 저지하는 약물)에는 두 가지 한계가 있다. 첫째, 녹말소화차단제는 침 속의 아밀라아제가 녹말을 분해하는 것을 막을 순 없다. 그래서 녹말이 포도당으로 전환되는 과정의 절반 정도만 차단된다. 둘째, 소화되지 않은 녹말은 대장에 도달하고, 거기서 섬유질로 기능하며 대장 내 세균의 먹이가 된다. 어느 정도까지는 섬유질도 유익하다. 그러나 지나친 섬유질과 소화되지 않은 녹말은 소화불량과 과다한 가스를 발생시킨다.

음식물의 탄수화물이 포도당으로 분해되고 혈류로 흡수되어도 최

---

16 락토오스 과민증은 연령과 인종에 따라 다양하게 나타난다. 갓난아기들이 젖을 뗄 때면 락타아제효소의 활량이 떨어진다. 대다수의 성인이 락토오스 과민증을 보이는 것은 이 때문이다. 인종에 따라 다른데, 대다수의 인구에서 50~90%의 비율로 결핍이 발생한다. 단 백인, 서구 유럽인은 예외이다.

종적으로 지방세포에 저장되기 전에 차단하는 약물이 있다면 어떨까? 이 약물이 녹말소화차단제의 취약점인 자당(설탕)이나 과당 형태의 당을 차단하면서도 소화상의 문제를 야기하지 않는다면? 현재 FDA의 제1단계 임상실험을 거치고 있는 글락소스미스클라인(GlaxoSmithKline; GSK)사의 약물이 지향하는 목표가 바로 이것이다. '869682' 라고 부르는 이 약물은 제2형 당뇨병을 앓고 있는 사람에게 유효할 뿐만 아니라 체중 감소 약물로서도 큰 효력을 발휘할 것이다. GSK의 연구개발책임자 다다타카 야마다(Tadatake Yamada)는 이 약물을 '화학적 애킨스 다이어트(Atkins diet)' 라고 부른다. 탄수화물을 줄이지 않고도 저탄수화물 식사의 이득을 얻을 수 있다는 의미이다. 이 약물이 성공한다면 음식물의 유효 칼로리를 감소시킬 수 있다. GSK가 이 약물을 잠재적 히트상품으로 보고 있는 것도 이해할만 하다.

FDA의 제3단계 임상실험을 마친 엘리릴리(Eli Lilly)사의 엑세나티드(Exennatide)라는 약물도 탄수화물 소화 이후에 혈당수치를 낮춰준다. 이 약물은 배고픔을 누그러뜨리는 효과도 갖고 있다. 두 방향에서 몸무게를 공격하는 셈이다. 포도당이 지방세포에서 지방으로 전환되기 전에 혈액 속에서 파괴하는 다른 약물들도 개발 중이다.

녹말식품, 혹은 다당류는 소장의 상피세포에 직접 흡수되지 못한다. 반드시 먼저 단당류와 이당류로 분해되어야만 한다. 침샘과 췌장에서 분비되는 아밀라아제가 이 과정을 수행한다. 가장 보편적인 다당류는 아밀로오스로, 이것은 단위 포도당의 긴 줄로 이루어져 있다. 이름에서 알 수 있는 것처럼 아밀라아제는 아밀로오스

를 분해하도록 설계된 효소이다. 정제곡물 및 감자와 같은 녹말채
소의 탄수화물은 대부분 아밀로오스로 아주 신속하게 소화된다.
이렇게 신속하게 소화되는 녹말을 먹는 행위와 단당류를 먹는 행
위는 혈액 내의 포도당수치를 급격하게 끌어올린다는 점에서 별
차이가 없다.

다당류는 염주처럼 단순하게 단당이 길게 이어진 형태 말고도
분자들 사이의 교차결합을 다수 포함하는 단위 단당들의 복잡한
배열로 만들어질 수 있다. 섬유질은 광범위하게 교차 결합된 다당
의 예이다.



## 우리 몸에 이로운 섬유질

섬유질은 크게 용해성(물에 녹음)과 불용해성(물에 녹지 않음)으로
나뉜다. 오트밀의 귀리는 용해성 섬유질이다. 셀러리는 대부분이 불
용해성 섬유질로, 소화되지 않는다. 섬유질은 탄수화물로 분류되고,
법적으로 식품 성분표시라벨에도 탄수화물 총량에 포함시키도록 되
어 있다. 그러나 섬유질에는 소화할 수 있는 칼로리가 전혀 없다. 그
러므로 저탄수화물 토르티야 (11g의 탄수화물 가운데 8g 이 섬유질
이다)는 실제로 소화 가능한 탄수화물이 3g밖에 안 된다. 따라서 그
렇게 소화되는 탄수화물만이 혈당을 높이고 인체의 연료(또는 지방)
로 사용된다. 섬유의 칼로리는 처음 형태 거의 그대로 소화되지 않은
채 소화관을 지날 뿐이다.

고섬유질 음식물이 유익한 또 다른 이유는 용해성 섬유질이 더디게 소화되는 데 있다. 렌즈 콩 및 강낭콩 등의 콩과식물은 소화 가능한 다당류와 소화가 안 되는 다당류를 복잡한 구조로 결합하고 있다. 이로 인해 탄수화물의 소화 속도가 느려지는데, 이것이야말로 우리 몸에 해로운 인슐린의 급격한 분비를 막는 핵심이 된다. 불용해성 섬유질도 음식물이 이동하는 것을 돕는데, 이것은 정상적인 장 활동에 도움이 된다.

## 혈당지수

혈당지수(glycemic index; G-I)라는 용어는 음식물이 혈액에서 얼마나 빨리 포도당으로 전환되는지를 가리키는 말이다. 단당류는 거의 즉시 포도당으로 바뀐다. 그러므로 단당은 혈당지수가 매우 높다. 감자와 쌀, 빵, 베이글, 파스타, 과자류와 같이 정제밀가루로 만든 음식, 즉 아밀로오스로 이루어진 녹말은 빨리 소화되기 때문에 혈당지수도 높다. 강낭콩이나 렌즈 콩 같은 콩과식물은 섬유질이 많고 용해성. 불용해성 탄수화물이 복잡하게 배열되어 있기 때문에 상대적으로 혈당지수가 낮다.

재미있는 사실은 과당은 사탕이나 설당처럼 두 개의 단당류로 구성되어 있음에도 다른 당에 비해 혈당지수가 훨씬 낮다. 이것은 과당이 소장의 상피세포에 의해 천천히 흡수되기 때문이다.[17] 그

---

17 과당은 혈당지수가 30대이다. 흰 빵과 감자 등의 포도당과 자당은 혈당지수가 85이상이다. 포도당의 혈당지수를 100으로 잡아 혈당지수 척도의 기준으로 사용하기도 한다.

리하여 과일은 맛이 달기는 하지만 과자류처럼 자당으로 만들어진 단것들 보다 혈당지수가 낮다. 과일은 섬유질은 물론 비타민과 식물화학요소(phytochemical) 같은 다수의 귀중한 영양소도 함유하고 있다. 단, 과당이 많이 들어 있는 옥수수시럽은 혈당지수가 높다. 단백질도 우리 몸에서 포도당으로 전환될 수 있다. 그러나 이 과정은 보다 많은 단계를 필요로 하며 일반적으로 시간도 훨씬 더 많이 걸린다. 당연히 단백질 식품의 대부분이 혈당지수가 상대적으로 낮다. 혈당지수가 높은 탄수화물이 많이 함유된 음식을 섭취하면 혈당수치가 빠르게 올라가고, 췌장은 포도당을 혈류에서 세포로 이동시키기 위해 인슐린을 대량 분비한다. 이렇게 해서 혈당수치가 조절되는 것이다. 그러나 문제는 이렇게 임시로 분비되는 인슐린의 초과량이 자주 한계를 뛰어넘어 혈당의 수치를 너무 낮춰버리고, 그 결과 혈당지수가 높은 탄수화물을 더욱더 갈망하도록 만든다는 점이다. 악순환인 셈이다.[18]

이 악순환이 오랜 기간 지속되면 인체 세포의 인슐린 감응성이 떨어진다. 많은 양의 탄수화물을 먹으면 혈당수치가 높아지고, 이어서 인슐린이 급격하게 대량 분비되어 혈당수치를 낮추면 다시 더 많은 탄수화물 섭취로 이어지는 것이다. 이런 인슐린 저항성이 X증후군이라고도 불리는 대사증후군의 가장 중요한 원인이다.

---

18 인슐린수치의 급상승은 과식으로 이어지고 지방의 축적을 촉진한다.

# 탄수화물 중독

　최근의 연구는 혈액 속에서 혈당수치가 일시적으로 높아지는 현상이 일종의 '중독'이라는 사실을 밝혀냈다. 프린스턴대학교의 연구원 바틀리 회벨(Bartley Hoebel)은 많은 양의 설탕용액을 쥐에게 먹였다. 이 실험을 한 달 동안 계속 진행하자 쥐들이 설탕식사에 의존하게 되었다. 약물을 동원해 쥐들 뇌 속의 아편 수용체를 차단하자 아편중독증의 전형적인 금단현상이 나타났다. 밀 단백질인 글리아디노모르핀(gliadinomorphin)과 유제품에 들어있는 단백질인 카세이노모르핀(caseinomorphin)도 일부 사람들에게 높은 중독성을 보인다. 사람들이 밀과 유제품을 열심히 먹는 것은 이 때문이다.

　만약 우리 식단에서 혈당지수가 높은 음식물을 완전히 빼버린다면 탄수화물에 대한 갈망도 사라져 식욕을 조절하기가 훨씬 더 쉬워질 것이다. 이런 음식물들은 중독성이 있기 때문에 금단현상을 경험할 수 있다. 그러나 그 기간은 1~2주 정도에 불과하다. 양을 줄이는 것은 의미가 없다. 중독 상태에서 벗어나려면 혈당부하가 높은 음식물을 완전히 끊어야 한다.

　혈당지수가 높은 음식물을 끊으면 다른 건강상의 혜택도 함께 누릴 수 있다.

　2004년 여성건강보고서는 "음식물의 혈당지수가 통계적으로 대장암 발병위험과 큰 상관관계가 있음"을 입증했다. 이 보고서에 따르면, 혈당지수가 가장 높은 식사를 한 여성들은 혈당지수 최저식사를 한 여성들보다 대장암 발병 위험률이 거의 3배나 높았다.

대사증후군은 죽상동맥경화증과 기타 노화과정을 촉진한다. 또한 인슐린 저항성은 제2형 당뇨병으로도 이어질 수 있다. 제2형 당뇨병에서는 인체가 얼마나 많은 인슐린을 만들어내는가가 중요치 않다. 혈당수치가 계속해서 너무 높기 때문이다. 혈당수치가 지나치게 높아지면서 발생하는 또 다른 문제로는 다음과 같은 것들이 있다.

- 트리글리세리드라고 하는 지방성분으로의 급격한 전환이 죽상동맥경화증과 기타 퇴행성 질환을 촉진한다(다음 4장 참조).
- 면역계가 무력해진다.
- 아드레날린 분비가 최고 4배까지 증가한다. 스트레스에 대한 대응-도피 반응(fight-or-flight stress reaction, 18장 참조)의 만성적인 활성화는 우리 몸에 큰 해를 입힌다. 코르티솔 수치가 높아지면서 추가로 면역계가 방해받고 콜레스테롤도 많아진다.
- 설탕은 칸디다균(효모균), 곰팡이 감염, 암 등과 광범위한 병리 세포들의 성장을 촉진한다.
- 설탕과 비타민 C는 동일한 운반체계에서 서로 경쟁한다. 따라서 혈액 속에서 포도당이 지나치게 많아지면 감염증과 싸우고 신체조직을 만드는 비타민 C의 중요한 역할이 방해를 받는다.
- 설탕은 단백질 분자를 교차결합 시킨다. 이것이 노화과정의 일차적 원인이다.
- 단순녹말에 불용해성 섬유질이 들어 있지 않으면 음식물이 너무 느린 속도로 장을 지나게 된다. 이 과정에서 가스가 발생하고 장이 팽창하고 독소가

형성된다. 이로 인해 대장암이 발병할 수도 있다.[19]

## 건강에 좋은
## 탄수화물선택법

설탕이 혈류 속으로 빠르게 들어갈수록 인슐린수치도 더욱 상승한다. 적절한 음식을 골라 섭취하면 인슐린수치를 조절할 수 있다. 그러나 적절한 음식을 고르는 일이 항상 쉽고 간단한 것만은 아니다. 감자처럼 단맛이 전혀 안 나는 음식이 혈당과 인슐린 수치를 급격하게 끌어올리는가 하면, 고구마처럼 좀 더 단 음식이 인슐린 수치를 덜 올리는 경우도 있다.

특정음식이 혈당과 인슐린을 얼마나 빨리 끌어올리는지 알 수 있는 가장 편리한 방법은 음식물의 혈당지수를 확인하는 것이다(〈표3-1〉참조) 혈당지수가 높은 음식물은 땅콩처럼 혈당지수가 낮은 음식물보다 더 빠르게 혈당과 인슐린수치를 끌어올린다. 그러므로 해당 음식물이 혈당을 얼마나 빨리 끌어올리는지에 관한 실험실 측정값인 실제 혈당지수를 알아야 한다. 음식물이 얼마나 단지, 설

---

**19** 불용해성 섬유질이 대량 증가하면 대변의 크기가 커지고 대변의 장 이동시간이 짧아진다. 이동시간이 짧아지면 장의 활동에 유리하다. 예를 들어 '나쁜' 세균이 증식해 독소를 생산할 수 있는 시간이 짧아지는 것이다.
게다가 불용해성섬유질은 장 내부 발암물질의 대사활동을 억제하기도 한다. 불용해성섬유질이 대장암을 예방하는데 얼마나 기여하는지를 규명하기는 쉽지 않다. 섬유질의 잠재적 효과와, 채소처럼 섬유질이 풍부한 음식물에 들어 있는 암 억제물질의 효과를 구분하기가 어렵기 때문이다.

탕과 녹말을 얼마나 함유하고 있는지를 가지고 판단하기에는 다소 무리가 있다.

그러나 음식의 혈당지수를 아는 것만으로는 충분치 않다. 표에서 확인할 수 있는 것처럼 전통적인 지침은 백미처럼 혈당지수가 낮은 음식물을 강조하면서 완두콩처럼 혈당지수가 높은 음식물을 더 적게 먹으라는 것이었다. 75로 혈당지수가 상대적으로 높은 완두콩은 흰 빵(70)과 비슷하며 설탕(100)과도 크게 차이가 나지 않는다. 반면 백미는 혈당지수가 낮은 편이다. 이 수치만 보면 백미가 완두콩보다 더 좋은 음식인 것 같다. 그러나 과연 그럴까?

<표3-1> 흔히 먹는 음식물의 혈당부하

**혈당부하 = 탄수화물의 양(g) × 혈당지수**

아래 표는 흔히 먹는 음식물 일부의 혈당부하를 목록화한 것이다.

| 음식 | 탄수화물함유량(g) | 혈당지수<br>상대적 비율: 포도당=100% | 혈당부하 |
|---|---|---|---|
| 스키틀즈(1봉지) | 54 | 70 | 38 |
| 구운 감자(1개) | 30 | 85 | 26 |
| 시리얼(1컵) | 26 | 92 | 24 |
| 백미(150g) | 36 | 64 | 23 |
| 면류(조리된 것 1컵) | 48 | 44 | 21 |
| 흰빵(2조각) | 28 | 55 | 15 |
| 현미(150g) | 33 | 55 | 18 |
| 강낭콩(150g) | 25 | 28 | 7 |
| 완두콩(150g) | 7.5 | 75 | 6 |
| 당근(조리된 것, 1/2컵) | 8 | 47 | 4 |
| 땅콩(건조 후 볶은 발렌시아 산, 1/4컵) | 7 | 14 | 1 |

음식물의 혈당지수를 넘어 혈당부하(glycemic load; GL) 를 살펴봐야한다. 이것은 음식물에 포함된 탄수화물의 양(g)에 혈당지수를 곱한 값이다. 혈당부하를 통해 특정 음식물을 소화하기 위해 인체가 필요로 하는 인슐린의 양을 대략적으로 알 수 있다. 분비되는 인슐린의 양이 탄수화물의 양과 그 탄수화물이 포도당으로 전환되는 속도, 이 두 가지에 기초하고 있기 때문이다. 인체의 인슐린 반응은, 우리가 먹는 음식물의 혈당지수보다 혈당부하에 더 큰 영향을 받는다.

완두콩과 백미의 혈당부하를 비교해보면 몇 가지 재미있는 결론에 도달하게 된다. 조리된 완두콩 반 컵에는 7.5g의 탄수화물이 들어있다. 따라서 혈당부하는 7.5×75%로 6이 된다. 그러나 반 컵의 백미에는 탄수화물이 36g 들어있고, 혈당부하는 36×64%=23이다. 이것은 완두콩보다 4배 많은 값이다.

따라서 백미가 완두콩보다 혈당을 더 느리게 끌어올리기는 하지만, 높은 혈당부하에 따라 훨씬 더 많은 양의 탄수화물을 갖고 있다. 따라서 인슐린수치에 훨씬 더 큰 영향을 미치게 된다(높은 혈당부하에 따라).

여러 연구를 통해 혈당부하가 높은 식사는 유익한 고밀도지단백(high-density lipoprotein ; HDL)콜레스테롤이 적어지고 트리글리세리드(혈액지방)가 증가하는 것과 같은 X 증후군의 혈액표지와 강력하게 연관되어 있음이 입증되었다. 그러므로 혈당부하가 낮은 음식물을 섭취하는 습관을 길러야 한다.

표를 통해 분명하게 알 수 있는 것처럼 감자, 백미, 면류, 아침식사, 대용시리얼, 사탕보다는 땅콩, 강낭콩, 렌즈콩, 완두콩, 당근, 현미, 정제하지 않은 곡물로 만든 빵 등의 음식물을 먹는 것이 건강에 훨씬 유익하다. 어떤 음식을 먹고 어떤 음식은 피해야 하는지를 배우고 익히려면 약간의 시간이 필요하다. 그러나 일단 시작하면 그다지 복잡한 일도 아니다.

## 최적의 탄수화물섭취

사람들은 흔히 칼로리의 60% 이상을 탄수화물의 형태로 섭취한다. 여기서는 사람들을 탄수화물 비중을 '낮춰야만 하는' 집단과 탄수화물 비중을 '적당하게 유지해야 하는' 집단으로 나누려고 한다. 물론 탄수화물 비중을 적당하게 유지해야 하는 집단으로 분류한 사람들에게 제시하는 권장량도 대부분의 사람이 통상 먹는 양보다 훨씬 더 적다. 탄수화물 비중을 낮춰야 하는 집단은 다섯 개의 하위 집단으로 구성된다.

그들은 탄수화물의 양을 총 열량의 1/6이하로 줄이고 혈당부하가 높은 탄수화물은 전부 끊어야 한다.

## 탄수화물 비중을 낮춰야 하는 집단

● **몸무게를 줄이려고 노력하는 사람들** 혈당부하가 높은 음식물을 끊으면 성공이 보장된다. 탄수화물에 대한 갈망을 이겨내면 식사를 조절할 수 있고, 더 적은 열량으로도 포만감을 느낄 수 있다. 이런 변화를 성취하지 못한다면 몸무게를 줄이고 최적의 체중을 유지하기가 사실상 불가능하다.

● **대사증후군을 앓고 있는 사람들** 대사증후군을 앓고 있는 사람들은 흔히 공복혈당수치가 100 이상이다. 인체가 탄수화물을 적절하게 처리하지 못하는 상태인 것이다. 대사증후군은 고혈압을 야기하고 죽상동맥경화증을 크게 촉진한다. 그리고 이런 병증들이 대다수 심장병의 기본적 과정이다. 대사증후군을 통제하고 제2형 당뇨병으로 전환되는 것을 막기 위해 취할 수 있는 가장 중요한 조치는 식단에서 혈당부하가 높은 탄수화물 음식을 모두 빼버리는 것이다. 7장에서 성인인구의 약 1/3에 악영향을 미치고 있는 X증후군, 즉 대사증후군의 진단과 분석에 관해 논의할 것이다.

● **제2형 당뇨병을 앓는 사람들** 제2당뇨병의 주요특징 가운데 하나는 인체의 세포들이 고도의 인슐린 내성을 갖게 되어 혈당수치가 계속 높게 유지되는 것이다. 췌장이 혈당수치를 떨어뜨리기 위해 다량의 인슐린을 분비하는데 이것도 문제가 된다. 인슐린이 죽상동맥경화증과 다른 노화과정을 촉진하기 때문이다. 결국 췌상이 소진되어 인슐린 생산이 중단되어버리면 당뇨병이 더 악화될 수 있다.

● **심장병 발병의 위험요소가 많은 사람들** 탄수화물 섭취를 줄이면 콜레스

테롤과 기타 지질수치가 개선되고, 심장병 발병위험도 낮아진다. 11장에서 각자가 위험요소들을 판단할 수 있는 방법에 관해 논의할 것이다.

**● 암이 있거나, 암을 앓았거나, 암 발병위험이 높은 사람들** 우리 몸의 다른 세포 및 조직과 달리 암세포는 빠르게 자라는데다 포도당에 대한 식욕이 왕성하다. 실제로 포도당은 암세포가 먹을 수 있는 유일한 먹이이다. 암세포들이 본격적인 종양으로 바뀌는 것을 막을 수 있다.[20] 탄수화물 특히 혈당부하가 높은 탄수화물을 줄이는 것이야말로 암을 예방하는 중요한 방법 가운데 하나이다.

서양인의 대다수가 이 다섯 개 하위집단을 형성하고 있다. 여기 속하는 사람들이 반드시 지켜야할 사항이다.

● 혈당부하가 높은 음식물, 예를 들어 패스트리, 설탕과 정제녹말을 함유하고 있는 온갖 종류의 후식, 빵, 베이글, 면류, 감자나 쌀 같은 녹말이 많이 들어있는 음식을 식단에서 빼라.
● 섭취하는 탄수화물의 총량을 전체 칼로리의 1/6 이하로 줄여라 〈표3-2참조〉
● 곡물과 과일주스를 피하라.
● 혈당부하가 낮은 과일, 예를 들어 장과류와 멜론을 소량만 먹어라.
● 강낭콩, 렌즈콩 같은 콩과식물과 땅콩처럼 기준에 맞는 탄수화물을 조금만 먹어라.
● 녹말이 적은 채소처럼 좋은 탄수화물을 많이 먹어라. 날것이나 가볍게 조리한 것이 특히 좋다.

---

20 고혈당부하는 췌장암, 유방암, 대장암의 위험인자로 확인되었다.

## 녹말이 적은 채소

- 양배추, 브뤼셀 스프라우트(양배추의 일종), 브로콜리

- 케일, 미스터드그린, 근대, 콜라드, 시금치

- 온갖 종류의 상추(빨간색과 초록색 잎사귀의 상추, 로메인
  상추, 꽃상추 등)

- 배추, 복초이(중국산연두색양배추),깍지완두, 셀러리

- 콜리플라워, 주키니(오이 비슷한 서양호박), 오이

- 일반적으로 녹색이나 '땅위에서 자라는' 채소

* 감자, 사탕무, 순무 등 땅 밑에서 자라는 채소(근채류)는 일반적으로 녹색의 '땅위에서 자라는 채소' 보다 탄수화물 총량이 훨씬 더 많고 혈당부하도 높다.

〈표3-2〉 탄수화물 비중을 낮춰야하는 집단의
필수열량과 탄수화물 권장량

| 체 중 | 비활동적 | | 적당히 활동적 | | 매우 활동적 | |
|---|---|---|---|---|---|---|
| | 총열량(Kcal) | 탄수화물섭취량(g) | 총열량(Kcal) | 탄수화물섭취량(g) | 총열량(Kcal) | 탄수화물섭취량(g) |
| 40 | 1,170 | 49 | 1,350 | 56 | 1,620 | 67.5 |
| 45 | 1,300 | 54 | 1,500 | 63 | 1,800 | 75 |
| 50 | 1,430 | 60 | 1,650 | 69 | 1,980 | 82.5 |
| 55 | 1,560 | 65 | 1,800 | 75 | 2,160 | 90 |
| 60 | 1,690 | 70 | 1,950 | 81 | 2,340 | 97.5 |
| 65 | 1,820 | 76 | 2,100 | 88 | 2,520 | 105 |
| 70 | 1,950 | 81 | 2,250 | 94 | 2,700 | 112.5 |
| 75 | 2,210 | 92 | 2,550 | 106 | 3,060 | 127.5 |
| 80 | 2,340 | 98 | 2,700 | 113 | 3,240 | 135 |
| 90 | 2,600 | 108 | 3,000 | 125 | 3,600 | 150 |

| 체 중 | 비활동적 | | 적당히 활동적 | | 매우 활동적 | |
|---|---|---|---|---|---|---|
| | 총열량(Kcal) 탄수화물섭취량(g) | | 총열량(Kcal) 탄수화물섭취량(g) | | 총열량(Kcal) 탄수화물섭취량(g) | |
| 95 | 2,730 | 114 | 3,150 | 131 | 3,780 | 157.5 |
| 100 | 2,860 | 119 | 3,300 | 138 | 3,960 | 165 |
| 105 | 2,990 | 125 | 3,450 | 144 | 4,140 | 172.5 |
| 110 | 3,120 | 130 | 3,600 | 150 | 4,320 | 180 |

탄수화물 비중을 낮춰야하는 집단의 한계열량 계산방법을 소개한다. 현재 몸무게와 활동정도를 바탕으로〈표3-2〉에 나와 있는 총열량과 탄수화물 섭취량을 확인하라. 이 표의 칼로리 수치는 현재의 체중을 유지할 수 있게 해주는 열량이다(6장에서 최적의 체중을 찾고 성취하는 방법에 관해 논의할 것이다. 몸무게를 줄이고 싶다면 원하는 체중을 바탕으로 한 탄수화물 비중과 필수열량 목표를 채택하라. 이렇게 하면 목표로 하는 체중에 한 발 다가설 수 있을 것이다)

예를 들어보자, 몸무게 70Kg 적당히 활동적인 사람의 필수열량은 2,250킬로칼로리이다. 이런 사람은 하루에 94g까지 탄수화물을 섭취할 수 있다. 위에서 언급한 5개의 하위집단에 속하지 않는다고 해도 대사증후군이나 심장병, 암에 걸릴 위험은 여전히 남아있다. 따라서 탄수화물 섭취량과 종류 선택에 경각심을 가질 필요가 있다.

**탄수화물 비중을 적당하게 유지해야하는 집단**

탄수화물 비중을 적당하게 유지해야하는 집단『위에서 언급한 5개의 하위 집단에 포함되지 않은 사람들』은 다음의 사항들을 주목하라.

- 혈당부하가 높은 음식물, 예를 들어 패스트리, 설탕과 정제녹말을 함유하고 있는 온갖 종류의 후식, 빵, 베이글, 면류, 감자나 쌀 같은 녹말이 많이 들어있는 음식을 대폭 줄여라.
- 섭취하는 탄수화물의 총량을 전체 칼로리의 1/3이하로 줄여라 〈표3-3〉 참조.
- 정백하지 않은 곡물을 조금만 먹어라.
- 과일주스와 과일을 조금만 먹어라.
- 강낭콩, 렌즈 콩 같은 콩과식물과 땅콩처럼 좋은 탄수화물을 먹어라.
- 녹말이 적은 채소(앞 페이지 목록참조)를 많이 먹어라. 이것들은 상대적으로 제약이 거의 없이 먹을 수 있는 탄수화물이다.

<표3-3> 탄수화물 비중을 적당하게 유지해야 하는 집단의
필수열량과 탄수화물 권장량

| 체 중 | 비활동적 | | 적당히 활동적 | | 매우 활동적 | |
|---|---|---|---|---|---|---|
| | 총열량(Kcal) | 탄수화물섭취량(g) | 총열량(Kcal) | 탄수화물섭취량(g) | 총열량(Kcal) | 탄수화물섭취량(g) |
| 40 | 1,170 | 98 | 1,350 | 113 | 1,620 | 135 |
| 45 | 1,300 | 108 | 1,500 | 125 | 1,800 | 150 |
| 50 | 1,430 | 119 | 1,650 | 133 | 1,980 | 165 |
| 55 | 1,560 | 130 | 1,800 | 150 | 2,160 | 180 |
| 60 | 1,690 | 141 | 1,950 | 163 | 2,340 | 195 |
| 65 | 1,820 | 152 | 2,100 | 175 | 2,520 | 210 |
| 70 | 1,950 | 163 | 2,250 | 188 | 2,700 | 225 |
| 75 | 2,210 | 184 | 2,550 | 213 | 3,060 | 255 |
| 80 | 2,340 | 195 | 2,700 | 225 | 3,240 | 270 |
| 85 | 2,470 | 206 | 2,850 | 238 | 3,420 | 285 |
| 90 | 2,600 | 217 | 3,000 | 250 | 3,600 | 300 |
| 95 | 2,730 | 228 | 3,150 | 263 | 3,780 | 315 |
| 100 | 2,860 | 238 | 3,300 | 275 | 3,960 | 330 |
| 105 | 2,990 | 249 | 3,450 | 288 | 4,140 | 345 |
| 110 | 3,120 | 260 | 3,600 | 300 | 4,320 | 360 |

탄수화물 비중을 적당하게 유지해야 하는 집단은 <표3-3>을 참조하여 각자의 필수열량과 탄수화물 권장량을 확인할 수 있다.


## 대체감미료

설탕은 혈당부하가 높은 음식물이므로 반드시 피해야 한다. 설탕 대신 사용할 감미료를 살펴보자.

## 사카린

설탕의 최초대체물인 사카린은 1977년에 발암의심물질이라는 경고라벨을 의무적으로 표시하게 되었다. 실험실 동물들이 방광암에 걸렸기 때문이다.[21] 최근에 사카린 제조업자들이 이 의무표시사항을 없애달라고 요구하기도 했다. 그러나 우리는 암 발생의 위험을 언급한 애초의 연구가 신뢰할만하다고 생각한다. 따라서 사카린은 사용하지 말기를 바란다.

## 아스파탐(뉴트라스위트계열)

역시 건강상의 위험요인을 포함하고 있다.[22] 《뉴잉글랜드의학저널 New England Journal of Medicine》의 한 논문에 따르면, 아스파탐은 뇌에서 아미노산과 신경전달물질의 심각한 불균형을 초래할 수 있다. 아스파탐이 함유된 제품을 섭취했더니 트립토판이라는 아미노산 유효성이 떨어졌다. 이렇게 되면 뇌에서 세로토닌수치가 낮아질 수 있고, 나아가 심리불안정과 수면장애가 나타날 수 있다.

---

21 1879녀에 발견된 사카린은 설탕보다 300배 더 달다. 미국식품의약국(FDA)의 금지를 제한한 1977년에는 사카린이 유일한 대체감미료였다. 대중의 강력한 항의로 인해 의회는 사카린 연구 및 라벨 표시법을 통과시키지 않을 수 없었다. 그리하여 사카린을 함유한 음식물에는 경고라벨이 부착되었다. 이 법령은 20년이 넘게 유지되었다. 정부가 2000년 '과학기술을 적용한 환경검사법령(Environmental testing Employing science and technology Act)' 을 통해 사카린의 무해성이 입증되었다고 주장했지만, 여전히 많은 과학자들이 사카린의 발암유발위험을 우려하고 있다.

22 사카린과 마찬가지로 아스파탐의 안정성에 대해서도 논란이 계속되고 있다. 건강에 미치는 여러 가지 영향이 연구를 통해 밝혀졌음에도 FDA는 이 감미료를 허용하고 있다.

게다가 아스파탐을 섭취하면 아스파탐으로부터 메탄올이 방출된다. 이 독성물질은 두통, 어지러움, 발작, 기억상실, 심리불안정, 우울증, 사지저림, 오심, 위장병, 섬유조직염 등의 증상을 불러일으킬 수 있다. 심지어는 아스파탐에 설탕이 전혀 없는데도 인슐린 수치를 상승시킬 수 있다는 보고서가 발표되기까지 했다. 설탕섭취와 관련된 다수의 질병이 인슐린수치가 증가한 결과이기 때문에 이 점은 눈여겨볼 만하다.

### 아세설팜-칼륨

1988년 FDA승인을 받은 아세설팜-칼륨은 서넷(Sunette)이라는 탁상용 감미료로 판매되고 있다. 원료 그대로의 아세설팜-칼륨은 설탕보다 200배 더 달다. 이 제품의 장점은 저장기간이 길다는 것으로 다이어트 청량음료 회사들에게 매력적이었다. 아세설팜-칼륨이 인슐린 분비를 증대시킬 수 있다는 연구 결과도 있다.

쥐를 대상으로 한 1997년의 한 실험에서 다음과 같은 결론을 내렸다. "현재까지 상당량 쌓인 포유동물의 생체 내 유전자 독성자료로 판단해볼 때 아세설팜-칼륨은 주의해서 사용해야 한다."

# 식단에서 탄수화물을 줄이는 비결

● 섬유질을 많이 섭취하라. 섬유질은 다수의 탄수화물식품을 구성하는 중요한 물질로, 다양한 건강상의 혜택을 제공한다. 펙틴, 아라비노스, 베타-글루칸, 실리움 등의 용해성 섬유질은 콩과식물, 근채류, 귀리, 보리, 아마에 들어 있으며 저밀도 지단백(나쁜) 콜레스테롤 수치를 낮춰준다.[23] 셀러리의 셀룰로오스 같은 불용해성 섬유질은 대장의 기능을 향상시키고 대장암을 줄여주기도 한다.[24]

섬유질은 영양성분 표시법에서 탄수화물로 표시되어 있지만 전혀 소화되지 않거나 소화할 수 있는 열량이 전혀 없다. 그러므로 탄수화물의 섭취량을 계산할 때 탄수화물 양에서 섬유질은 빼고 실제로 소화되는 탄수화물의 양을 파악해야 한다(칼로리 계산에는 섬유질 1g당 4칼로리가 포함되어 있다). 섬유질의 양(g)에 4를 곱한 값을 빼서 칼로리 계산을 할 수도 있다.

● 인내심을 가져라. 식단에서 탄수화물이 대량으로 줄어들 경우, 특히 혈당을 높이는 탄수화물이 완전히 없어질 경우 탄수화물 갈망이 사라지려면 1~2주가 소요된다. 이런 식으로 탄수화물에 대한 갈망을 제거하지 않으면 몸무게를 줄여 최적의 체중을 유지하는 게 거의 불

---

23 용해성 섬유질은 불용해성 섬유질과는 달리 사람이 소화할 수 있다.

24 불용해성 섬유질은 사람이 소화할 수 없다. 밀기울, 채소, 정백하지 않은 곡물 등에 들어 있다.

가능하다.

- 대체물을 활용하라. 탄수화물이 많은 식품을 저탄수화물 대체물로 바꿔라. 빵, 따뜻하거나 차가운 시리얼, 빙과류, 푸딩, 파스타, 시럽, 잼 등 고 탄수화물을 완벽하게 저탄수화물식품으로 바꿔야한다.
- 집밖에서 식사할 경우에 대비해 항상 스테비아를 휴대하라. 스테비아와 레몬주스 또는 발사믹 식초를 혼합해 즉석에서 저탄수화물, 저지방샐러드 드레싱을 만들 수 있다.
- 녹말이 적게 들어있는 채소를 충분히 먹어라. 가능한 한 여러 가지 색깔의 채소를 다양하게 먹어라.
- 과일의 양과 종류를 개선해라. 장과류를 즐겨먹고 후식용으로 나오는 다른 과일을 조금만 먹어라.
- 천천히 식사하라.
- 프렌치프라이와 구운 요리처럼 많이 가공된 식품을 피하라.

### 수크랄로스

상표명은 '스플렌다'이다. 1998년 FDA 의 승인을 받은 수크랄로스는 설탕분자를 소화되지 않도록 조작해서 만든다. 염소화된 설탕으로 조작 변경되는 분자는 설탕보다 600배 더 달다. 수크랄로스가 소화되지 않은 채로 인체 밖으로 배출된다는 점에서 사카린이나 아스파탐보다 병발증을 불러일으킬 확률은 낮다. 수크랄로스가 소화관을 지나면서 해로운 화합물을 만들어낼지도 모른다는 우려가 표명되어 왔지만, 쥐를 대상으로 한 실험에서 이 감미료가 대사산물을 거의 만들지 않으며 대부분이 미분해 상태로 배출된다는 사실이 증명되었다. 현재 활용되고 있는 대체용저탄수화물식품의 다수가 수크랄로스 감미료를 사용하고 있다. 현재까지 알려진 정보를 토대로 판단해볼 때 수크랄로스가 분명 사카린이나 아스파탐보다는 나은 선택이다. 그러나 사용경험이 충분히 쌓이고 무해성이 검증될 때까지 주의할 필요가 있다.

## 스테비아

스테비아는 열량이 전혀 없는 단 하나의 천연감미료이다. 이것은 남아메리카가 원산인 식물로, 설탕보다 30~100배 더 달다. 스테비아는 그 약효와 천연감미료로서의 특성 때문에 파라과이에서 무려 1,500년 동안 귀중한 식물로 여겨왔다. 일본에서는 20년 넘게 스테비아가 사용되어왔으며, 최근 미국에서도 건강에 좋은 완전 천연감미료로서 각광받고 있다.

일본과 미국에서 스테비아가 세포막과 효소체계와 암에 미치는 영향을 수없이 연구했지만,[26] 부정적인 영향이 발견되지 않았다. 아직까지 스테비아에 대한 부작용 사례가 한 건도 발생하지 않은 것이다. 오히려 다음과 같은 건강상의 많은 장점들이 확인되었다.

---

26 스테비아는 파라과이가 원산인 식물이다. 스테비아 잎에는 설탕보다 300배 더 단 스테비오사이드가 9~13% 가량 들어있다. 스테비아는 일본에서 30년 넘게 감미료로 사용되어 왔다. 이 식물에 관한 연구 자료가 풍부하게 축적될 수 있었던 이유이다.

- 영양이 풍부하다.

- 당뇨병 환자의 혈당을 낮출 뿐만 아니라 비 당뇨병환자의 혈당도 조절한다.

- 올라간 혈압도 낮춰준다.

- 치아부식을 일으키는 세균을 죽인다.

- 에너지와 정신적 활력을 증진시킨다.

- 알코올과 담배에 대한 갈망을 줄이는데 도움이 된다.

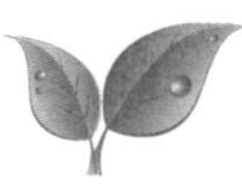

# 4장

# 인체조직을
# 구성하는
# 칼로리의 원천
# 지방과
# 단백질

동물성 단백질의 과다섭취는 많은 심장질환의 핵심요인이다.

- 캠벨박사 (Colin Cambell)

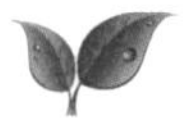

　5억 년 전의 초기동물들은 먹이를 찾아 장시간 이동했다. 이 과정에서 불가피하게 발생하는 충격을 피부 안쪽과 장기 주위의 얇은 지방층이 완화해주었다. 더 두꺼운 지방조직 층은 추운 겨울에 단열재 구실을 했다. 지방은 아주 가끔씩 찾아오는 '풍요의 시기'에 에너지를 비축해, 피할 수 없는 '결핍의 시기'에 대비하는 효과적인 수단으로 발달했다.

　현대 인류는 풍요 속에 살고 있다. 적어도 칼로리 측면에서는 그렇다. 이제 더 이상 몸에 지방을 저장할 필요가 없다. 음식으로 섭취하는 지방만으로도 심장병, 당뇨병, 퇴행성관절염 같은 질병의 바탕이 되는 장기간의 퇴행과정을 촉진하기에 충분하다.

　음식물의 유형을 무시한 채 마구 먹게 되면 과다한 칼로리가 체지방으로 저장된다. 음식 지방은 다른 영양소보다 칼로리가 2배 이상 더 농축되어 있다(지방은 1g당 9칼로리인 반면 단백질과 탄수화물은 4칼로리이다). 음식 지방이야말로 과체중의 주범이라고 할 수 있다. 식단에서 지방을 제거함으로써 얻을 수 있는 가장 큰 이점은 적은 칼로리로 포만감을 느낄 수 있다는 것이다.

한 세기 전만 해도, 두 계통의 불포화지방, 곧 식물성 기름에 주로 들어있는 오메가-6지방과 생선, 호두, 아마 씨에 들어있는 오메가-3지방이 비교적 균형을 이루고 있었다. 현대식단에는 오메가-6지방이 25대1의 비율로 압도적으로 많다.

오메가-6지방은 염증을 조장하고, 오메가-3지방은 항염증 작용을 한다.[26] 염증 진행은 퇴행성질환에서 중요한 역할을 하기 때문에, 이 장기간의 불균형 상태는 만성질환의 주요 원인이 된다.

요리용 기름, 마가린, 쇼트닝 제조과정에서 과거 인류의 식단에 존재하지 않았던 해로운 부산물과 왜곡된 형태의 지방분자가 만들어 진다. 이런 병리학적 형태의 지방이 일으키는 효과가 고온으로 음식을 튀김으로써 악화된다. 그렇기 때문에 지방을 엄격하게 제한해야만 음식 지방이 과도한 체지방으로 전환되는 것을 막을 수 있으며, 오메가-6지방을 줄이고 병리적 지방원을 제거할 수 있다. 현대의 서구집단에서 지방을 줄이는 것뿐만 아니라 건강에 좋은 항염증성 지방인 오메가-3지방을 섭취하는 것도 매우 중요하다.

---

26 인간은 필수 지방산을 전혀 합성하지 못하기 때문에 음식물 섭취가 중요하다.

# 지방이란
# 무엇인가?

'지방' 하면 과도한 체중이 연상되면서 인체 내의 부드럽고, 모호한 형태의 조직이 떠오른다. 이 인체조직은 지방세포로 이루어져 있는데, 명칭이 암시하는 것처럼 지방세포는 지방을 저장하는데 최적화된 특수세포다. 지방세포는 미래에 사용할 에너지를 저장하는 소형 연료탱크와 같다.



## 오메가-3지방을 충분히 먹자

인체 건강에 꼭 필요한 필수지방산(essential fatty acid ; EFA)가운데 특히 중요한 두 가지 지방산이 있다. 알파—리놀렌산이라 불리는 필수 오메가-3지방산과 리놀레산이라고 불리는 필수 오메가—6지방산이다. 그러나 서구 식단에는 이미 오메가-6지방이 과도하게 포함되어 있다. 오메가-3지방과 오메가-6지방의 비율을 균형 있게 유지하려면, 어유(魚油)의 EPA(eicosapentaneoic acid)같은 오메가-3지방의 섭취를 늘리면서 동시에 옥수수기름 같은 오메가-6지방을 줄여야 한다.

건강에 좋은 오메가-3지방을 함유하고 있는 식품으로는 호두, 씨앗(특히 삼씨), 생선, 어유(fish oil), 아마 씨, 아마인유, 캐놀라유, 간장, 시금치, 브로콜리, 케일, 해초 등의 암녹색 잎 등이 있다(잎에는 기름은 거의 없지만, 주로 알파-리놀렌산이 함유되어 있다).

　그러나 지방은 단순히 효율적인 에너지 저장수단을 뛰어넘어 우리 몸의 대사체계에서 훨씬 더 복잡한 역할을 수행한다. 유익한 지방은 인체가 호르몬, 인지질(세포막과 세포 내 소화기관을 만드는 데 사용되는 물질), 프로스타글란딘(혈소판의 점성이나 혈압 등 광범위한 기능을 조절하는 호르몬 유사물질)을 생성하는데 도움을 준다.

　지방산의 구조가 조금만 달라도 각기 다른 형태의 지방이 만들어진다. 미세한 구조적 차이로도 해당 지방산이 관여하는 생화학적 상호작용에 큰 변화를 줄 수 있다. 이런 변화 양태들이 건강에 중요한 영향을 미친다.

　한 개 또는 그 이상의 이중탄소결합을 갖는 지방산을 불포화지방산이라고 하는데, 이중탄소결합을 갖는 지방산이 수소원자로 포화되지 않기 때문에 붙여진 이름이다. 그렇기 때문에 지방산이 다른 분자단위들, 곧 산소, 물, 수산기(- OH), 술피드기(- SH)와 반응한다. 이렇게 화학적으로 상호 작용할 수 있는 능력 덕분에 불포화지방산이 건강상의 유익함을 가져다주는 것이다. 이중결합을 하나 가지면 단일 불포화지방산, 두 개 이상의 이중결합을 가지면 고도 불포화지방산이라고 한다.

　이중 탄소결합이 전혀 없는 지방산을 포화지방산이라고 부른다. 수소원자로 완전히 포화되어 있는 것이다. 그 결과 포화지방산은, 보다 민활한 불포화지방산과는 달리 상대적으로 활성이 떨어진다.

다른 물질들과 상호 작용하지 않는 것이다. 포화지방은 인체의 필수적 생화학반응을 촉진하지 않는다. 포화지방은 에너지를 저장하고, 많아질 경우 다시 말해 과도한 체지방은 제2형 당뇨병, 고혈압, 뇌졸중, 심장병 등 다양한 질병을 일으킨다. 정상체중을 유지하고 있다고 해도 포화지방을 지나치게 많이 섭취하면 콜레스테롤 수치가 높아지고 혈소판 점성이 커지는데, 이것들은 심장병의 일차적 위험요인이다.

자연적으로 만들어지는 불포화지방산은 '시스'(cis) 배열을 갖는다(시스는 라틴어로 '같은 쪽'이라는 뜻). 여분의 수소원자 두 개가 같은 쪽으로 이중 탄소결합에 참여하고 있기 때문에 이것들이 서로 반발하면서 지방산이 구부러진다.

'트랜스' 배열에서는 이중의 탄소결합에 참여하고 있는 여분의 수소원자 두 개가 반대쪽에 위치한다. 이런 구조로 인해 지방산은 딱딱해진다. 트랜스지방산은 불포화지방산이지만 딱딱한데다 생화학적으로 안정성이 높아 포화지방산처럼 작용한다. 마가린과 쇼트닝에 가장 많이 들어있는 지방산인 트랜스지방산은 자연적으로 만들어지지 않는다. 공장에서 인위적으로 만들어진다.

트랜스지방산은 제품의 저장수명을 길게 해준다는 점에서 매력적이다. 그러나 천연의 시스 - 배열이 인공트랜스 - 배열로 전환됨으로써 불포화지방산의 건강상의 이점이 사라지고 만다. 다수의 상업적 음식물에 들어 있는 트랜스지방산은 포화지방과 똑같이 심장병의 원인으로 작용한다.


## 불포화지방

상온(또는 체온)에서 액체 상태인 불포화지방들은 첫 번째 탄소이중결합의 소재에 의해 분류된다. 오메가 번호는 지방산의 메틸 쪽에서부터 첫 번째 이중결합의 위치를 나타낸다. 오메가-3지방산은 메틸 쪽에서 탄소원자 세 개가 결합된 다음 첫 번째 탄소 이중결합을 갖고, 오메가-6지방산은 여섯 번째 탄소원자에서 첫 번째 탄소 이중결합이 시작된다는 의미이다.

일반적으로 오메가-6지방산은 인체 내에서 염증반응을 촉진한다. 반면 오메가-3지방산은 염증을 억제한다. 두 계통 모두 필수적이지만 전형적인 서구 식단은 친 염증성의 오메가-6지방으로 지나치게 치우쳐 있다. 오메가-6지방은 홍화, 해바라기, 옥수수, 참깨와 같은 채소기름에 들어있다. 염증은 심장병, 뇌졸중, 알츠하이머병 및 기타 퇴행성질환의 진행과정에서 중요한 단계를 차지한다. 따라서 이 누 계통의 지방산을 조화롭게 섭취하는 섯이 이런 퇴행성 과정을 역전시키는 데 매우 중요하다.[27]

---

27 예를 들어, 오메가-3지방산은 심근수축, 혈압, 응고인자에 영향을 미친다. 오메가-3지방산이 '심근경색으로 인한 급사'를 막아주는 것이 확인되었다.

## 오메가-3 지방

• 알파-리놀렌산(가끔 리놀레산과 혼동을 일으킨다) : 이것은 두 개의 필수지방산(EFA) 가운데 하나이다. 알파-리놀렌산은 생명유지에 반드시 필요한데, 인체에서는 합성되지 않고 다른 음식물을 통해서만 얻을 수 있다. 알파-리놀렌산은 다음과 같은 도움을 준다.

● 조직의 산소화(Oxygenation, 산소를 접촉시켜 산소의 함량을 증가시키는 것)를 향상시킨다.

● (모든 세포에 들어있는 작은 연료전지인) 미토콘드리아의 음식물 산화(Oxidation)를 촉진한다.

● 운동과정에서 근육의 회복을 촉진한다.

● 치유과정을 앞당긴다.

● 침착성을 향상시킨다.

● 염증을 줄여준다.

● 혈소판 점성을 낮춰준다.

● 혈압을 내려준다.

• EPA(eicosapentaneoic acid)와 DHA(docosahexaneoic acid) : 알파 - 리놀렌산에서 유도된 지방산으로, 둘 다 절대적으로 중요한 영양소이다. 충분히 섭취할 경우 EPA와 DHA는 다음과 같은 도움을 준다.

● 트리글리세리드는 최대 65%까지, 콜레스테롤은 최대25%까지 수치를 낮춰준다.

● 다른 지방들을 분산시켜 포화지방 및 트랜스지방산의 해로운 효과를 중화한다.

● 죽상동맥경화증과 심장발작의 원인인 혈소판의 점성을 낮춰준다.

● 죽상동맥경화증의 두 가지 주요위험인자인 아포(에이)와 피브리노겐 수치를 낮춰준다.

● (오메가-6지방으로 만들어지는 제2프로스타글란딘을 중화하며) 제3프로스타글란딘의 생산을 증진하여 혈압을 낮춰준다.

● 암세포의 성장과 전이(확산)를 억제한다.

## 오메가-6 지방

• 리놀레산(linoleic acid ; LA) : 생명유지에 꼭 필요한 또 다른 필수지방산이다. 리놀레산은 친 염증성 EFA이다. 인간의 생명활동에 '필수적' 이긴 하지만 대부분의 서구 식단에 너무 많이 들어 있다. 따라서 리놀레산이 많이 들어 있는 기름을 줄일 필요가 있다. 리놀레산은 홍화, 해바라기, 콩, 호박, 참깨에 많이 들어있다.

• 감마-리놀렌산(gamma-linolenic acid ; GLA) : 생명유지에 꼭 필요한 프로스타글란딘의 전 단계물질이다. 따라서 건강상의 이점이 막대하다. 인체세포는 LA를 GLA로 전환하지만 효소결핍, 콜레스테롤 수치상승, 당뇨병, 대사증후군, 기타 노화과정 등 각종의

비정상적 조건이 이 공정을 차단하기도 한다. 혈액 내 GLA 수치가 낮으면 달맞이꽃 기름 등으로 보충할 수 있다.

• DGLA(dihomogamma-linoleic acid) : 광범위한 건강상의 혜택을 안겨주는 또 다른 오메가-6지방이다. 이를 바탕으로 인체가 제1프로스타글란딘을 만들 수 있다. 제1프로스타글란딘은 혈소판과 혈압을 조절하는데 필요한 물질이다.



## 우리시대의 만병통치약

재미있는 사실은 중국산 물뱀과 같은 종류의 뱀들이 EPA와 DHA의 풍부한 원천이라는 것이다. 그러니 19세기에 뱀 고약을 만병통치약으로 속이며 팔아댔던 약장수들이 뭔가를 알고 있었는지도 모를 일이다. 중국산 물뱀은 요즘 공급이 달린다. 그러나 다행스럽게도 다양한 냉수성어종과 바다동물로부터 충분한 양의 EPA와 DHA를 얻을 수 있다.

● 연어 : EPA와 DHA의 보고로, 최고로 30%까지 함유되어 있다. 연어는 생선가운데서도 상대적으로 수은에 덜 오염되어 있다. 그러나 양식장에서 나오는 연어는, 작은 어류와 조류를 먹고 자라는 자연산연어와는 달리 옥수수가루를 먹고 자란다. 그 결과 양식장 연어는 EPA와 DHA 함유량이 훨씬 더 적다.

● 송어

● 고등어(상대적으로 수은에 많이 오염되어 있기는 하지만)

- 정어리
- EPA 와 DHA를 공급하기 위해 상업적으로 양식된 갈조류 및 홍조류

이것은 어디까지나 미국을 기준으로 나타내는 자료이다.

아직까지 우리나라 근해의 어류에 대해 정확히 영양학적 분석을 실시한 적은 없지만, 저자는 근 30년 가까운 세월 동안 우리나라 서해, 남해, 동해를 다니면서 각종 낚시대상어종을 낚아서 날것으로 많이 먹어온 덕택으로 건강상의 큰 혜택을 보고 있다고 생각한다. 앞으로 기회가 되는대로 영양분석도 해보겠지만, 무엇보다도 내년부터는 옛날처럼 바다에 나가서 직접 고기를 낚아서 마음껏 회(EPA/DHA 덩어리)를 즐겨볼 작정이다.

우리나라 근해의 생선 중에는 돌돔, 참돔, 감성돔, 벵에돔, 농어, 우럭 순으로 EPA와 DHA가 많이 함유되어 있을 것으로 추정된다. 물론 꽁치, 고등어, 갈치, 삼치, 정어리 등에도 EPA와 DHA 가 다량 들어있는 것으로 알려져 있다.

또한 해조류 미역, 다시마, 톳, 김, 파래 등에도 각종 영양소, 미네랄과 함께 생선보다는 상대적으로 적겠으나 EPA와 DHA가 다량 함유되어 있는 것으로 파악되고 있다.

- 아라키돈산(arachidonic acid ; AA) : 고기와 동물제품에 주로

들어있는 오메가-6지방이다. 아라키돈산이 인간의 생존에 필요한 이유는, 이를 바탕으로 인체가 제2프로스타글란딘을 만들기 때문이다. 그러나 제2프로스타글란딘은 염증과정을 촉진하기도 한다. 아라키돈산이 필수지방산으로 간주되지 않는 까닭은 인체가 그것을 합성할 수 있기 때문이다. 고기를 많이 섭취하는 식습관으로 인해 과다하게 생성된 아라키돈산은 관상동맥 질환 및 다른 퇴행성 질병을 촉진한다.

### 단일불포화지방산

• 올레산(oleic acid) : 오메가-9지방이다. 올레산은 알파-리놀렌산처럼 항염증성을 가지는 유익한 지방이다. 올레산은 산소와의 상호작용을 거부하므로 상대적으로 안정성이 높다. 올레산은 동맥의 탄력성과 유연성을 높여 죽상동맥경화증을 막아준다. 올리브, 엑스트라버진 올리브유, 아보카도, 땅콩, 피칸, 캐슈, 개암, 마카다미아에 많이 들어있다. 동물제품과 버터에도 소량의 올레산이 들어있다. 그러나 동물성 지방에는 아라키돈산과 포화지방이 너무 많아 그 효과가 무색해진다.

• 팔미톨레산(palmitoleic acid ; POA) : 오메가-7지방인 팔미톨레산은 콜레스테롤 수치를 높이는 건강에 좋지 않은 지방이다. 커피크리머의 주재료인 코코넛 기름과 야자유에 많이 들어 있다.

## 포화지방

상온(또는 체온)에서 고체 상태인
포화지방산은 비만, 제2형 당뇨병, 죽상동맥경화증의 진행에 기여
할 뿐만 아니라 심장병의 가장 큰 원인이다. 긴 사슬 모양의 포화
지방은 서로 들러붙는 경향이 있는데, 이로 인해 혈소판의 점도가
증가하고 죽상동맥경화증과 혈전이 생겨 심장발작을 일으킬 수 있
다. 포화지방은 적혈구가 서로 들러붙도록 하기도 한다. 결국 산소
를 세포로 운반하는 적혈구의 능력이 떨어지고 만다. 그 결과로 발
생하는 조직의 산소결핍상태(저산소증, hypoxia)가 죽상동맥경화
증과 퇴행과정을 촉진한다.

포화지방은 섭취량을 줄여야 하는 주요 지방족이다. 쇠고기, 돼
지고기 등의 동물성식품과 지방에 들어있는 스테아르산, 코코넛
기름과 야자유에 들어있는 팔미트산, 버터에 들어있는 부티르산,
땅콩에 들어있는 아라키드산을 줄여야 한다.

고기의 또 다른 문제는 농장에서 사용되는 살충제와 기타 화학
물질이 지방에 다량으로 축적되어 있다는 사실이다. 가축을 사육
하기 위해 사용되는 살충제가 동물 지방에 고도로 농축되어 있다.

## 엑스트라버진 올리브유를 먹어라

버진(virgin) 올리브유는 잘 익고 싱싱한 통 올리브를 압착과정에서 열을 가하지 않고, 표백이나 탈취 등의 공정과 정제과정을 일체 개입시키지 않은 채 짜낸 기름을 가리킨다. '버진' 라벨이 붙지 않은 올리브유는 정제된 것으로 다른 온갖 종류의 정제 식물성 기름에 들어있는 것과 동일한 유형의 병리지방을 함유하고 있다.

엑스트라버진(Extra Virgin)올리브유를 먹는 것이 훨씬 좋다. 이 기름은 최상품 올리브만을 사용하는 등 보다 엄격한 관리지침을 준수해서 만든다. 샐러드와 요리 및 기타 조리에 유기농 엑스트라버진 올리브유만을 사용하라.

그러나 엑스트라버진 올리브유가 아무리 유익하다고 할지라도, 기름은 일단 고온(160℃ 이상)으로 가열되면 아크릴아미드나 비정상적 간 침전물과 관계있는 독성 화학물질로 변한다는 사실을 잊지 마라. 기름에 잠기게 하여 튀기는 조리법은 필수적 대사과정을 방해하는 자유라디칼을 대량으로 만들어낸다. 기름에 잠기게 하여 튀기는 조리법은 일체 피하고 대신 강한 불에 흔들면서 볶는 요리법을 선택하라.

먼저 팬(중국요리용 팬이 좋다)에 물을 붓고 소량의 엑스트라버진 올리브유를 두른다. 온도를 적당하게 유지하고(80℃ 이하, 기름에서 연기가나면 온도가 너무 높은 것이다)요리시간은 최대한 짧게 하라. 이렇게 하면 대부분의 독성 부산물을 차단할 수 있다.

## 병리 지방

병리지방(pathological fat)은 공식적인 지방족은 아니지만, 판매중인 대다수의 요리용 기름이 이 범주에 속한다. 요리용 기름은 비타민과 무기질, 필수지방산과 섬유질, 레시틴 및 다른 필수영양소들의 귀중한 원천인 씨앗과 견과류로 제조된다. 그러나 이 모든 것들이 제조과정에서 거의 파괴된다. 게다가 제조공정에서 사용되는 화학물질과 높은 온도로 인해 병리적 형태의 지방이 생성된다. 이 독성분자들은 인체가 에너지 저장수단 말고는 다른 어떤 대사과정에서도 사용할 수 없는 인공적 배열의 지방산이다. 마가린과 기타 고체 및 반고체상태의 지방제품에는 트랜스 지방산이 많이 함유되어 있다. 자연 상태에서는 존재하지 않은 트랜스지방산은 퇴행성질환의 주요원인이다. 예를 들어 '100% 옥수수기름' 으로 만들어지는 마가린에는 통상 최고 25%까지 트랜스지방이 들어있다. 시중에서 유통되고 있는 지방제품에 들어있는 트랜스지방산은 다음과 같은 역할을 하는 것으로 알려져 있다.

- 콜레스테롤 수치를 상승시키고 몸에 좋은 콜레스테롤 수치를 낮춘다.
- 트리글리세리드 수치를 끌어올린다.
- 인체의 해독체계를 방해한다.
- 심장병의 또 다른 주요 위험인자인 LP(a)를 끌어올린다.
- 남성호르몬인 테스토스테론 수치를 낮춘다.
- 대사증후군과 제2형 당뇨병의 주요 원인인 인슐린 내성을 강화한다.

마가린이나 쇼트닝처럼 얇게 바를 수 있는 제품을 만들기 위해서는 액상채소기름의 수화(hydrogenation)과정이 특히 중요하다. 퍼짐성은 조색(調色) 가능성으로 이어지고, 저장기간이 아주 길어지기 때문에 상업적 관점에서도 유용하다. 그러나 건강의 측면에서는 결코 바람직하지 못하다. 수화지방은 대개 포화지방과 트랜스지방산으로 구성된다. 두 가지는 혈구의 응집을 야기하여 죽상동맥경화증을 불러일으킨다. 수화공정에는 니켈과 알루미늄이 사용되고, 이 해로운 금속의 잔여물은 최종 제품에도 남아있다. 이 외에도 수화지방에는 병리적 지방산 조각과 기타 해로운 부산물이 엄청나게 들어있다.

## 콜레스테롤

콜레스테롤은 지방이 아니다. 그러나 콜레스테롤 대사는 식사로 섭취하는 지방과 밀접한 관계가 있다. 콜레스테롤은 인체 내에서 두 개의 아세트산 탄소로부터 만들어지는 탄소 27짜리 분자이다. 아세트산 탄소는(덜 직접적인 방식으로 단백질에서는 물론이고) 지방과 설탕의 분해산물이다. 콜레스테롤은 인간의 건강과 생명활동에 필수적인 견고하면서도 광택이 있는 물질이다. 콜레스테롤은 세포막의 건강을 유지하는데 중요한 역할을 담당한다. 또한 스트레스 호르몬인 코르티솔은 물론이고 에스트로겐, 프로게스테론, 테스토스테론 등 성호르몬(스테로이드)의 전 단계 물질이기도 하다.

한편 콜레스테롤은 죽상동맥경화증의 주요 위험인자이다. 동맥에서 플라크가 형성되는 이 과정은 심장발작과 뇌졸중으로 이어질 수도 있다. 콜레스테롤은 음식물에도 들어있지만 인체 내 콜레스테롤의 주요 원천은 각자의 세포, 특히 간에서 생산된다. 콜레스테롤이 독특한 이유는 인체가 그것을 만들기는 하지만 분해할 수 없다는 점에 있다. 과다한 콜레스테롤은 배변을 통해서만 몸 밖으로 제거된다. 이 과정에서 콜레스테롤은 담즙산과 결합한다. 음식으로 섭취하는 섬유질이 이 과정을 촉진해 주는데, 바로 이 점이 음식 섬유질의 또 다른 이점이다. 칼로리가 지나치면 인체는 건강에 필요한 양보다 더 많은 콜레스테롤을 생산한다.

특히 혈당부하가 높은 탄수화물과 몸에 좋지 않은 지방, 구체적으로 포화지방, 트랜스지방산, 병리적형태의 고도 불포화지방산 등이 그 원흉이다. 스트레스 또한 과다한 콜레스테롤 수치에 기여한다. 인체가 스트레스호르몬인 코르티솔을 생산하기 위해 콜레스테롤을 만들어야 하기 때문이다.[28] 식사가 콜레스테롤수치에 영향을 미친다는 점을 고려할 때, 우리가 할 수 있는 가장 중요한 조치는 포화지방, 트랜스지방산, 병리적 형태의 고도불포화 지방산을

---

28 코르티솔은 콜레스테롤로 합성되는 스테로이드(프로게스테론, 에스트라디올, 테스토스테론도 마찬가지)의 일종이다.

적게 먹는 것이다. 평균적으로 한 사람당 약 15만mg의 콜레스테롤을 가지고 있다. 이 가운데 7,000mg만이 혈관을 순환하며 하루 사용량은 1,000mg 내외이다. 그러므로 매일 수백 mg씩 콜레스테롤을 섭취하면 혈중 콜레스테롤수치가 높아질 수 있다. 특히 콜레스테롤이 관여하는 대사경로가 손상되면 더 말할 나위도 없다. 음식으로 섭취하는 콜레스테롤은 주당 1,400mg이하로 유지하는 것이 좋고, 만약 심장병 위험인자가 있으면 700mg까지 줄이는 것이 좋다. 콜레스테롤은 동물성 제품에만 들어있다. 달걀노른자(노른자 1개에 약250mg의 콜레스테롤 함유), 새우 및 바다가재 등의 갑각류, 쇠고기, 돼지고기, 가금류 등의 고기, 내장류와 유제품 등에 많다.



## 설탕과 녹말도 지방으로 전환된다

식사로 섭취하는 설탕과 단순녹말은 체지방의 주요원천이다. 빵, 파스타, 쌀, 감자, 패스트리 등 혈당지수가 높은 음식물에 들어있는 단순녹말은 소화과정에서 신속하게 포도당으로 전환된다. 에너지로 즉시 사용되지 않는 포도당은 트리글리세리드(triglyceride)로 바뀐다. 이 지방 분자는 글리세롤 한 단위와 포화지방산 사슬 세 개로 구성되어 있다.

이 트리글리세리드 분자는 포화지방처럼 작용한다. 죽상동맥경화증을 촉진하는 것이다. 트리글리세리드 수치상승은 심장병의 독립적인 위험인자이다. 많은 연구원들은 이것이 콜레스테롤 수치 상승만큼이나 중요하다고 믿고 있다.

인체는 설탕과 녹말에서 얻은 과다한 양의 포도당을 쉽게 지방으로 전환한다. 그러나 역방향으로 진행되는 메커니즘이 인체에는 전혀 없다. 과도한 체지방을 제거하는 유일한 방법은 지방 분자를, 에너지원으로 사용될 수 있는 케톤체(ketone body)라는 화학물질로 분해하는 것이다. 근육을 포함해서 인체의 모든 기관은 지방에서 유도된 케톤체를 연료로 사용할 수 있다. 그러나 뇌가 케톤체를 사용할 수 있는지 아니면 포도당만을 사용하는지는 여전히 논란이 분분하다.[29] 단식중이거나 탄수화물의 비중이 극도로 낮은 식사를 하는 사람들의 경우 인체는 음식 단백질이나 각자의 근육 단백질을 포도당으로 전환시켜 뇌와 다른 필수적 기관에 영양을 공급한다.

## 지방과
## 콜레스테롤을 줄여라

음식 지방이 비만의 주요 원인인 까닭은 칼로리 수치가 높기 때문이다. 지방은 1g당 9칼로리인 반면 단백질과 탄수화물은 4칼로리이다. 지방을 전체 칼로리의 25%까지 줄여라. 게다가 그 25%가 모두 '좋은 지방' 이어야 한다. 미국 국립보건원(National Institutes of Health ; NIH)은 포화지방을 선체 칼로리의 7% 이하로 줄이라고 권고하지만, 3% 이하로 줄이는

---

29 항산화제처럼 케톤체도 당뇨병, 비만, 간질치료와 관련해 엄청난 주목을 받고 있다. (간질치료를 목적으로 하는 케톤체 유도식단은 주로 지방에 기초하고 있다)

것이 바람직하다. 하루에 2,400킬로칼로리를 섭취하는 사람의 경우 NIH의 권고사항은 포화지방이 18g이지만 우리의 권장량은 8g 이하이다. 음식을 적절하게 선택하면 포화지방의 섭취량을 쉽게 조절할 수 있다. 전체 칼로리의 25%가 음식물 무게의 12% 이하라는 것에 유념하라. 지방은 칼로리 밀도가 더 높기 때문이다.

섭취하는 지방의 양보다 더 중요한 것은 지방의 종류이다.


### 먹어도 좋은 지방

- 견과류
- 생선은 EPA와 DHA가 많다. 특히 연어는 EPA와 DHA가 풍부할 뿐만 아니라(자연산이 양식된 것보다 더 많은 영양을 갖고 있다) 수은에도 비교적 덜 오염되어 있다.
- 우리나라 근해산 생선(꽁치, 고등어)등은 연어 못지않게 영양이 풍부하고 오염도는 기준 치 이하이므로 EPA와 DHA를 보충하는데 아주 적합한 생선이라고 생각한다.
- 엑스트라버진 올리브유
- 아마 씨와 물리적 방법으로만 압착한 아마인유, 이것들은 인체에서 EPA와 DHA로 변환될 수 있다. 그러나 많은 사람들이 이 변환에 요구되는 결정적 효소가 결여되어 있어서, 결국은 직접 섭취할 수밖에 없다.
- 채소는 소량이기는 해도 대부분이 건강에 좋은 지방을 함유하고 있다.
- 두부

## 조금만 먹어야 할 지방

● 살코기, 특히 닭과 칠면조의 흰 고기, 호르몬이나 항생제를 투여하지 않고 방목된 가금류가 좋다.

● 쇠고기의 살코기는 훌륭한 단백질원이지만 쇠고기와 기타 붉은 고기는 몇 가지 이유로 피해야 한다.

● 소, 돼지 및 가축은 공장식 사육공정에서 사용된 호르몬과 항생제가 많이 들어 있다.

● 지방에는 사료용 곡물을 재배하는데 사용된 살충제와 화학물질이 많이 축적되어 있다. (가금류와 비교해) 붉은 고기가 특히 그렇다. 소와 돼지를 키우는데 시간이 더 많이 걸리기 때문이다.

● 고기에는 콜레스테롤이 상대적으로 많다.

● 가축해면상뇌질환(bovine spongiform encephalopathy ; BSE), 즉 광우병처럼 프리온의 감염위험이 존재한다. 영국의 소들이 이 유행병으로 쓰러졌었다. 광우병은 프리온에 의해서 일어난다. 프리온은 기형단백질로 감염된 동물의 뇌 속에서 자기복제를 한다. 프리온과 관련된 유사한 질병들이 사슴 등의 미국 야생동물 사이에서 만연한 적이 있었다.

치명적 질병인 인간크로이츠펠트—야콥병은 광우병에 감염된 동물의 고기를 섭취해야 일어나는 것으로 여겨진다. 감염된 프리온이 잠복상태일 때는 탐지가 거의 불가능하다. 잠복기가 20~30년에 이를 수도 있다. 영국산 쇠고기는 절대 먹지마라. 사슴과 같은 야생고기도 출처를 불문하고 일절 먹지마라. 프리온 감염이 광범위하게 확산되었을 위험이 있으므로 쇠고기는 가능하면 먹지 않는 편이 좋다.

**피해야 할 지방**

● 지방질 고기, 버터, 우유, 기타 동물성제품의 포화지방
● 시판되는 요리용기름(대신 엑스트라버진 올리브유를 사용하라)
● 마가린과 쇼트닝의 수화지방과 시중에 유통되는 대부분의 제빵 류(트랜스지방산이 많이 들어 있다)



# 지방의 미래

섭취된 지방을 약물로 파괴할 수 있을까? 호주회사인 메타볼릭(Metabolic)은 지방세포로 저장되기 전에 혈류 속에서 지방을 빠르게 연소시키는 약물을 개발했다.

한 실험을 통해 고도비만자들이 이 약물을 복용하였더니 '살 빼는 약'을 복용한 것보다 살을 2배가량 더 뺄 수 있었다는 결과를 얻었다. 이 약물은 지방연소율만을 향상시키는 것이기 때문에 다른 물질대사과정에서 중요한 역할을 수행하는 몸에 좋은 지방을 교란하는 것으로는 보이지 않는다.

● 오메가-3지방을 강화한 고기와 달걀 오메가-3지방산, EPA와 DHA를 섭취하는 최선이자 가장 쉬운 방법은 생선을 먹고 어유보충제를 복용하는 것이다. 불행하게도 지구상의 모든 대양은 수은으로 오염되어 있고, 생선의 수은 흡수성이 아주 높다.

새로운 생명 공학적 해법이 연구 중이다. 예쁜 꼬마선충의 '지방-1' 유전자는 오메가-6지방산을 오메가-3지방산으로 전환시킬 수 있

다. 인간을 포함해 육지에 사는 대다수의 동물이 이런 능력을 갖추지 못했다.

유전공학자들이 이 유전자를 실험용 쥐에 삽입하자 그 쥐들이 먹이로 섭취한 오메가-6지방을 오메가-3지방으로 바꾸기 시작했다.

소비자들이 쥐를 바람직한 음식물이라고 생각하지는 않을 것이기 때문에 과학자들은 이 기술을 보다 전통적인 가축들에게 적용하려고 노력중이다. 머지않아 우리가 먹는 달걀, 우유, 고기가 포화지방이 아닌 건강에 좋은 오메가-3지방을 제공해줄지도 모른다.

● 식품용으로 복제되는 동물 복제기술이 세계 기아문제를 해결할 수 있을지도 모른다. 동물의 근육조직을 복제해서 동물 없이도 고기와 기타 단백질원을 만들어내는 것이다. 이렇게 되면 동물 없이도 공장에서 비프스테이크나 닭 가슴살을 '길러내는' 게 가능해진다. 이로써 비용을 엄청나게 절약할 수 있고, 자연산 고기에 들어있는 살충제나 호르몬을 원천적으로 제거할 수 있다.

또한 공장식 사육법과 비교해서 환경에 미치는 영향도 대폭 줄일 수 있고, 영양학적 측면을 개선할 수 있고, 동물의 고통까지 완전히 배제할 수 있다는 장점이 있다.

복제기술을 보다 현실적으로 적용해 원하는 유전적 특징을 지닌 동물을 직접 재생산함으로써 축산업을 발전시킬 수도 있다. 약물을 생산하기 위해 유전자가 이식된 배아로 동물을 재생산하는 것이 유력한 보기이다. 적절한 사례로 새로 개발된 항암치료제를 들 수 있다. aaATⅢ이리고 불리는 이 혈관신생성억제제(antiangiogenesis)약물(종양이 자신의 성장에 필요한 혈관네트워크를 새로 만드는 것을 저지한다)은 유전자이식 염소의 우유에서 생산된다.

● 기름에 잠기게 하여 튀기지 마라.

● 엑스트라버진 올리브유처럼 건강에 좋은 기름을 사용해 프라이팬을 흔들면서 볶는 것은 괜찮다. 먼저 팬(중국요리용 팬이 좋다)에 물을 붓고 소량의 엑스트라버진 올리브유를 첨가한 다음 중간 불 이하의 온도에서 신속하게 요리하라.

● EPA 와 DHA보충제 (EPA는 일일 1,000~3,000mg, DHA는 일일 700~2,000mg)를 권한다.

● 식사를 통한 콜레스테롤 섭취는 주당 1,400mg이하로 제한되어야 한다. 심장병 위험인자가 많은 사람들은 콜레스테롤 섭취를 주당 700mg이하까지 줄여라.

# 단백질 :
# 생명의 기초

지방은 상대적으로 최근에 일어난 진화상의 혁신이다. 반면에 단백질은 생명의 기초라고 할 수 있다. 유전자를 구성하는 DNA에는 단백질 생성암호가 담겨있다. 단백질은 지상 모든 생명의 기초인 셈이다.

그 메커니즘은 아주 명확하다. 세포핵의 DNA가 복제되어 거울상(mirror image)인 RNA분자를 만든다. 이 RNA가 세포핵 외부로 빠져나가면 이제 리보솜이라고 하는 분자기계가 RNA를 읽고 일련의 아미노산을 만들어낸다. 이 아미노산의 끈이 혼자 접히면서 복잡한 3차원의 구조물을 만드는 과정은 놀랍기 그지없다. 아직 이 단백질 접힘이 정확히 어떻게 일어나는지 밝혀지지 않았다. 이 과정을 모형 화할 슈퍼컴퓨터를 개발 중이므로 몇 년 후면 실험할 수 있을 것이다.

아미노산가닥으로 정교하지만 볼품없이 만들어진 3차원 구조의 단백질은 생물체의 온갖 기능을 수행한다. 우리가 하는 모든 일, 곧 숨쉬기, 소화하기, 움직이기, 생각하기가 이 단백질로 만들어진 구조물에 의해 수행된다.

필수아미노산은 여덟 개로 간주된다. 인체는 그것들을 합성할 수 없고 모두 음식물에서 취해야 한다. 한때 영양학자들은 여덟 개의 필수아미노산을 전부 함유하고 있는 '완벽한' 단백질을 먹어야 한다고 주장했다. 이것은 일반적으로 동물성 단백질을 의미했다. 인간과 유사한 동물이 단백질에 필수아미노산을 공급해주기 때문이다. 그러나 인체에 필요한 아미노산을 특정형태로 모두 섭취한다면 굳이 완벽한 단백질 섭취를 고집할 필요는 없다.

필수아미노산 전체를 매일 섭취하는 게 바람직하기는 해도 매번의 식사에서 빠뜨리지 않고 챙길 필요까지는 없다. 채식주의자들은 음식물을 광범위하게 섭취하는 일에 주의를 기울여야 한다. 식단을 식물성제품이라는 좁은 범위로 한정함으로써 아미노산 결핍이 발생할 수도 있기 때문이다. 다양한 식물성제품, 특히 콩과식물을 먹으면 어렵지 않게 필수아미노산을 모두 얻을 수 있다. 필수아미노산 대다수의 일일요구량은 약 1g 정도이다. 따라서 비록 소량일지라도 어류나 육류가 식단에 포함되어 있다면 아미노산 결핍은 사실상 전혀 신경 쓸 필요가 없다.

식물에서 대부분의 단백질을 섭취하면 많은 이점이 있다. 식물성 단백질에는 화학물질, 살충제, 호르몬, 항생제가 육류보다 훨씬 더 적게 축적되어 있다. 육류의 단백질원에는 포화지방이 들어있는데, 이것은 혈중 콜레스테롤 수치를 높이고 인슐린 내성을 일으키기도 한다. 육류에는 식이 콜레스테롤도 들어있다. 따라서 콩 단백질을 섭취하면 좋다. 이 식물성 단백질은 혈액 지질조성을 개선한다. 분명히 생태학적으로도 유익하다. 식물은 사람들을 먹이고 재배과정의 환경적 위해를 회피하는데서 육류 단백질보다 약 20배는 효율적이다.

이상적인 단백질원은 생선이다. 생선에는 오메가-3지방도 많이 들어있다. 수은오염을 줄이려면 알래스카산 야생연어가 제격이다.

각각의 아미노산에는 독특한 건강상의 혜택들이 있다. 따라서 구체적인 아미노산 보충제가 치료적 효과를 발휘한다. 필수아미노산은 다음과 같다.

- 페닐알라닌 : 천연의 항우울제
- 트립토판 : 천연의 진정제(보충제로 사용되다가 규제를 받은 적이 있다).[30]
- 리신 : 바이러스와 싸우지만 당뇨병 환자들에게는 권하지 않는다.
- 트레오닌: 천연의 진정제
- 메티오닌 : 필수적 대사경로에 관여한다(8장 참조)
- 이소류신, 류신, 발린 : 간에서 단백질 합성을 증대하고 전반적으로 간의 기능을 향상시켜주는 분기사슬 아미노산들

다른 두 개의 아미노산은 어린이들에게 꼭 필요하다. 그 중 하나는 치료약으로서 성인에게도 매우 중요하다.

- 아르기닌은 아주 중요한 산화질소 대사경로를 조절한다. 아르기닌을 매일 6~9g 보충해주면 죽상동맥경화증이 줄어들고, 혈관의 건강상태도 개선된다(11장 참조)
- 히스티딘

기타 아미노산도 치료제로 유익하다.

---

**30** 1989년11월 FDA는 L-트립토판을 100mg 이상 함유하고 있는 보충제는 모두 회수했다. 호산구증다근육통증후군(eosinophilia-myalgia syndrome ; EMS)이라고 하는, 드물지만 가끔씩 치명적인 상황을 일으키는 질병이 1,500건 이상 발생했던 것이다. 후속연구는 이 질병이 해당아미노산의 제조과정에서 유입된 오염물질 때문에 발생한 것이지 아미노산 그 자체 때문은 아니라고 밝혔다. 현재 미국에서는 이 제재를 다시 사용할 수 있다. 그러나 처방전이 있어야 하고 가격도 훨씬 더 비싸졌다.

단백질은 인체에서 포도당으로 전환될 수 있다. 그러나 대사경로가 녹말의 그것보다 덜 직접적이다. 따라서 콩 단백질과 같은 순수단백질도 일반적으로 탄수화물보다 혈당지수가 낮다. 그러나 어떤 칼로리원도 과도하게 섭취하면 콜레스테롤 및 트리글리세리드 수치를 높인다.

몇몇 연구에서 동물성 단백질이 많은 식사가 인슐린 내성을 높인다는 사실을 밝혀냈다. 인슐린 내성이야말로 대사증후군과 제2형 당뇨병의 궁극적인 원인이다. 그러나 그것이 단백질 때문인지 동물성제품에 함께 들어있는 포화지방 때문인지는 확실치 않다. 다만 포화지방이 인슐린 내성을 높인다는 사실만은 확실하게 알고 있다. 어떤 연구에서는 (동물성 단백질과 대비되는 의미에서) 식물성 단백질을 많이 함유한 식단이 인슐린 내성을 높이지 않은 것 같다는 사실도 밝혀냈다.

빵, 파스타, 시리얼, 푸딩, 후식 등 통상의 고 탄수화물 식품을 대체하는 저탄수화물 대용품의 다수가 콩 단백질로 만들어진다. 콩 단백질은 혈중 콜레스테롤 수치를 낮춰준다. 이런 음식물도 밀 단백질(글루텐)을 함유할 수 있다는 사실을 명심하라. 다음 장에서 논의하겠지만 밀에 민감하게 반응하는 사람들이 있기 때문이다.



## 비타민과 자유라디칼

불포화지방은 포화지방보다 건강상의 이점을 더 많이 제공한다. 그러나 그 유익한 지방조차도 혈액에 항산화제가 부족할 경우 산화되면서 동맥에 해를 입힌다. 몇 가지 비타민이 이 과정에서 중요한 역할을 한다. 비타민 C 와 E, 그리고 베타-카로틴 등의 몇 종이 강력한 항산화제로 기능한다. 이것들은 오메가-3지방산과 기타 건강에 좋은 고도불포화지방산이 사용되는 필수적 대사 경로에서 촉매로도 작용한다. 인체는 비타민과 광물질이 충분하지 않을 경우 이 지방들을 활용할 수 없다. 예를 들어, 인체의 필수지방산은 비타민 E와 베타-카로틴의 보호를 받지 못할 경우 자유라디칼에 의해 훼손된다. 음식물을 통해 비타민과 무기질을 섭취하는 게 이상적이다. 그러나 식사만으로 이 영양소들을 적정수준 유지한다는 게 쉬운 일이 아니다. 그러므로 보충제 사용을 권한다(16장 참조).

# 단백질 섭취의
# 중요성

앞에서 설명한 대로, 탄수화물 비중을 적당하게 유지해야 하는 집단의 사람들에게 제시한 탄수화물 권고치는 전체 칼로리의 1/3이하이며, 탄수화물 비중을 낮춰야만 하는 집단은 전체 칼로리의 1/6이하이다. 지방에 관한 권고치는 몸에 좋은 지방을 전체 칼로리의 최고 25%로 제한하라는 것이다. 그렇다면 탄수화물 비중을 적당하게 유지해야하는 집단의 경우 전체 칼로리 가운데 적어도 42%를 단백질로 보충해야한다는 이야기이고, 탄수화물 비중을 낮춰야만 하는 집단은 단백질이 최소 59%여야 한다.

또한 고기, 달걀, 유제품 등 동물성 단백질의 섭취를 줄여야 한다. 동물성 단백질을 섭취하면 다른 권고사항을 준수하는 것이 불가능해지기 때문이다. 특히 건강에 좋은 지방을 섭취하는 문제에서 말이다. 주로 식물성단백질을 섭취하라. 여기에는 혈당지수가 아주 낮은 탄수화물과, 소량이긴 하지만 몸에 좋은 지방, 건강에 유익한 단백질이 들어있다. 모든 아미노산을 최적의 수준으로 섭취하기 위해서는 최대한 다양한 종류의 식물을 먹는 것이 중요하다. 여기서 최적의 수준이라 함은 결핍상태를 피하는데 필요한 최소수준의 몇 배 이상을 말한다.

양질의 식물성단백질을 얻을 수 있는 또 다른 원천은 콩 단백질이다. 콩 단백질은 두부 같은 여러 제품에 들어있다. 이 외에도 달걀흰자(99%가 흰자인 달걀 대용 식품을 포함해서), 살코기(특히 닭과 칠면조의 흰 고기), 생선을 통해 단백질을 얻을 수 있다.

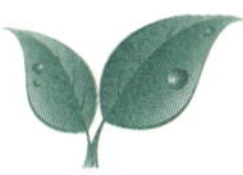

# 5장

# 내가 먹는 음식이 나를 말해주고, 내가 먹은 음식은 3대까지 간다

"네가 무엇을 어떻게 먹었는지를 내게 말해주면,

나는 네가 누구인지 알 수 있다"

- 서양속담 -

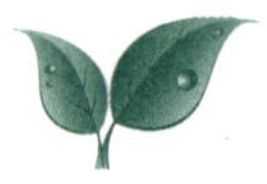

## 오늘 당신이 먹은 음식이
## 3대까지 간다

최근 유전학자들이 내놓은 첨단이론 '후성유전학(epigenetic)'에 따르면, 우리가 매일 먹는 음식은 DNA를 조절하는 스위치에 영향을 미쳐, 3대 후손의 미래까지 결정한다고 한다. "식탁에서 무엇을 먹느냐에 따라 인류의 미래가 바뀔 수 있다"는 주장이다.

2009년11월 SBS에서 이를 주제로 한 sbs 스페셜 「생명의 선택」을 방송하여 큰 반향을 불러일으킨 적이 있다. 음식에 들어있는 수많은 영양소는 제대로 소화될 때에만 우리 몸에 도움을 준다. 음식물은 길고 복잡하며 위험한 여정을 거친다. 입에서 항문에 이르는 소화관 전체에서 일어나는 소화과정은 매우 체계적이고 정교한 활동이다. 음식물은 분자구성물로 분쇄되어 최종목적지인 수조개의 세포로 운반된다. 그리고 다시 각각의 세포에서 작은 기계들과 에너지원으로 재결합해 생명이 활기를 띠게 되는 것이다.

소화는 매우 효율적인 과정이다. 그러나 유전적으로, 또는 수십 년에 걸쳐 영양물이 제대로 공급되지 못하면서 생긴 결함으로 인해 불편과 만성적 질병이 진행된다.

한 조사연구에 따르면 미국 성인의 70%가 구체적인 소화계통 질병뿐만 아니라 소화불량, 흡수불량, 소화관 내의 유해한 박테리아로 인한 위장 병증을 경험하고 있다고 한다. 각자의 소화상태를 정확하게 진단하고 고치는 일이 장단기 건강에서 매우 중요하다. 건강에 좋은 식사를 하는 것이야말로 소화과정의 섬세한 균형을 유지하고 복원하는데 가장 중요하다.

## 소화는 어떻게
## 이루어질까?

• 1단계 : 소화는 입에서 시작된다. 입에서 일어나는 저작으로 음식물이 작은 조각으로 분쇄된다. 침샘은 매일 약 1리터의 침을 분비한다. 침은 건조한 음식을 적서서 내끄럽게 만들고, 산-알칼리 균형을 변화시켜 최적의 pH를 유지한다.

침에 들어있는 가장 중요한 소화효소는 아밀라아제이다. 아밀라아제가 다당인 녹말을 단당인 포도당과 이당인 엿당으로 분해한다. 침으로 입을 청소하는 것은 구강위생에 중요하다. 잘 씹는 것은 건강에 매우 중요하다. 충분히 분쇄되지 않은 딱딱한 음식물을 삼키면 소화에 무리가 따른다. 그 결과 소화와 흡수불량이 생긴다. 충분히 씹지 않으면 소화관이 강력한 소화효소를 더 많이 분비할 수밖에 없다. 그러면 즉시 과도한 가스가 발생하면서 복부가 팽대한다. 시간이 경과하면 이들 효소가 위와 소화기 계통 전반에 위해를 가할 수도 있다. 그러므로 식사는 반드시 천천히 하라.

• 2단계 : 음식물은 식도를 지나간다. 벌레의 움직임과 비슷한 연동수축으로 음식물은 위에 도착한다. 위는 다양한 크기의 음식물을 받아들이기 위해 늘어난다. 이곳은 음식물을 소장으로 내려보내는 임시 정류소이다. 위벽의 전반적 수축과 연동수축이 여기에 관여한다.

• 3단계 : 위벽 내부를 감싸고 있는 위 점막세포가 위액을 매일 1리터씩 분비한다. 위액은 산성도가 가장 높은 체액으로, 주로 염산이며 pH는 1.0에서 2.0사이이다. 이 산이 음식물을 유미즙이라고 하는 액상형태로 바꾸어 놓는다. 위산에는 소화효소가 들어있다. 가장 유명한 것이 펩신이다. 펩신은 단백질을 아미노산으로 분해한다. 유미즙이 위를 떠날 때쯤에는 녹말의 30~50%, 단백질의 10~15%가 분해된다. 그러나 그때까지 지방은 전혀 분해가 되지 않

은 상태이다.

위액에는 내인자(intrinsic factor)라고 하는 특수단백질도 들어있다. 이것은 비타민 $B_{12}$ 를 흡수하는데 꼭 필요하다. 비타민 $B_{12}$가 충분히 흡수되지 않으면 엽산대사가 어려워지고, 결국 호모시스테인 수치가 상승한다(8장 참조).

위벽 내의 세포는 두 종류의 점액을 만들어 위산에 의해 위가 소화되는 것을 막는다. 이 산들, 곧(강산성의 환경에서만 유효한) 펩신과 위 점액 보호 작용 사이에는 미묘한 균형이 존재한다. 이 균형이 깨지면 흔히 헬리코박터 피로리(Helicobacter pylori)라고 하는 세균에 감염된다. 그 결과 소화성 궤양에서처럼 위 안쪽이 크게 손상될 수 있다.

위에서는 혈류로의 음식물 흡수가 거의 일어나지 않는다. 포도당 같은 단당과 아미노산이 위 점막을 통해 소량 흡수되기는 하지만 말이다. 에틸알코올도 다량의 물처럼 위에서 직접 빠르게 흡수된다. 이 단계에서 흔히 발생하는 문제는 필수영양소를 제대로 흡수할 수 없게 만드는 위산 과소증이다. 위산 부족으로 발생하는 소화불량이 위산 과다로 오진되어 강력한 위산 억제 약물이 처방되는 경우가 짖다. 그로인해 소화불량이 디욱 심해진디.[31]

---

31 위산 과소증이 의사나 환자에 의해 오진되는 경우가 잦다. 팽대, 헛배 부름, 쓰라림 등의 증상이 위산과다증 증상과 비슷하기 때문이다. 그 결과 일부 환자들은 정반대의 문제를 갖고 있음에도 제산제를 복용하는 경우가 있다. 미국에서 60세 이상 인구의 20~30%정도가 위산과소증을 앓고 있다.

# 인체탐험

소화기능을 진단하기 위해 몇 가지 최첨단 도구가 사용되고 있다. 이스라엘회사 기븐 이미징(Given Imaging Ltd)이 개발한 'M2A소화관 카메라'는 알약 크기의 장치로 소화관을 따라 여행하며 인체 사진을 찍는다. 캡슐을 삼키고 배출되기 전까지 내부에서 5만7,000장의 사진을 찍는다. 카메라를 회수해 소화관을 들여다보기까지 시간이 걸리지만 복부에 설치한 여덟 개의 센서를 통해 실시간으로 이 장치의 이동상황을 확인 할 수 있다.

MIT마이크로시스템스 테크놀로지 연구소의 책임자 마틴 슈미트(Martin Schmidt)는 이렇게 말한다. "그 장치는 일회용 소형 무선기술의 대표주자라고 할 수 있다. 이런 종류의 기계를 만드는 기술이 일상화되면서 더욱더 손쉽게 이용할 수 있을 것이다." 체내에 삽입하는 진단기구의 크기가 빠른 속도로 작아지고 있으며, 혈구크기의 진단기구도 이미 계획단계에 들어갔다.

• 4단계 : 유미즙은 위에서 약 3시간까지 머문 (지방이 많이 든 음식이나 제산제를 먹었을 경우에는 더 오래 머무른다) 다음 유문고리를 통과해 소장으로 들어간다. 약 6~7m 길이의 소장은 인체에서 가장 긴 장기이자 가장 중요한 소화기관이다. 이 단계에서 세 가지 소화방법이 동원된다. 근육운동, 효소분비, 흡수가 그것이다. 유미즙은 체절수축방식으로 소장을 이동한다.

소장은 십이지장, 공장, 회장 세 부분으로 나뉜다. 길이가 30Cm에 약간 못 미치는 십이지장에서는 간에서 만들어지고 쓸개에 농축되는 쓸개즙과 췌장(이자)효소가 분비된다. 췌장효소에는 단백질을 아미노산으로 분해하는 트립신과 키모트립신이 있다. 지방을 분해하는 라파아제와 다당류의 소화를 돕는 아밀라아제도 십이지장으로 분비된다.

담즙(쓸개즙)은 주로 담즙산염 형태의 고형물을 다수 함유한 현탁액으로 분비된다. 담즙산염은 지방소화를 돕는다. 쓸개즙은 다른 소화액과 잘 섞이도록 지방을 유화(乳化)하고, 지방을 지방산으로 분해하는 췌장효소인 라파아제를 활성화한다. 쓸개즙과 반쯤 소화된 지방은 미셀(micelle)이라고 하는 아교질의 소형입자로 바뀐다. 미셀은 유미관이라는 특수도관에 의해 혈류로 흡수된다. 십이지장의 점막세포도 소화효소를 분비한다. 펩신(단백질소화효소), 아밀라아제(녹말소화효소), 락타아제(락토오스, 즉 젖당소화효소)가 그것들이다.

전체 미국 성인의 약 1/3이 락토오스를 소화하는데 필요한 효소인 락타아제를 충분히 갖고 있지 못하다. 아시아계와 아프리카계는 80%, 라딘게는 50%이다. 전 세계인구의 상당수가 락토오스 과민증이라고 부르는 이 유명한 소화 장애를 겪고 있다.

위에서 유미즙이 방출되는 속도를 조절하는 것은 호르몬이다. 십이지장도 음식물의 소장이동을 조절하는 신경체계의 일부를 통제한다.

• 5단계 : 십이지장에서 영양소가 일부 흡수되긴 하지만 대부분의 흡수가 일어나는 곳은 다음 부위인 공장이다. 이곳에서는 돌림주름(Plicae circulares)이라고 하는 점막내의 접힘 구조를 활용해 소장의 표면적을 늘려 흡수를 최대한 가능케 한다. 공장에는 중요한 흡수구조물인 융털돌기가 발달했는데, 길이가 약 1mm로 관 모양을 하고 있다. 융털돌기 표면의 상피세포는 미세융털돌기라고 하는 자체 돌기들이 있다. 이로써 표면적이 다시 한 번 크게 늘어나는 것이다.

• 6단계 : 남은 영양소는 소장에서 가장 긴 부위인 회장의 덜 발달된 융털돌기(미세 융털돌기가 없다)에 의해 흡수된다. 내재성 인자와 결합되어야만 하는 비타민 $B_{12}$ 회장에서만 흡수된다.

• 7단계 : 유미즙이 소장을 지나 대장에 이를 즈음에는 소화가 기본적으로 완결된다. 대장은 회장에서 하루 평균 0.5리터의 유미즙을 받는다. 유미즙은 소장과 유사한 체절수축에 의해 주로 이동한다. 대장의 점막세포는 칼륨, 중탄산염, 점액을 주로 분비해 유미즙을 매끄럽게 하고 이동을 촉진한다.

대장에는 큰 기둥모양의 상피세포가 있어서 물과 나트륨, 염화물을 흡수한다. 대장에서 일어나는 주 소화과정은 셀룰로오스와 기타 형태의 섬유질 등 흡수될 수 없는 물질과 장내 세균의 상호작용의 결과이다. 이 세균들이 유미즙을 배설물로 배출하기에 적합한 형태로 바꾸는데 중요한 역할을 한다.

소화과정은 배변으로 마무리된다. 실제로 음식물 섭취에 의해 배변이 유도되는 일이 잦다. 그러나 먹은 음식이 바로 배설되는 것은 아니다. 소화관을 완전히 여행하는 데는 24~48시간이 걸리거나 그 이상 소요되기도 한다.



## 대장암의 위험을 줄여라

건강에 좋지 않은 세균은 독소를 만들고, 그로 인해 장의 기능장애가 발생하며, 다시 이것을 오래 방치하면 대장암에 걸릴 수 있다. 어떤 식사를 하느냐가 대장에 사는 세균의 유형에 결정적인 영향을 미친다. 흔히 독소가 고도로 농축되어 있는 고기가 많은 식단은 대장암의 발생위험도를 높인다. 섬유질이 적은 식단도 마찬가지이다.

장 보호효과가 섬유질 자체에서 비롯하는 것인지, 섬유질이 많은 음식물에서 흔히 발견되는 비타민과 같은 몸에 좋은 다른 영양소 때문인지는 아직 명확하게 규명되지 않았다.

그러나 섬유질이 대장에서 유미즙을 신속하게 이동시킴으로써 독소가 대장의 섬세한 조직에 위해를 가할 기회를 줄이는 것은 사실이다. 이런 이유로 섬유질이 풍부한 음식을 충분히 섭취하는 것이 중요

## 각자의 소화기능
## 파악하기

인간의 유전자는 99.8%가 같음에도 저마다 독자적인 유전적 특성을 갖고 있다. 따라서 바람직한 식단 역시 사람마다 다르다. 게다가 소화체계에 영향을 미치는 삶의 경험(식단이나 질병)도 천차만별이다. 인체의 복잡한 소화과정을 별 탈 없이 유지하느냐는 얼마만큼 세심하게 균형을 맞추느냐에 달려있다. 비침습성 혈액검사, 대변검사, 소변검사를 해보라, 또한 영양학을 전공한 보건 전문가가 검사 결과를 바탕으로 적절한 개선책을 제시해주는 일이 꼭 필요하다. 식단의 변화, 보충제, 약물을 통해 비정상 및 부조화 상태를 개선할 수 있다.

### 기본검사

구체적인 위장병증이 없을 경우 매 2~5년을 주기로 다음의 검사들을 받아보는 것이 좋다.

• 종합적 대변검사(CDSA) : 소화, 흡수, 물질대사, 효모수치, 몸

에 유익한 세균과 병리적 세균의수치를 파악한다. 대장에 이로운 균이 적거나 해로운 균이 많을 경우 '파종하고 키우고 솎아내는' 방법을 권한다. 특히 유산균이나 비피더스균과 같이 살아있는 프로바이오 균주를 수십억 개 함유하고 있는 '멀티플로라'(Multiflora)가 대장에 효과적으로 파종될 수 있다. 유익한 세균은 프럭토올리고당(FOS)을 공급해주면서 키울 수 있다. 해로운 세균, 진균감염, 기생충은 적절한 보충제나 약물을 사용해 제거해야 한다.

• 영양무기질과 독성중금속을 점검하기 위한 모발 광물질 검사 : 마그네슘, 아연 같은 유익한 광물질이 적으면 위산과소증일 수 있다. 무기질을 제대로 흡수하려면 위산이 충분해야 하기 때문이다. 이 흔한 증상은 쉽게 진단되고, 캡슐 형태의 염산을 가지고 있는 베타인 염산염을 보충함으로써 치료할 수 있다. 수은이나 납과 같은 독성 금속의 수치가 지나치게 높게 나오면 킬레이트 시약으로 해독하는 것이 좋다.

• 식이항체 혈액검사 IgG : 항체로 인한 음식 민감도를 측정하는 검사이다.[32] 항체수위의 심각성에 따라 말썽을 일으키는 음식일

---

**32** 항체는 면역 글로불린(Ig)이다. 이것은 항원에 대한 반응으로 만들어진다. 항원은 인체가 위협으로 인식하는 물질이다. IgG는 항체의 하나로, 통상 인체에서 비교적 높은 수치(10mg/ml)로 존재한다. 음식물에 대한 IgG의 반응은 대개 48시간 정도 지연된다. 천명, 복부팽대, 에너지 손실, 두통 등의 증상들이 소화과정에서 일어나지 않은 것은 이 때문이다. 음식과 관련한 대부분의 부정적 반응에는 IgG가 관여한다.

지라도 일정기간 멀리한 후에 소량씩 다시 섭취할 수 있다. 그러나 IgE 항체로 인한 음식알레르기는 문제가 심각하다.[33] 이런 음식은 식단에서 완전히 제거해야 한다.

### 만성적 위장병 탐지

소화불량, 복부통증, 설사, 배변불순, 가스과다, 복부팽대, 기타 소화상의 불쾌감 같은 만성적 위장병 증을 앓고 있는 사람들에게는 표준검사에 덧붙여 다음의 검사들을 받아볼 것을 권한다. 담당 의사와 상담하는 것도 잊지 마라.

• 대변 기생충 검사 : 기생충 감염은 위장병 증을 불러일으키고 소화관에 위해를 가할 만큼 심각하다. 예를 들어 미국 성인의 최고 40%가 톡소포자충(Toxoplasma gondii)을 갖고 있다.[34] 람블편모충, 크립토스포리디오시스(cryptosporidiosis) 및 기타 수많은 기생충 감염이 만연한 상태이다.

• 호흡검사 : 유제품에 대한 부작용이 있는 사람은 호흡검사를

---

33 IgG 처럼 IgE도 면역글로불린이다. IgE는 통상 인체에 낮은 수치(0.5 µg/ml)로 존재한다. 음식물에 대한 IgE알레르기 반응의 증상들은 몇 초에서 몇 시간 안에 나타난다. IgE는 비만세포 (mast cell)라고 하는 면역반응을 조절하는 세포를 자극해 염증반응을 불러일으킨다. 극단적인 IgE 알레르기 반응은 과민성쇼크와 사망을 일으킬 수 있다.

34 톡소포자충은 전 세계의 야생동물 및 가축에게 가장 많이 발견되는 기생충이다.

통해 락토오스 과민증을 확인할 수 있다. 호흡검사로 소장에서 박
테리아의 증식 정도를 판단할 수 있다. 소장에서 박테리아가 과다
증식하면 광범위한 위장 병증이 일어난다.


• 헬리코박터 혈액검사 : 이 검사는 소화성 궤양, 위염, 위암의
주요원인인 헬리코박터피로리균의 IgG항체를 탐지하기 위해서
실시한다.


# 장 투수
# 증후군

　　　　　　　　보편적인 소화 장애는 장 투수증후
군이다. 장 투수증후군은 나이가 들면서 심화되고, 50세를 넘어서
면 대부분 어느 정도는 장 투수증후군을 경험한다. 장 투수는 소장
내부를 덮고 있는 세포들 사이에 미세 공간이 생긴 만성적 염증에
의해 일어난다. 이로 인해 장내 유미즙에 들어있는 독소, 세균, 소
화되지 않은 음식물 입자가 혈류로 직접 들어가 간의 해독작용에
상당한 부하를 발생시킨다.

이 외계의 물질들이 면역체계의 반응을 유발할 수도 있다. 그리
고 이런 상태가 장기간 계속되면 건강에 좋은 음식물에도 자가 면
역반응이 발생할 수 있다. 이 상태는 결국 만성적인 염증반응으로

이어지며 관절염, 천식 및 기타 자가 면역질환을 발병시킬 수도 있다. 장 투수증후군은 식사로 충분한 양을 섭취해도 비타민과 광물질의 부족상태를 야기하기도 한다.

장 투수증후군의 주요 발생원인은 여러 해에 걸쳐 잘못된 식사를 하면서 독성물질을 섭취하는 것이다. 시간이 지나면 소화관에 염증이 생기고, 설탕, 가공 처리된 녹말, 음식첨가물 및 살충제와 같은 독소, 몸에 해로운 세균, 독성이 강한 약물 등을 많이 섭취하면서 건강했던 장 내부가 손상된다. 가장 중요한 인자 가운데 하나는 아스피린이나 이부프로펜 같은 비스테로이드성 소염제(nonsteroidal anti-inflammatory drug ; NSAID)의 과용이다.

장 투수증후군은 소변검사로 진단할 수 있다. 소변검사는 물질대사가 일어나지 않는 두 개의 당인 락톨로오스와 만니톨은 장에서 쉽게 흡수되어 오줌으로 들어가는 반면 락톨로오스는 최소로 흡수되어 극미량만이 오줌에서 확인된다. 오줌에서 비교적 많은 양의 락톨로오스가 검출되면 장의 건강 상태가 와해된 것으로 장 투수 상태를 의심해볼 수 있다.

장 투수증후군을 치료하려면 다각적인 접근법이 요구된다.

● 믿을 만한 권고사항에 준해 건강에 유익한 식단을 채택하라. 이 방법으로 소화관의 섬세한 조직에 발생하는 염증과 다른 문제를 줄일 수 있고, 서서히 회복하게 된다.

- 비스테로이드성 항염증 약물처럼 위장을 상하게 할 수 있는 약물은 물론이고 카페인과 알코올 같은 독한 음식물을 피해라.
- 유기농 제품을 먹음으로써 음식독소를 줄여라.
- 음식알레르기 및 민감성 검사를 받아라. 상당량의 항체를 내보이는 해당 음식들을 식단에서 제거하는 일을 고려하라.

장 투수현상이 장에서 효모가 과다 배양되거나 해로운 세균이 지나치게 많은 상태와 흔히 결합되어 있다는 점을 명심하라. 이런 상태가 진단되면 적절한 항균치료법을 적용해 해당미생물을 박멸할 수 있다.

- 약초와 처방약을 사용해 이 달갑지 않은 미생물을 솎아낼 수 있다. 나아가 소화효소 보 충제를 복용해 음식물분해를 보조함으로써 소화체계가 받아야 하는 부담을 줄일 수 있다.
- 섬유질을 더 많이 섭취하라. 섬유질은 장의 유미즙을 더 빨리 이동시킬 뿐만 아니라 독소도 흡수한다.
- 장내 유익균(probiotics, 유산균처럼 몸에 좋은 대장 세균을 함유하고 있는 보충제)을 복용하면 장에 유익한 세균 상(相)을 파종 조성할 수 있다.
- 알로에 베라, 마늘, 바이오플라보노이드 등 다른 유익한 보충제의 섭취를 고려해 보라.

프럭토오리고당(FOS)은 섬유질 보충제의 특수한 형태이다. 이 것은 소화되지 않으며 몸에 좋은 장 박테리아에 영양을 공급한다.

FOS는 단위과당의 긴 사슬로 이루어져 있다. 매일 2~5g의 FOS를 섭취할 것을 권한다.


## 과민성
## 대장증후군

과민성대장증후군(irritable bowel syndrome ; IBS)은 흔히 광범위한 병증으로 진단된다. 실제로 과민성대장증후군은 명확하게 규정되어 있지 않다. 질병의 구체적 징후가 없는 상태에서 느끼는 위장의 불쾌감을 포괄적으로 지칭하는 진단용어인 셈이다. 증상으로는 복통, 팽대, 불규칙한 배변, 설사 또는 변비, 잔변감, 과다한 가스배출, 메스꺼움, 가슴 쓰림, 지나친 트림이 있다. 과민성대장증후군은 일정기간 지속된 실제 위장질환의 결과일 수 있다. 그로 인해 소화관이 흔히 과민상태에 빠지기 때문이다. 또 다른 원인으로 십이지장에 위치한 소장 자체 신경체계인 '페이스메이커' (pacemaker)의 문제를 생각해볼 수 있다.

여러 해에 걸친 그릇된 식단이 과민성대장증후군의 주요 원인이다. 오랜 시간 동안 설탕, 혈당부하가 높은 녹말식품, 친염증성의 지방을 많이 섭취하면서 몸에 해로운 장내 세균과 염증이 증가한다. 그리고 건강한 위장상태에서 요구되는 복잡한 대사균형이

와해된다. 크론병, 염증성 장질환, 대장암, 위 식도역류, 기타 염증성질환은 과민성대장증후군에 포함되지 않는다.

식습관만 개선하면 대부분의 과민성대장증후군을 해소하고 위장의 전반적인 건강상태를 복원하는 방향으로 일보를 내디딜 수 있다. 과민성대장증후군의 병증을 완화하는데 크게 도움이 된다고 알려진 보충제로는 장용제(소장에서 흡수될 수 있도록 코팅한) 박하유와 생선에서 추출한 아미노산을 함유하고 있는 시큐어(seacure)가 있다.

## 유기농식품
## 섭취의 중요성

자연식품은 가공되지 않은 상태의 음식물이다. 대부분의 음식물이 이것과는 동떨어져 있다. 대부분의 곡물은 갈아진 상태로 상품화된다. 주로 편의를 위해 수행되는 이 공정에서 중요한 항산화 무기물인 셀레늄, 섬유질, 기타 귀중한 영양소를 함유하고 있는 곡물의 외층이 제거된다. 저장수명을 더 길게 하고, 요리시간을 단축시키려는 목적이지만 영양학적 가치의 손실이 상당한 수준에 이른다. 즉석 쌀밥이나 오트밀처럼 신속하게 조리되는 제품을 피하라. 이런 형태의 곡물은 가공처리가 특히 심하다.

비자연식품의 또 다른 유형은 과일주스이다. 과일주스에는 원래 과일의 주성분이 없다. 섬유질 말이다. 그러므로 과일주스는 약간의 비타민과 무기질을 함유하고 있는 설탕물과 다를 바가 없다. 오렌지주스 한 잔은 인체에서 포도당과 인슐린의 혈중수치를 갑작스럽게 끌어올린다는 점에서 사탕과 크게 다르지 않다. 섬유질이 들어 있는 자연 상태 그대로의 과일을 먹어야 과당소화가 느리게 진행된다.

'자연산' 채소와 곡물은 온갖 광물질과 기타 영양소를 함유하고 있는 '자연 그대로의' 토양에서 재배된다. 그러나 공장식 농장에서 사용되는 흙에는 미량원소들이 없다. 공장식 농장은 살충제와 농약, 기타 화학물질을 대량으로 사용하는데 이것들도 결국 일부는 제품에 들어간다. 이런 식으로 생산된 곡물을 먹는 동물의 지방세포에는 독성화학물질이 농축된다. 반면에 유기농으로 생산된 제품은 이런 독소가 훨씬 적다.

신선한 유기농채소에는 비타민, 무기질, 효소, 식물화학물질(phyto-chemical) 및 다른 영양소가 들어있다. 냉동채소가 그 다음으로 좋다. 대부분의 영양소가 소화 가능한 형태로 남아있기 때문이다. 반면 통조림 채소는 '죽은' 것이며 맛도 없다. 유용한 영양소가 대부분 사라져버렸기 때문이다. 탄수화물, 단백질, 지방의 기초열량 영양소들은 남아있지만 비타민과 무기질은 거의 존재하지 않는다. 게다가 대부분의 통조림 채소에는 소금이 많이 첨가되어 있다. 실제로 온갖 잡다한 영양학적 프로그램에 공통점이 하나 있다. 우리 식단에서 신선한 유기농 채소의 비중을 강화하라는 것이다.

만약 비유기농 제품을 먹어야 한다면 조리해서 먹기 전에 묽게 한 과산화수소에 적셨다가 사용할 것을 권한다. 3% 식용 과산화수소1/4컵을 물이 가득한 싱크대에 붓고, 그 용액 속에 제품을 20분간 담가 두어라. 또는 흐르는 물에 오랫동안 흘려 씻어라.

위에 말한 비유기농제품 씻는 방법이 좀 복잡하고 번거롭다. 이는 어디까지나 미국인을 기준으로 한 이야기이고, 우리나라 사람들의 성향이나 실정에 별로 잘 어울리지 않는 세척방법이다. 그러므로 나는 야채나 과일을 씻을 때 내추럴 쉐이커를 뿌려서 쓰고 있다. 미국산인데 Baking Soda 100% 탄산수소나트륨으로 아주 부드럽고 고운 소금과 거의 비슷하다. ARM & Hammer 사가 만든 제품으로, 유한양행에서 수입 시중 마트에 가면 쉽게 구할 수 있을 것이다. 우리 국민의 성향이나 우리 농산물 환경에 편리하게 사용할 수 있는 적합한 제품이라고 생각한다.

사용방법은 야채나 과일 위에 내추럴 쉐이커 분말을 그냥 적당량 뿌려서 물에 잠깐 담갔다기 씻이내면 되는 아주 간딘하고 편리한 방법이라 생각된다.

# 잡곡

잡곡밥 왜 몸에 좋은가? 비만, 만성질환 등 다양한 병을 예방할 수 있는 잡곡은 백미보다 영양소가 풍부하고 식이섬유가 많이 함유되어 있다. 흰쌀과 잡곡을 적절히 섞어 먹으면 만성질환과 대사증후군을 예방하는데 도움이 될 뿐만 아니라 고지혈증을 예방한다는 사실이 쥐 실험으로 밝혀졌다.

## 수수는 영양덩어리다.

과거부터 위장 기능이 약하고 식은땀이 날 때 죽을 쑤어 먹은 이유이다. 수수에는 단백질. 지질. 식이섬유. 칼슘. 비타민 $B_2$, 철분, 마그네슘이 백미보다 많다. 특히 수수는 곡류 중에서 유일하게 타닌 성분을 함유하고 있다. 타닌은 단백질, 탄수화물, 다당채 등과 결합해 장의 소화흡수율을 떨어뜨린다. 섭취한 음식의 영양성분 흡수를 방해하기 때문에 비만인 사람에게 추천된다.

최근 수수가 고지혈증을 예방한다는 연구결과가 나왔다. 농촌진흥청은 수수추출물을 시간당 30g 투여한 쥐의 LDL=콜레스테롤 흡수율을 관찰했다. LDL-콜레스테롤은 고지혈증의 원인이다. 그 결과 LDL-콜레스테롤 흡수율이19%에 그쳤다. 수수추출물을 투여하지 않는 쥐는 약 40%였다. 수수의 혈전(피떡)예방효과도 관찰했다. 쥐에게 추출물을 투여한 결과 혈액응고시간이 4.5배 늦춰졌다. 혈전치료제인 아스피린과 비슷한 수준이다.

### 기장 : 식이섬유 백미의 3배, 비타민 B는 2배

기장의 주요성분은 단백질, 탄수화물, 지질이다. 이외 칼슘, 칼륨, 마그네슘 같은 미네랄이 풍부하다. 식이섬유는 백미보다 3배, 비타민 B군은 2배 많다. 기장이 건강곡식으로 주목 받는 이유는 암세포를 억제하는 효과 때문이다. 농촌진흥청은 조, 기장, 수수, 팥에서 각각 추출한 물질을 혈액암인 백혈병 세포에 투여했다.

그 결과 기장 추출물을 투여한 암세포는 약 77%가 사멸돼 암세포 억제효과가 가장 좋았다. 수수는 64%, 조. 팥 20% 순이었다. 기장은 염증완화에도 좋다. 농촌진흥청의 연구결과 염증을 유발하는 세균의 지질다당류를 97.3% 억제했다.

### 조 : 소화흡수율93%, 단백질과 지질 풍부

조에는 단백질, 지질, 무기질, 비타민이 풍부하다. 칼슘과 비타민 $B_1$ . $B_2$는 백미보다 3배 많다. 식이섬유는 7배 이상 들어있다.

특히 조의 단백질은 혈관건강에 도움을 준다. 좋은 콜레스테롤인 HDL-콜레스테롤의 혈중 농도를 높인다. 결국 혈전을 막고, 혈관이 녹슨 수도관처럼 병드는 동맥경화를 예방한다.

조는 다른 잡곡과 달리 소화흡수율도 93%로 높다. 하지만 조는 아미노산 중 라이신 함량이 백미보다 적다. 라이신이 부족하면 근육이 잘 손상되고 빈혈이 생길 수 있다. 라이신 보충을 위해 쌀과 혼합해서 섭취하는 게 좋다.

## 팥 : 다른 곡물보다 칼륨 많아 혈압조절

쌀밥을 주식으로 하는 우리나라 사람은 비타민 $B_1$이 부족할 수 있다. 비타민 $B_1$은 당질이 체내에서 연소될 때 꼭 필요한 성분이다. 부족하면 식욕부진, 피로, 수면장애, 기억력 감퇴 등을 겪는다.

백미에 부족한 비타민 $B_1$은 팥으로 채울 수 있다. 팥에는 단백질, 지방, 탄수화물, 미네랄, 사포닌 이외에 비타민 $B_1$이 풍부하다. 비타민 $B_1$은 지방의 축적을 막아 다이어트에 도움이 된다.

팥은 고혈압 같은 만성병에도 좋다. 특히 다른 곡물보다 칼륨이 10배 이상 많아 나트륨을 몸 밖으로 배출시켜 혈압을 조절한다.

이 같은 팥의 이뇨작용은 만성 신장염에도 도움을 준다. 농촌진흥청이 최근 개발한 살구색 금실 팥은 기존 팥보다 항고혈압효과가 높다. 팥에 많이 든 폴리페놀은 항산화물질이다. 노화, 암과 관련 있는 활성산소를 제거한다.


## 콩 : 유방암 발병률 낮추고 폐경증상완화

콩에는 이사플라본. 사포닌, 레시틴, 피탄산 등 건강에 이로운 성분이 많다. 식물성 여성호르몬(에스트로겐)인 이소플라본은 유방암 발병률을 낮추고 폐경기증상을 완화시키는 것으로 알려졌다.

레시틴은 HDL-콜레스테롤과 LDL-콜레스테롤의 균형을 조절한다. 두뇌에 영양을 공급한다. 콩에는 눈 건강에 도움을 주는 비타민 A의 전구물인 루테인이 다량 함유되어 있다. 콩의 올리고당은 장내 유산균을 활성화시켜 장운동을 돕는다. 약 콩으로 많이 쓰이는 검정콩에는 항산화 기능이 있는 안토시아닌이 9종이나 포함돼 있다.

위 잡곡에 대한 도움말
서울대병원 가정의학과 조비룡 교수
농촌진흥청 기능성잡곡과 곽도연 연구관
서울대 보건대학원 정효지 교수

## 잡곡에 대한 오해와 진실

| 속 설 | [답] 진실 |
|---|---|
| 잡곡은 많이 먹어두 살이 찌지 않는다. | × 백미 100g당 칼로리 356Kcal, 조와 수수는 364Kcal, 기장은 356Kcal, 잡곡도 많이 먹으면 살 찔 수 있다. |
| 잡곡은 누구에게나 좋다. | × 잡곡은 정제된 백미보다 식이섬유가 많아 소화되는 시간이 길다. 위장기능이 좋지 않은 사람은 알갱이를 으깨어 부드러운 죽 형태로 먹으면 부담을 줄일 수 있다. |
| 잡곡은 종류별로 많이 섞어먹는 것이 좋다. | ○ 잡곡별로 영양성분이 다르기 때문에, 예컨대 팥은 다른 곡물보다 10배 이상 칼륨이 많이 들어있다. 하지만 식감이 거칠고 소화시간이 느려 쌀과 잡곡을 7대3으로 섞어먹는 것이 좋다. |
| 신장질환자는 잡곡을 피한다. | ○ 잡곡밥에는 백미보다 미네랄 성분이 많이 들어있다. 미네랄 중 인을 과다 섭취하면 부종, 관절통, 피부가려움증이 생길 수 있다. 신장에 문제가 있으면 인을 배출하거나 재흡수 하는데 문제가 생길 수 있다. |
| 고혈압 환자에게 잡곡은 무조건 좋다. | × 잡곡의 칼륨성분은 나트륨을 배출해 혈압을 낮추는데 도움이 된다. 하지만 신장기능이 떨어진 고혈압 환자는 칼륨 대사율이 낮아 칼륨을 많이 섭취해도 효과가 적다. 많은 고혈압 환자는 신장이 약하다. |

도움말 : 대한 영양사협회 김경주회장

# 건강에 좋은
식사법

다음의 원리와 권고사항들을 건강한 식사의 기초로 삼아라.

### 다양한 음식물을 먹어라

매일 똑같은 음식을 먹으면 민감성 또는 알레르기성 체질이 될 수 있다. 또, '미각피로'가 유발되면서 과식이 조장된다. 식단을 다양화하면 음식을 더욱더 만족스럽게 즐길 수 있을 것이다.

다양한 음식을 먹으면 영양소의 균형 상태도 개선된다. 각각의 채소는 특정한 아미노산, 비타민, 무기질 및 기타 영양소를 구비하고 있다. 당연히 한 종류의 채소로는 필요한 것을 모두 공급받을 수 없다. 이 권고사항을 실천하는 한 가지 방법은 음식물을 주기적으로 순환시키는 것이다.

### 밀을 줄이거나 없애라

밀이 서구에서 대량으로 소비되는 현상은 비교적 최근에 일어난 농업혁신의 결과이다. 이로 인해 밀에 대한 민감성, 특히 밀의 주요단백질 구성체인 글루텐에 대한 민감도가 크게 높아졌다. 많은 사람들이 밀을 끊자 장기간 지속되었던 소화 장애가 해결되는 결과를 얻었다. '글루텐 과민증'을 탐지해내는 특정혈액 검사는 물론이고 앞에서 언급한 음식 항체검사를 통해 밀에 대한 민감도와 알레르기를 측정할 수 있다.

### 채소를 먹어라

신선한 유기농 저 녹말 채소에는 수많은 귀중한 영양소와 섬유질이 들어있고, 혈당지수와 칼로리 비중도 낮다. 단 이것들을 지나치게 조리하지 않도록 주의해야한다. 너무 익히면 채소의 비타민과 식물화학물질 및 다른 영양소가 파괴되고 만다. 가볍게 삶는 것이 채소를 요리하는 최고의 조리법이다. 또한 날것으로 먹을 수 있는 채소도 많다. 물론 날것으로 지나치게 섭취하면 위장장애를 일으킬 수 있다.

### 다양한 색깔의 음식물을 먹어라

자연 상태에서 화려한 색상을 갖고 있는 채소를 다양하게 먹으면 필수영양소를 폭넓게 확보할 수 있다.

### 갓 짜낸 채소주스를 마셔라

건강에 가장 좋은 음료는 신선한 유기농의 저 녹말 채소를 직접 갈아 만든 것이다. 비타민. 광물질, 식물화학물질이 엄청나게 많이 들어있는 저칼로리 음료이다. 주스용 채소로 이상적인 것들로는 셀러리, 오이, 회향(fennel)이 있다. 소량의 빨강과 초록잎사귀의 상추, 로메인 상추, 꽃상추, 에스카롤, 시금치, 파슬리, 케일도 활용할 수 있다. 당근과 사탕무는 설탕이 많이 들어있기 때문에 너무 많이 섭취하는 것은 좋지 않다.

### 커피 대신 차를 마셔라

적당량의 카페인 섭취는 크게 해롭지 않다. 카페인은 집중력 향상에 도움이 된다. 가능하면 커피보다는 차를 마시는 편이 좋다. 앞서 커피의 강산성에 관해 언급했다. 게다가 커피에는 카페인이 아주 많이 들어있다. 홍차의 카페인은 커피의 1/3수준이고, 녹차는 1/4수준이다. 차에는 건강에 좋은 성분이 많이 들어있다. 미국심장협회(American Heart Association)학술지인 《순환 Circulation》에 최근 발표된 한 연구에 따르면, 하루에 적어도 두 잔 이상의 차를 마시면 심장발작으로 사망할 위험이 44%나 줄어든다고 한다. 이 사실은 홍차와 녹차 모두에게 적용되지만 약초를 달인 것은 해당되지 않는다. 차에는 I-테오닌이 들어있다. 이것은 코르티솔 수치를 낮춰 긴장을 완화시킨다. 녹차는 특히 더 좋다. 심장병과 암의 발생위험을 줄여주는 항산화제가 추가로 들어있기 때문이다.[35]

### 알코올을 너무 멀리하지 마라

---

[35] 녹차에는 폴리페놀의 일종인 카테킨(catechin)이 많이 들어있다. 폴리페놀은 항산화제이다. 홍차는 가공처리 과정에서 카테킨이 상실된다.

적당한 알코올 섭취는 명백하게 혈관의 건강상태를 증진시킴으로써 심장병과 뇌졸중의 위험을 감소시킨다. 그러나 알코올이 탄수화물은 아니지만 비슷한 물질대사 경로를 밟으며 혈당부하도 비교적 높다는 사실을 명심하라. 알코올 과용과 의존증의 폐해는 잘 알려져 있다.



## 인간의 소화체계 '2.0버전'

20~30년 후면 수조개의 세포에 영양소를 공급하는 방식을 근본적으로 재설계할 수 있게 될 것이다. 탄수화물, 단백질, 지방 등 칼로리 물질과 비타민, 광물질, 식물화학물질 등의 무수한 미량원소들이 모두 그 대상이다. 이 영양소들은 인체의 '벽돌'이며 광범위한 물질대사 과정을 촉진한다.

인류는 약물, 보충제, 신체기관의 부분적 대체, 수많은 기술을 바탕으로 우리 삶의 '자연적' 질서를 확장해왔다. 우리는 이미 관절, 팔다리, 치아, 피부, 동맥, 정맥, 심장판막을 대체할 수 있는 수단을 보유하고 있다. 또, 심장처럼 보다 복잡한 기관을 대체할 수 있는 시스템도 사용되기 시작했다. 머지않아 더 만족스럽고 더 오래가며 노화와 질병에도 끄떡없이 가동되는 우수한 시스템을 설계할 수 있게 될 것이다.

성의 관계적·관능적 측면을 생식이라는 생물학적 역할에서 분리한 지 이미 오래되었다. 상황이 이러할 진데 사회적 친교와 감각의 즐거움을 주는 또 다른 활동, 다시 말해 먹는 행위와 그 활동의 생물학적 목표를 마찬가지로 분리 못할 이유가 어디 있겠는가? 궁극적으로 각 개인이 필요로 하는 영양소가 맞춤식으로 완벽하게 파악되어 쉽고도 저렴한 비용으로 활용될 것이다. 결국 음식물에서 영양소를 추출해내는 일로 골머리를 썩이지 않아도 되는 것이다. 이 기술은 2020년대 후반경이면 어느 정도 완성되어 특수물질대사 나노봇에 의해 영양소가 혈류에 직접 주입될 것이다. 우리의 혈관과 인체에 있는 감지기들이 무선통신을 기반으로 매 순간 필요한 영양소에 관한 동적 정보를 제공할 것이다.

이 기술을 설계하는데 핵심적인 문제는 나노봇들이 인체의 안팎으로 출입하는 방식이다. 정맥주사처럼 현재 우리가 보유하고 있는 기술은 개선의 여지가 많다.  나노봇은 약물이나 영양보충제와 달리 지능형 장치를 갖고 있고, 따라서 각자의 역할 목록을 지속적으로 확인하면서 교묘한 방법으로 인체를 출입할 수 있다. 나노봇은 병렬적으로 작동하는 다수의 소형 컴퓨터들이 슈퍼컴퓨터를 이루듯이 각자의 활동을 조율하면서 집합적 지능을 구사할 수 있을 것이다. 허리띠처럼 특수  '영양의복' 을 착용하는 것도 생각해볼 수 있다. 이 의복에는 영양소를 함유한 나노봇이 탑재되어있고, 그 나노봇들이 피부나 신체강(腔)을 통하여 안팎으로 출입하는 것이다.

기술발전이 이 단계에 이르면 원하는 것은 무엇이든 먹을 수 있다. 맛, 씹히는 느낌, 향 등 미식가적 취향과 즐거움을 찾아 온갖 요리법을 시도하고 즐기게 될 것이다. 그러면서도 완벽하게 분리된 공정을 통해 각자의 혈액에 최적의 영양소를 공급받게 되는 것이다.

우리가 섭취하는 온갖 음식은 혈류로의 흡수가 일절 차단된 채 소화관을 통과하게 될지도 모른다.

이렇게 되면 장 기능에 부담이 발생한다. 그러므로 더욱더 세련된 방법이 동원되어 배설행위를 대신 하게 될 것이다. 쓰레기 분쇄기처럼 작동하는 특수 나노봇을 사용하는 것이 그 방법이다.

나아가 이 시스템은 인체가 필요로 하는 온갖 자원을 체내에 풍부하게 보유하고 있다는 점에서 중요하다. 현재 '1.0버전'에 해당하는 우리의 신체는 아주 제한된 수준에서 이 일을 수행하고 있다. 예를 들어 혈액 속에 몇 분치의 산소를, 글리코겐과 지방 형태로 몇 주 내지 몇 달치의 칼로리를 저장하는 식이다. 인간의 몸 '2.0버전'은 훨씬 더 배가된 자원을 바탕으로 장기간 공기나 영양소 등의 대사자원 없이도 생활이 가능하다.

이런 기술을 채택하고 적용하는 활동은 조심스럽고도 점진적으로 이루어질 것이다. 이런 기술이 도입되어도 구식의 소화과정이 완전히 사라지지는 않을 것이다. 사람들 대부분은 2.1버전이나 2.2버전의 소화시스템을 원할 것이다.

처음 워드프로세서가 도입되었을 때도 대다수의 사람들은 전동식 타자기를 내버리지 않았다. CD가 나오고 여러 해가 지났지만 사람들은 아직도 레코드판에 집착한다. 대세가 디지털카메라로 기울었음에도 사람들은 여전히 필름카메라를 갖고 있다. 그러나 아직까지 기계식 타자기를 고수하는 사람들이 몇이나 될까?

우리의 신체 재설계에서도 동일한 현상이 일어날 것이다. 근본적으로 재설계된 위장시스템에서 발생하는 불가피한 난제들을 완벽하게 해결하고 나면 결국 우리는 그 시스템에 크게 의존하게 될 것이다.

**아침을 먹어라. 그리고 자주 먹어라**

하루의 첫 식사를 건너뛰지 않는 것이 중요하다. 아침식사를 거르면 피로감이 커질 뿐만 아니라 혈당수치가 낮아질 수도 있다. 몸에 좋은 아침식사를 하고, 한두 차례 과식하는 것보다, 식사를 조금씩 여러 번 하는 것이 좋다. 한 번에 적게 먹으면서 자주 먹으면 소화체계의 부하를 피할 수 있고, 인슐린 내성과 탄수화물 강박증을 야기하는 인슐린의 급격한 분출도 최소화할 수 있다.

**건강에 좋지 않은 스낵(간식)은 피하라**

전형적인 스낵음식에는 혈당지수가 높은 녹말, 설탕, 소금, 몸에 안 좋은 지방이 많이 들어있다. 이것들은 스낵음식에 대한 갈망을 증폭시킨다. 그보다는 저 녹말 채소와 소량의 과일로 배고픔을 다스려라.

**사전에 계획을 세워라**

외식을 하거나 저녁 초대를 받거나 여행을 가는 경우 각자의 영양학적 프로그램을 고수할 수 있도록 건강에 좋은 음식물과 조미료를 휴대하라. 예를 들어 레몬주스와 스테비아 감미료로 칼로리가 전혀 없는 샐러드드레싱을 만들어 가는 것도 좋은 방법이다.

## 보충제를 복용하라

가능한 한 많은 영양소를 음식물에서 직접 섭취하는 것이 바람직하다. 음식물에 포함된 식물화학물질과 같은 상조적인 영양소가 인체에서 진행되는 다수의 대사과정을 지원해주기 때문이다. 그러나 최적의 건강상태를 유지하기 위해 필요한 영양소를 전부 음식물에서 획득하는 것은 불가능하다. 더구나 나이를 먹어감에 따라 보충제를 가지고 각자의 생화학체계를 '재프로그램' 하는 것이 매우 중요해진다.


## 명심하라, 설탕은 도처에 깔려있다!

'건강식품' 가게에 쌓여있는 우유대용품(두유, 쌀우유, 아모드우유)조차도 전부 설탕을 함유하고 있다. 설탕은 대부분의 시리얼에도 첨가되어있다. 심지어 저설탕 시리얼에도 있다. 설탕은 온갖 다른 이름으로 불린다. 따라서 성분표의 다양한 명칭들을 주의 깊게 살펴보아야한다. 설탕의 대부분은 그 이름이 '-오스'(ose,당)로 끝난다. 수크로오스(자당), 프럭토오스(과당), 글루코오스(포도당), 말토오스(맥아당)와 같은 식이다. 기본적으로 설탕인 음식물로는 꿀, 당밀, 단풍당밀, 수가나트(sucanat, 사탕수수의 즙), 단술, 과당이 풍부한 옥수수시럽이 있다.

## 다양한
## 영양프로그램은?

　　　　　　많은 논평가들이 우리의 영양학적 프로그램을 "대중적 저지방. 저탄수화물 식단으로 최적" 이라고 평가해주었다. 우리는 다음의 두 가지 영양학적 철학이 선보이는 정반대의 극단적 사고에서 합리적 핵심을 끌어내보겠다. 덧붙이자면 두 방법 모두 중요한 쟁점을 놓치고 있다.

　『애킨슨박사의 새로운 다이어트혁명 Dr. Atkins' New Diet Revolution』을 비롯해 많은 책을 저술한 고(故) 로버트 C. 애킨스(Robert C. Atkins)박사는 혈당지수의 중요성을 강조하고, 혈당지수가 높은 탄수화물을 제거해야하며, 전반적으로 탄수화물의 섭취를 줄여야 한다고 주장하는 점에서는 옳았다. 그러나 애킨스 다이어트는 좋은 지방과 나쁜 지방의 문제를 간과한 채 포화지방과 오메가-6지방을 지나치게 많이 포함시키고 있다. 애킨스 다이어트는 최근에 올바른 방향으로 어느 정도 선회했다. 애킨스뉴트리셔널스사의 연구 및 교육 책임자인 콜레트 헤이 모위츠(Colette Heimowitz)는 이제 애킨스다이어트를 실천하는 사람들에게 포화지방을 전체 칼로리의 20%로 제한하라고 권고하고 있다. 이것은 단백질 35%, 지방 60%, 탄수화물 5%로 이루어졌던 2002년의 권고사항과는 사뭇 달라진 것이다. 그러나 20%도 여전히 많다. 우리는 포화지방을 전체 칼로리 대비 3%로 줄일 것을 권한다.

저명한 심장전문의 딘 오니시(Dean Ornish)박사는 여러 해 동안 오메가-3지방을 적극 권했지만 동시에 모든 지방을 줄일 것을 강조했다. 모든 지방을 줄이면 오메가-3지방에 대한 오메가-6지방의 비율이 낮아진다. 실제로 오니시는 소량의 오메가-3지방만이 필요하다고 주장한다. 오니시 다이어트의 골간은 채소로, 이것은 우리의 권고사항과 완벽하게 일치한다. 그는 섬유질이 많은 음식의 섭취를 장려했고, 가공처리된 음식물, 설탕, 흰 밀가루, 기타 혈당지수가 높은 음식물을 멀리하라고 촉구했다. 그는 최근에 이 점을 더욱더 강조하고 있다.

더 이른 시기에 '저지방' 다이어트옹호가 나산 프리티킨 (Nathan Pritikin)역시 혈당지수에 특별한 관심을 가졌다. 그가 저술활동을 했던 1960년대와 1970년대에는 이 용어가 존재하지 않았는데도 말이다.

프리티킨은 지방만큼이나 설탕을 적대시했고, 정제곡물도 반대했다. 우리의 건강ㆍ장수프로그램은 혈당부하가 높은 탄수화물을 대폭 줄일 것과 모든 형태의 탄수화물을 어느 정도 줄이라고 권한다. 지방과 관련해서는 오메가-6지방산, 포화지방, 트랜스 지방산 등 친염증성 지방을 대폭 줄이고, 오메가-3지방과 올레산 등 항염증성 지방을 많이 섭취하라고 권한다. 더불어 구체적인 문제를 확인해주는 검사와 연령에 기초해 보충제를 적극적으로 활용할 것도 권한다.

〈표5-1〉레이와 테리의 식단

| 피해야 할 음식 | 소량만 섭취해야 할 음식 | 대체로 좋은 음식<br>(이것들이 영양학적프로그램의 주축이 되어야 한다) |
|---|---|---|
| 흰 밀가루제품(흰 빵, 페스트리, 면류) | 정백하지 않은 곡물 | 콩과식물(렌즈콩, 강낭콩) |
| 설탕(포장된 음식물뿐만 아니라 원당까지) | 과일 | 신선하거나 가볍게 조리한 저녹말 채소(시금치, 케일, 클리드, 브로콜리, 콜리플라워, 빨강과 초록색의 잎사귀의 상추, 로메인 상추, 꽃 상추 기타 샐러드용 녹색채소, 복초이 ,회향, 배추, 셀러리, 오이, 브뤼셀 스프라우트, 주키니, 일반적으로 녹색채소) |

| 피해야 할 음식 | 소량만 섭취해야 할 음식 | 대체로 좋은 음식<br>(이것들이 영양학적프로그램의<br>주축이 되어야 한다) |
| --- | --- | --- |
| 수화지방 | 살코기(특히 껍질을 제거한 가금류의 흰 고기) | 채소 단백질 |
| 상업적으로 조제된 기름 | 프라이팬을 흔들면서 센 불로 볶은 음식 | |
| 청량음료 | 알코올, 카페인 | 정수한 물 |
| 정화하지 않은 수돗물 | | |
| 굽거나 튀긴 빵과 감자 | | |
| 트랜스지방(마가린, 쇼트닝) | | 엑스트라버진 올리브유 |
| MSG | | |
| 인공방부제와 화학물질 | | |
| 인공감미료(아스파탐, 사카린) | | 스테비아 |
| 혈당지수가 높은 음식<br>(시리얼, 녹말채소) | | |
| 철이 '강화된' 음식. 철은 죽상동맥경화증의 초기 단계인 LDL 콜레스테롤의 산화를 촉진할 수 있다. | | |
| 큰 생선(참치, 황새치, 돛새치, 상어 등)은 수은을 더 많이 농축하고 있을 수 있다. | | 생선(멸치, 정어리, 자연산 연어[양식연어에는 오메가-3지방이 훨씬 적다]) |

* 레이와 테리의 식단 원문출처 : Fantastic Voyage : Live Long Enough to Live Forever
- Ray Kurzwell, Terry Grossman M. D. 〈2007〉

<표 5-3> 우병호 식단

| 피해야 할 음식 | 소량만 섭취해야 할 음식 | 적당히 섭취해도 될 대체로 좋은 음식 | 자주 즐겨도 될 아주 좋은 음식 |
| --- | --- | --- | --- |
| 밀가루와 설탕이 뒤범벅이 된 식품 | 흰 밀가루제품 (빵, 면류) | 정백하지 않은 곡물, 잡곡(조, 수수, 기장, 팥), 소면국수 | 콩(흰콩, 강낭콩, 완두콩, 울[불]콩), 두부 |
| 설탕 (설탕, 원당이 다량 함유된 모든 식품) | 과일 (사과, 배, 복숭아) | 토마토, 키위, 곶감 | 신선한 날것이나 가볍게 조리한 저 녹말채소(배추, 시금치, 브로콜리, 양배추, 케일, 오이, 부추, 여러 종류의 상추 일반적으로 녹색채소), 산에서 나는 봄나물, 해조류(미역, 다시마, 김, 톳) |
| 출처불명인 주류 | 화학주, 화학소주, 양주 | 막걸리, 적포도주 | |
| 수화지방 | 살코기(소고기, 돼지고기를 포함한 가금류의 흰 고기) | | 식물성 단백질 |
| 상업적으로 조제된 기름 | 프라이팬을 흔들면서 센 불로 볶은 음식 | | |
| 청량음료 (콜라, 사이다) | 커피 | 끓여서 마시는 수돗물(우리나라 수돗물은 품질이 우수함) | 생수, 개똥쑥차, 녹차 |
| 굽거나 튀긴 빵과 감자 | 삶은 감자, 고구마 | | |
| 트랜스지방 (마가린, 쇼트닝) | | 엑스트라버진 올리브유 | |
| MSG | | | |
| 인공방부제와 화학물질 | | | |
| 인공감미료 (아스파탐, 사카린) | | 스테비아 | 된장, 간장, 초고추장 |

| 피해야 할 음식 | 소량만 섭취해야 할 음식 | 적당히 섭취해도 될 대체로 좋은 음식 | 자주 즐겨도 될 아주 좋은 음식 |
| --- | --- | --- | --- |
| 혈당지수가 높은 음식(시리얼) | | | |
| 철이 가미된 음식 | | | |
| 몸집이 큰 생선(참치, 황새치, 돛 새치, 상어) 등은 수은을 더 많이 농축하고 있을 수 있다. | | | 생선(꽁치, 고등어, 정어리), 마른멸치, 자연산 돌돔,참돔, 감성돔, 벵에돔,농어,우럭,노래미등의 생선회 |

## 음식 피라미드

미국 농무부(USDA)는 현재 널리 알려진 음식피라미드를 1992년에 발표했다(1996년에 약간의 개정이 이루어졌다). 이 영향력 있는 권고사항이, 포화지방의 섭취를 줄이고 채소의 소비를 촉진하는 등 어느 정도 유익한 결과를 가져온 것은 사실이다. 그러나 이 권고 사항은 여러 면에서 바람직하지 않다.

〈표5-3〉 미국 농무부의 음식피라미드

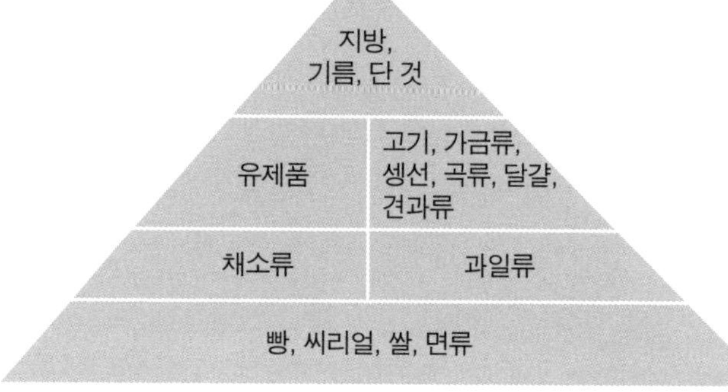

2002년에 하버드의과대학의 연구원들이 독자적인 음식피라미드를 발표하면서 미국 농무부의 음식피라미드에 이의를 제기했다.

하버드의 음식피라미드는 상당히 개선된 양상을 보여주었다. 이것은 혈당부하가 높은 녹말을 아래쪽(대량)에서 위쪽(소량)으로 옮겨놓았던 것이다. 공중보건 권고사항에서 이런 커다란 일보 진전이 일어났으나 이 지침 역시 몇 가지 중요한 구분을 시도하지 않았다.

〈표5-4〉 하버드 의과대학의 음식피라미드

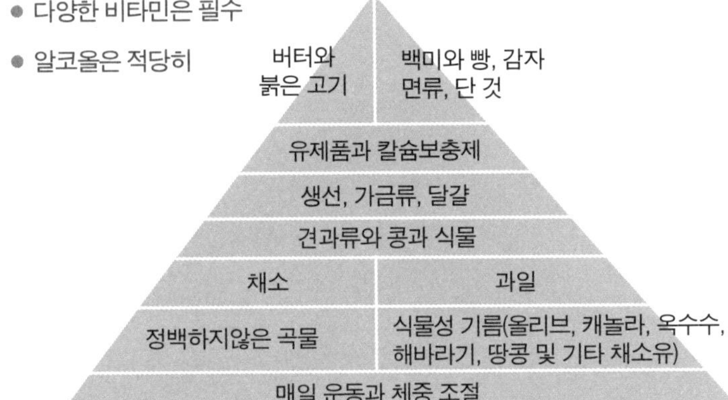

● 식물성 기름이 가장 많이 먹어야할 영양소의 절반을 차지한다. 올레산이 많이 들어있는 엑스트라버진 올리브유와 같이 건강에 좋은 기름과, 친염증성인 오메가-6지방은 물론 병리적 형태의 고도불포화 지방이 많이 들어있는 상업적으로 가공된 채소유가 전혀 구분되지 않았다. 하버드의 음식피라미드가 첨부된 팸플릿은 고도불포화 지방의 섭취를 권장하지만 4장에서 밝힌 것처럼 고도불포화 지방이라고 해서 모두 건강에 좋은 것은 아니다.

● 정백하지 않은 곡물이 채소보다 더 중요한 지위를 차지하고 있다. 정백하지 않은 곡물이 정제곡물보다 훨씬 더 건강에 좋은 것은 사실이지만 그렇더라도 혈당부하는 비교적 높다. 강조는 곡물이 아니라 채소에 두어야한다. 마찬가지로 혈당지수가 상대적으로 높은 과일 보다 채소를 우선해야 한다.

● 이 피라미드에서는 생선이 가금류와 달걀만큼의 중요성을 갖고 있다. 그러나 오메가-3지방이 많이 들어있는 생선을 더 강조해야 한다.

● 지방이 많이 들어있는 유제품을 피라미드에 두어서는 안 된다.

〈표5-5〉 레이와 테리의 음식피라미드

● 영양보충제의 적극적 활용

| 5 | 붉은 고기, 달걀, 적포도주 |
|---|---|
| 4 | 과일(주로 혈당부하가 낮은 멜론과 장과류)0~3접시 몸에 좋은 지방 (견과류, 씨앗늘, 엑스트라버진 올리브유, 아보카도)1~2접시 |
| 3 | 혈당부하가 낮은 탄수화물(강낭콩, 렌즈콩, 정백하지 않은 곡물)2~3접시 |
| 2 | 단백질원 : 채소단백질(콩단백질 : 된장, 템페(tempeh:콩을 거미줄곰팡이 속의 균에서 발효시켜 만든 인도네시아의 음식), 두부2~3접시, 생선2~4접시, 살코기 단백질(껍질 벗긴 가금류)1~2접시,저지방 유제품, 달걀 흰자 |
| 1 | 채소(주로 지상에서 자라는 녹색채소)5~7접시, 녹차2~8잔 |

유산소운동(daily aerobic exercise)
물 5~8잔
스트레스 관리
체중조절

**피해야 할 음식물 : 혈당부하가 높은 탄수화물**(설탕, 패스트리, 후식, 빵 및 면류와 같은 정제녹말, 백미와 같은 정제곡물, 감자처럼 녹말이 많이 들어있는 채소) **과일주스, 트랜스지방, 상업적으로 가공 처리된 채소기름**

레이와 테리의 음식피라미드는 혈당부하가 낮은 채소를 강조한다. 혈당부하가 낮은 채소는 항산화 비타민과 다른 영양소들의 이상적인 원천이다. 이 음식 피라미드는 생선, 견과류, 씨앗종류, 엑스트라버진 올리브유, 두부 같은 콩 제품 등 건강에 좋은 지방도 강조하고 있다.

이 피라미드는 하버드의 그것과는 달리 식물성기름과 고도불포화 지방이라고 해서 모두 권하지 않는다. 이것들의 다수가 친염증성 오메가-6지방, 트랜스 지방산, 병리적 지방을 많이 함유하고 있기 때문이다.

우리가 제시하는 영양학적 권고사항을 결론지어보자. 음식은 문화적, 사회적, 정서적으로 다면적인 역할을 수행하고 있기 때문에 하나의 '완벽한' 영양학적 지침을 준수하는 게 쉬운 일은 아니다. 우리의 목표는 지금까지 서술한 과학적 내용이 인류의 건강과 행복을 지키는 파수꾼 역할을 하리라는 사실을 널리 알리는데 있다. 요점은 지금까지 우리가 알아낸 지식의 총화를 온전하게 드러낼 뿐만 아니라 적당히 타협하지 않는 일련의 지침들을 실천하려고 애쓰는 것이다.

* 레이와 테리의 음식피라미드 원문출처 : Fantastic Voyage : Live Long Enough to Live Forever
-Ray Kurzweil, Terry Grossman M. D. 〈2007〉

### 〈표5-6〉 우 병 호 음식 피라미드

● 한반도 식단이 기본

**4** 붉은 고기,
(소, 돼지, 가금류)
달걀

**3** 과일(주로 혈당부하가 낮은 장과류), 몸에 좋은 견과류, 씨앗들

**2** 단백질 원 : 흰콩, 강낭콩, 콩으로 만든 된장 두부
몸에 좋은 지방이 풍부한 생선(꽁치, 고등어)
오메가-3지방산(EPA/DHA)덩어리, 날 것으로 섭취하면
더 좋은 돌돔, 참돔, 감성돔, 농어, 우럭 등의 생선회
정백하지 않은 곡물, 잡곡(조, 수수, 기장, 팥)

**1** 야채(배추, 양배추, 브로콜리, 시금치, 부추), 여러 종류의 상추
그 외 지상에서 자라는 녹색 채소, 김치

**장과류 :** 다 익으면 과피 안쪽의 과육부 세포는 거의 액포가 되고 다량의 과즙을 함유하여 연화되는 과실류. = berry fruits, 과피에 즙이 많고 내부에 씨가 있는 과실의 종류. = bacca

**견과류 :** 견과는 보통 한 개의 씨를 포함하고 있는 갈라지지 않고 마른 열매이다. 씨 방벽이 열매 성숙기에 돌이나 나무처럼 매우 단단하게 뇌고, 씨가 씨 방벽에서 떨어지거나 튀어나가지 않고 남아있다. 견과는 암술 꽃받침 밑의 씨방에 있는 심피(心皮)에서 발생하며 여물어도 터지지 않는다. 주로 참나무 목의 열매가 견과이다. 밤, 개암, 도토리가 견과에 속한다. 호두도 대표적인 견과류에 속하는 과실이다.

# 우병호
# 음식피라미드

우리나라 사람들의 실정과 우리의 음식환경에 근거한 가장 실현가능성이 높은 현실성에 바탕을 두고, 현재 저자가 몸소 실천하고 있는 음식피라미드로써 우리와 동떨어진 미국(서구)의 음식피라미드와 상대적인 비교와 차별을 보여주는 것이 가장 큰 강점이라고 볼 수 있다.

일반인들은 사실 음식문화가 구체적으로 어떤 것인지 그 개념을 잘 모르는 사람들이 더 많을 것이다. 인류의 역사는 곧 음식의 역사라고 말할 수 있는데, 나는 적어도 천년 이상의 역사를 갖고 있어야 비로소 음식문화가 자리 잡을 수 있다고 본다.

음식 하면 프랑스, 이탈리아, 스페인, 중국, 일본 등을 들 수 있다. 이들은 다 천년이 넘는 역사를 갖고 있는 나라들이다. 그러나 이에 비하면, 미국은 과학과 기술, 산업, 경제력, 군사력 등에서는 세계 최강국인 사실에 이의를 달 사람은 별로 없을 것이지만, 음식은 아직 문화라고 말할 수 있을 정도로 자리 잡진 못했을 것으로 생각된다. 미국 행정부에 무슨 행사가 있으면 내가 잘 아는 우리 한국의 전통무용단이 거의 단골로 공연을 하다시피 하는 것이 거의 정례화 된 지 이미 20년이 넘었다.

이런 미국정부의 공식행사들이 아직 음식문화를 포함한 고유한 문화가 그 국가나 민족의 문화로 자리 잡지 못했다는 것을 간접적으로 증명해주고 있는 것이다.

나는 음식문화는 우리 한국이 세계에서 가장 앞선 나라라고 생각한다. 우리 조상들이 최근까지 먹어왔던 음식문화를 존중하고 수긍하면서, 우리의 식생활문화를 제대로 인식하고 건강한 식습관을 실천해가면서 현실과 미래에 어울리게 점진적으로 계승 발전시켜간다면, 서구인들처럼 현대문명병에 걸릴 이유도 사실상 없다. 출처불명인 이상한 외국의 섣부른 식생활 행태를 합리적인 비판없이 무분별하게 흉내내는 행위로부터 문명병은 시작되었다고 해도 과언은 아닐 것이다.

세계 어디를 가보더라도 우리의 음식문화를 따라올 곳은 없다고 단언할 수 있다. 우리 선조들로부터 오랜 기간 전통적으로 계승되어온 콩으로 만든 된장, 간장 등 장 문화와 발효식품의 정수를 보여주고 있는 우리의 각종 김치가 이를 상징적으로 잘 말해주고 있다.

김치박물관에 가보면 고려시대 때부터 우리 선조들이 담가먹어온 김치 종류가 무려 7~80여종에 이른다. 콩으로 만든 된장, 두부 등과 함께 김치를 먹고, 우리 땅에서 자연재배 된 야채와 우리의 청정바다에서 나는 생선과 해조류를 적낭히 섭취하는 식습관을 가졌다면, 왜 비만이 생겼겠는가?

설탕과 녹말 덩어리인 빵, 녹말이 주성분인 파스타나 면 종류, 이뿐만이 아니라 국적불명, 출처불명인 건강에 좋지 않은 온갖 재료들이 뒤범벅이 된 쓰레기 같은 정크 푸드를 마치 품위가 있는 사람들이 먹는 음식으로 착각하고 마구 먹어대니 비만이나 당뇨뿐만 아니라 각종 퇴행성질환이 발생하는 것은 어쩌면 필연적인 결과이지, 안 생기는 것이 오히려 이상한 일이 아닌가 말이다! 오늘부터라도 음식에 관해 관심을 가지고 어떤 음식이 몸에 좋은지, 나에게 유익한 음식은 무엇인지를 정확히 아는 작업부터 선행되어야 할 것이다.

음식은 그 가치를 제대로 알고 먹으면 우리 몸 건강에 도움이 되지만, 잘 모르고 먹으면 도움은 커녕 우리 몸에 독만 될 뿐이라는 사실을 분명히 알아야 한다. 건강에 도움이 되는 음식보다 건강에 도움이 되지 않은 나쁜 음식이 훨씬 더 많다는 사실을 인식하는 데서 부터 건강관리가 시작된다고 볼 수 있다.

독자여러분께서도 잘 아는 바와 같이 우리 전통음식에는 혈당부하가 높은 음식이 사실상 별로 없다. 20년 전쯤에는 우리나라에 뚱뚱한 사람이 별로 없었다. 이런 사실이 이를 증명해주고 있는 것이다. 혈당부하가 높은 음식은 거의가 서구에서 들어온 음식이다. 그러므로 우리 전통음식을 즐긴다면 너무 혈당부하를 걱정할 필요는 없다는 이야기가 된다.

우리가 평소 먹는 백미에 잡곡을 적당히 섞은 잡곡밥, 생선, 야채, 해조류, 김치와 콩으로 만든 순두부나 두부, 역시 콩으로 만든 된장을 주 양념으로 하여 조리한 음식을 기본식단으로 할 것을 강하게 권한다. 생선이나 해조류는 혈당부하가 낮을 뿐만 아니라 우리 인체가 필요로 하는 필수영양소가 듬뿍 들어 있다. 생선은 EPA/DHA 덩어리 그 자체이다. 물론 생선에는 단백질도 많이 들어 있다. 그러나 탄수화물은 전혀 없다. 해조류에는 우리 인체가 만들 수 없는 각종 영양소가 풍부할 뿐만 아니라 섬유질도 다량 포함되어 있기 때문에 우리 건강에 주는 혜택은 서구의 저탄수화물 음식이니 저혈당 음식이니 하는 것과는 비교할 수 없을 만큼 일석이조로 건강에 유익하다.

다시 말하면 생선이나 해조류는 탄수화물이 거의 없는 음식이면서 동시에 우리 인체에 필요한 필수영양소가 풍부한 이 지구상에 최고의 음식이란 말이다. 이런 엄청난 특장점이 있는 훌륭한 음식들인데 어찌 서구의 저탄수화물, 저혈당 음식들과 비교할 수 있겠는가!

그러므로 건강에 가장 중요한 요소는 평소 먹는 식단이며 위에서 저자가 말한 기본식단(앞으로 '한반도 식단' 이라 명명한다) 으로 영양섭취를 하는 것을 원칙으로 하되, 음식을 통하여 얻을 수 없거나 우리 인체가 스스로 만들지 못하는 필수영양소는 영양보충제를 적극적으로 활용하는 방안이 보다 편리하고 슬기로운 방법이 될 수 있을 것이다.

사람은 나이가 들어감에 따라 대사능력이 점점 떨어지게 되므로 음식물을 통해서만은 충분한 필수영양소가 공급될 수 없다. 어쩔 수 없이 4~50세가 넘으면 부족한 영양소를 외부로부터 보충해 주어야만 정상적인 건강을 유지할 수 있게 된다. 또 나이가 젊다할 지라도 현재 과체중이거나 비만, 또는 당뇨나 기타 퇴행성질환이 진행되는 과정 속에 있다면 식습관 개선은 당연히 해야 되는 것이지만, 음식물 섭취만으로 단기간에 질병을 퇴치하고 몸을 정상화시키는 데는 역부족인 상태에 있으므로 더 적극적이고 공격적으로 보충제를 활용해야 빠른 시간 내에 건강을 회복할 수 있게 될 것이란 점을 명심하라.

이 책에 밝혀놓은 사실들은 저자가 30년 동안 직접 몸으로 체험한 임상경험들을 근거로 서술한 생생한 지식정보다.

이 지식을 토대로 질병을 퇴치하고 건강을 정상적으로 회복하는 소기의 목적을 반드시 달성할 수 있기를 기대한다. 만약 이 책을 통해서도 스스로 해결하는 방법을 찾지 못한다면 전문가(자연치유상담사)와 의논하면 충분히 좋은 방법을 찾아낼 수도 있을 것이다.

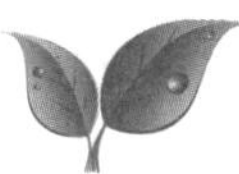

# 6장

# 단 하루를
# 살더라도
# 체중을
# 조절하라

"나는 커피 스푼으로 내 인생을 가늠해 보았다…"

- T.S 엘리엇(T.S.Eliot), 〈J.앨포레드 프로프록의 연가 The Love Song of J.Alfred Prufrock〉

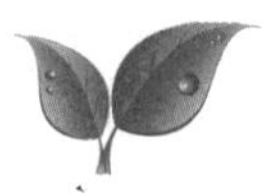

《미국의학협회저널 Journal of American Medical Association(JAMA)》에 실린 2003년 보고서에 따르면 20세의 비만 남성은 정상체중의 동년배보다 평균수명이 13년이나 짧았다고 한다.[36] 최근의 연구는 20세 때 체중(최적의 체중이었다고 가정했을 때)을 평생 유지하면 건강상의 이득을 엄청나게 누릴 수 있다는 사실을 보여준다. 심장병, 암, 제2형 당뇨병, 고혈압 등 온갖 퇴행성 질환의 발병위험을 크게 줄일 수 있다. 20% 과체중일 경우 고혈압과 당뇨병에 걸릴 위험은 3배, 고 콜레스테롤이 될 위험은 2배, 심장병에 걸릴 위험은 60% 높다. 정상체중을 유지하면 활력이 넘칠 뿐만 아니라 기분도 훨씬 좋아진다.

물론 외모도 멋있어진다. 어쩌면 이것이 살빼기가 전 국민의 관심사가 된 가장 큰 이유일 것이다. 성인의 절대다수가 늘 살을 빼

---

36 20세 비만여성은 정상체중의 동년배에 비해 평균수명이 8년 감소한다.

려고 노력하고 있다. 문제는 다이어트를 시도한 사람의 95%가 뺐던 살이 다시 찌거나 그 이상으로 몸집이 불어난다는 데 있다. 뺀 살이 다시 불어나는 상황(요요현상)이야말로 체중조절을 시도하지 않은 것보다 몸에 더 해롭다. 계속되는 체중의 변화가 몸에 스트레스를 주기 때문이다.

성공하는 프로그램의 핵심은 자연스럽게 체중을 줄이겠다는 쪽으로 태도를 바꾸는 것이다.

다이어트를 일시적 박탈의 기간으로 생각하기 보다는 건강한 식습관을 달성하기 위한 장기간의 지속적인 노력이자 활동으로 여기는 것이 바람직하다. 그리고 그 식사방법은 단 하루만에도 실천할 수 있다. 바로 오늘 말이다! 최적의 체중에 도달하는 것을 포함해 완벽한 효과를 하루 만에 달성할 수는 없겠지만, 시작하는 즉시 용기가 생기고 기분도 좋아질 것이다. 또한 실제로 불과 몇 주 후면 많은 효과들이 분명하게 드러난다.

## 나노기술

## 만찬용 나노봇

앞 장에서 미래에 소화기능을 담당할 나노봇에 관해 설명했다. 이 나노봇의 개발은 생물화학적 소화체계를 증대하는 것으로 시작될 것이다. 공급이 부족한 영양소를 혈류에 집어넣고, 독소와 과다한 영양소 등의 원치 않는 물질을 제거하게 된다. 궁극적으로 '2.0버전' 소화체계는 오늘날 우리가 의지하고 있는 '1.0버전' 을 완벽하게 대체할 수 있을 만큼 확실해질 것이다. 비교적 이른 시기에 이 기술은 불필요한 칼로리를 파괴함으로써 과도한 체중을 효과적으로 없애줄 것이다. 이런 기술은 대략 2020년쯤에 부상할 것으로 예측된다. 소화체계를 대체할만한 정교한 시스템은 2030년경에 출현할 것이다

## 체중조절프로그램을
## 시작하자

아래 제시된 프로그램을 따름으로써 체중을 천천히 줄이면서 서서히 이상적인 몸무게에 도달할 수 있을 것이다. 요점은 박탈감을 주지 않는 올바른 궤도에 자신을 올려놓는 것이다. 인내심을 가져라.

### • 1단계 : 체격조건을 확인하라

이 프로그램의 첫 단추는 각자의 체격조건을 파악하는 일이다. 이를 통해 각자의 이상적인 체중을 정확하게 알 수 있다.

### 손목 둘레를 측정하라

줄자를 사용할 수도 있고, 그냥 줄이나 끈을 사용한 다음 자에 대어 볼 수도 있다.

〈표6-1〉을 참조하면서 이 측정값을 활용해 자신의 본래 체격을 알아
보라.

고도비만이 아니라면 체중이 달라진다고 해서 손목 두께가 크게
바뀌지는 않는다. 따라서 손목 둘레는 타고난 체격을 알려주는 훌
륭한 지표이다. 과체중인 사람들 다수가 자신들이 워낙에 체격이
크다고 생각하지만 실제로는 보통이거나 심지어 작은 체격일 경우
가 많다.

〈표6-1〉 손목 눌레로 알아보는 체격조건

|  | 작은 체격 | 중간 체격 | 큰 체격 |
|---|---|---|---|
| 성인 남성 | 16Cm미만 | 16~18Cm | 18Cm초과 |
| 성인 여성 | 13cm미만 | 13~15Cm | 15Cm초과 |

〈표6-2〉 최적 체중 계산표(단위 ; Kg, 실내복을 입은 상태에서 측정)

| 여성의 신장대비체중 |  |  |  |
|---|---|---|---|
| 신장(cm) | 작은 체격 | 중간 체격 | 큰 체격 |
| 147 | 45~50 | 49~54 | 53~59 |
| 150 | 46~51 | 50~56 | 54~61 |
| 152 | 47~52 | 51~57 | 55~62 |
| 155 | 48~53 | 52~58 | 57~64 |
| 157 | 49~54 | 53~60 | 58~65 |
| 160 | 50~56 | 54~61 | 59~67 |
| 163 | 52~58 | 56~63 | 61~68 |
| 165 | 53~59 | 58~64 | 62~70 |
| 168 | 54~60 | 59~65 | 64~72 |

| 여성의 신장대비체중 | | | |
|---|---|---|---|
| 신장(cm) | 작은 체격 | 중간 체격 | 큰 체격 |
| 170 | 56~62 | 60~67 | 65~74 |
| 173 | 57~63 | 62~68 | 66~76 |
| 175 | 58~64 | 63~69 | 68~77 |
| 178 | 60~66 | 64~71 | 69~78 |
| 180 | 61~67 | 66~72 | 70~80 |
| 183 | 63~68 | 67~73 | 72~81 |

**18~25세 사이의 여성은 25세 이하에서 1년에 2kg씩 빼야한다.**

| 남성의 신장대비체중 | | | |
|---|---|---|---|
| 신장(cm) | 작은 체격 | 중간 체격 | 큰 체격 |
| 157 | 58~61 | 59~64 | 63~68 |
| 160 | 59~62 | 60~65 | 64~69 |
| 163 | 60~63 | 61~66 | 65~71 |
| 165 | 61~64 | 62~67 | 66~73 |
| 168 | 62~65 | 63~68 | 67~74 |
| 170 | 63~66 | 64~70 | 68~76 |
| 173 | 64~67 | 66~71 | 69~78 |
| 175 | 65~68 | 67~73 | 70~80 |
| 178 | 66~70 | 68~74 | 72~82 |
| 180 | 67~71 | 70~76 | 73~83 |
| 183 | 68~73 | 71~77 | 74~85 |
| 185 | 69~74 | 73~79 | 76~87 |
| 188 | 70~76 | 74~81 | 78~89 |
| 190 | 72~78 | 76~83 | 80~92 |
| 193 | 73~80 | 78~85 | 82~94 |

### • 2단계: 최적의 체중 범위를 정하라

체격조건을 확인했으니〈표6-2〉를 참조하여 각자의 성별과 신

장에 따른 최적의 몸무게를 알아보라(최적 체중은 범위의 아래 값
이다).

**• 3단계 : 목표로 하는 칼로리 수준을 정하고 실천하라.**

이 프로그램의 핵심원리는 다음과 같다. 이미 최적의 체중에 도
달해 있는 상태라면 필요로 하는 칼로리를 섭취하라 이것이 바로
목표 칼로리 양이다.

다음과 같은 두 가지 방법으로 최적의 체중을 달성할 수 있다.

**방법A**

최적체중(2단계에서 파악한 최적체중범위의 아래 값)과 운동성
을 기준으로 작성된 〈표6-3〉에서 각자의 필수 칼로리 수준(일정한
수준을 유지하기 위해 섭취해야 하는 칼로리의 양)을 확인하라. 만
약 최적체중이 〈표6-3〉에 제시된 체중과 체중 사이에 위치한 값이
라면 중간 값을 계산해서 칼로리 수준 값을 얻으면 된다. 예를 들
어 몸무게가 72.5Kg에 적당히 활동적이라면

**(2,550-2,250)×0.5=150이므로 매일의 필수 칼로리의 양은**

**2,250+150=2,400킬로킬로리가 된다.**

가능하면 적당히 활동적인 수준의 운동프로그램을 실천할 것을
권한다. 최적의 체중을 목표로 필수 칼로리 양을 유지해 나간다면
이 최적의 수준에 도달할수록 체중감소현상(저 체중이라면 체중

증가현상)이 사라질 것이다.

## 방법 B

〈표6-3〉에서 현재의 체중과 운동성을 기준으로 필수 칼로리 수준을 확인한 다음 하루에 500칼로리 내지 1,000칼로리씩 빼라. 하루에 500칼로리씩 빼면 일주일에 0.5Kg, 1,000칼로리씩 빼면 1Kg을 줄일 수 있다.[37]

목표로 하는 (최적의)체중을 유지하는데 필요한 칼로리를 섭취하면서 시작하는 방법A가 좀 더 바람직하다. 그러나 사람마다 물질대사가 다르므로 여러 번 시도를 거쳐 이 값을 정확히 파악해야 한다는 점을 명심하라.

어떤 방법을 사용하든 살을 빼는 과정에서 균형 잡힌 영양소를 충분히 섭취하는 게 중요하다. 중간에 포기하지 않고 성공하려면 새로운 식습관을 체득해야 한다.

음식에 대한 미각선호도와 태도를 바꿔야 한다는 얘기이다. 박탈감과 굶주림의 고통 때문에 체중조절이 실패로 돌아갈 수도 있다. 각자의 이상적인 (최적)체중 1Kg 당 적어도 20칼로리는 먹어야한다. 여성의 경우 매일 1,000칼로리 이상, 남성의 경우 매일 1,200칼로리 이상 섭취해야 한다는 얘기이다.

---

37 지방은 1Kg당 약 7,000칼로리를 저장한다.

● 비활동적 : 하루의 대부분을 앉아있고, 아주 가끔씩만 걸으며, 규칙적으로 운동을 전혀 하지 않는 사람.

● 적당히 활동적 : 일상적으로 걷거나 육체활동이 빈번한 사람, 또, 대개는 비활동적이지만 일주일에 30Km이상 걷거나 달리는 활동에 준하는 규칙적 운동을 실천하는 사람.

● 매우 활동적 : 지속적으로 왕성한 육체활동을 수행하는 사람(예를 들어, 건설, 노동, 우편물 배달, 원예). 비활동적 생활방식을 고수하면서도 일주일에 약 80Km 이상 걷거나 달리는 사람도 '매우 활동적' 인 범주에 들어간다.

필수 칼로리 양은 체중 변화에 따라 바뀐다는 사실을 명심하라. 물질대사율은 사람마다 다르다. 따라서 이 표는 대략의 값만을 제공할 따름이다. 각자의 경험에 기초해 이 표를 부분 조정하는 지혜가 필요하다.

〈표6-3〉 필수 칼로리 수준 표

이 표는 최적의 체중 및 현재의 체중과 활동 정도에 바탕을 두고 계산한 필수 칼로리 수준이다.

| 체중(kg) | 비활동적(Kcal) | 적당히 활동적(Kcal) | 매우 활동적(Kcal) |
|---|---|---|---|
| 40 | 1,170 | 1,350 | 1,620 |
| 45 | 1,300 | 1,500 | 1,800 |
| 50 | 1,430 | 1,650 | 1,980 |
| 55 | 1,560 | 1,800 | 2,160 |
| 60 | 1,690 | 1,950 | 2,340 |
| 65 | 1,820 | 2,100 | 2,520 |
| 70 | 1,950 | 2,250 | 2,700 |

| 체중(kg) | 비활동적(Kcal) | 적당히 활동적(Kcal) | 매우 활동적(Kcal) |
|---|---|---|---|
| 75 | 2,210 | 2,550 | 3,060 |
| 80 | 2,340 | 2,700 | 3,240 |
| 85 | 2,470 | 2,850 | 3,420 |
| 90 | 2,600 | 3,000 | 3,600 |
| 95 | 2,730 | 3,150 | 3,780 |
| 100 | 2,860 | 3,300 | 3,960 |
| 105 | 2,990 | 3,450 | 4,140 |
| 110 | 3,120 | 3,600 | 4,320 |

## 최적의 체지방 비율
## 달성하기

홀쭉한 근육덩어리가 체지방보다 더 무겁다. 두 사람의 신장과 체격과 체중이 모두 같다고 해도 지방 량은 크게 다를 수 있는 것이다. 체중감소의 진정한 목표는 근육과 수분, 일시적인 당원(글리코겐)의 저장을 없애는 게 아니라 지방을 줄이는 것이다. 실제로 이상적인 체중보다는 각자의 이상적인 체지방비율을 알아내는 것이 더 중요하다.

## 비만은 염증을 유발한다

최근 연구에서 과도한 체중으로 인한 건강상의 폐해 이면에 예기치 못한 메커니즘이 존재한다는 사실이 밝혀졌다. 《임상연구저널 Journal of Clinical Investigation》에 발표된 한 논문에서 연구원들은 비만의 결정적 분계점을 넘어서면 그 지방 조직들이 염증성 화학물질을 분비하는 대신 세포(면역계 세포)들로 가득 차게 된다고 보고했다. 대식세포들은 중앙괴사인자-알파(TNF-$\alpha$)도 분비하는데, 이것이 대사증후군과 제2형 당뇨병의 원인인 인슐린 내성을 일으킨다. 심장병, 뇌졸중, 제2형 당뇨병 등 다수의 퇴행성 질환 기저에는 이런 염증 반응의 만성적 활성화 상태가 있다. 연구원들은, 지방세포가 지나치게 많아지면 일부가 분해되거나 새기 시작하고 그로 인해 대식세포가 잔해들을 치우기 시작하는 것으로 가정했다. 나아가 이 대식세포들은 한층 확대된 면역계 지원을 얻어내기 위해 화학물질을 방출하는데, 그 결과 연속적인 염증 반응이 야기된다.

일정량의 체지방은 장기가 받는 충격을 완화하기 위해, 또는 인체의 주요한 에너지 저장원으로서 꼭 필요하다. 여성들은 육아와 수유로 인해 조금 더 많은 지방이 필요하다. 그리고 이것은 2차 성징으로 발달한다. 이상적인 체지방 비율은 남성이 12~20%, 여성이 18~26%이다. 이 비율을 큰 폭으로 초과하거나 밑도는 상태는 건강에 좋지 못하다.

과다한 지방이 몸 어디에 쌓여있느냐에 따라 큰 차이를 보인다. 흔히 올챙이 배라고 부르는 복부지방 과다는 허리 주위로 내장지방이 쌓이는 것인데 아주 해롭다. 《JAMA》에 발표된 한 논문을 통해 연구원들은 허리 대 엉덩이 비율이 높은 여성의 자궁내막암 발병위험률이, 그 비율이 낮은 여성과 비교해 15배 더 높다는 사실을 밝혀냈다. 다른 연구원들에서는 복부비만과 제2형 당뇨병, 고혈압, 심장병 사이에 밀접한 관계가 있음이 드러났다.

## 체중감소를
## 위한 지침

체중은 칼로리를 얼마나 섭취하고 운동은 어느 정도 하며 대사율은 얼마나 되는지를 알려준다. 물론 어떤 음식물을 섭취하는가도 매우 중요하다. 여기에 몇 가지 조건을 덧붙인다.

### 탄수화물을 줄여라

탄수화물, 특히 혈당부하가 높은 탄수화물을 대폭 줄이지 않고서는 체중을 줄이는 일도, 줄일 체중을 유지하는 일도 거의 불가능하다. 혈당부하가 높은 탄수화물 섭취는 더 많은 탄수화물에 대한 갈망으로 이어진다. 저탄수화물에 저혈당부하 식단을 채택하면 식욕을 조절할 수 있고, 중독증세도 줄일 수 있다. 포만감을 느끼면 식사를 중단하는 게 훨씬 더 쉬워지고 매 식사 사이에 공복감을 덜 느끼게 될 것이다. 체중을 줄이려고 노력 중이라면 탄수화물 비중을 전체 칼로리의 1/6이하로 제한하고 설탕제품, 면류, 빵처럼 혈당부하가 높은 탄수화물을 모두 끊어라.

## 지방을 줄여라

식단에서 지방을 줄이면 체중 감소에 도움이 된다. 지방이 많이 늘어있는 음식불은 칼로리 밀도가 더 크기 때분이다. 1g 당 지방은 9칼로리, 탄수화물과 단백질은 4칼로리이다.

## 채소를 먹어라

칼로리 밀도가 낮은 음식물(다시 말해, 칼로리는 적고 무게는 많이 나가는)에 중점을 두어라. 저 녹말 채소가 제격이다. 혈당지수가 낮고 갖가지 유익한 영양소들이 들어있으며, 섬유질이 많고 포만감을 안겨준다.

## 섬유질을 먹어라

적어도 하루에 25g이상 섬유질을 먹어라. 여기에 불용해성 섬유질을 최소 10g 이상 포함시켜라.

## 음식물을 갑작스럽게 바꾸지 마라

살을 빼겠다고 평소와 완전히 다른 식단을 채택하지 말라. 체중 감소를 목표로 한 번에 하나씩만 실천해 나가면 된다. 그 시작은 최적의 체중을 유지하는데 요구되는 필수 칼로리 양을 섭취하는 것이다. 익숙해지는데 2~3주 정도 걸릴지도 모른다. 그러나 궁극적으로는 평생 좋은 습관을 유지하는 궤도에 올라서는 것이다.

## 목표를 건강에 두어라

건강한 생활방식을 목표로 삼았다면 건강상태 개선과 체중감소의 두 마리 토끼를 잡을 확률이 높아진다. 지금 당장 몸무게를 줄이겠다고 조급하게 굴어서는 안 된다. 경험을 즐기는 것이 매우 중요하다. 건강한 체중에 이르는 경험을 건강한 식사경험과 결합시켜라. 몇 달이 더 걸릴 수도 있다. 그러나 살을 빼려고 따로 노력할 필요가 없을 것이다.

사람들이 낙담하여 체중감소 프로그램을 포기하는 주된 이유는 체중이 정체하기 때문이다. 운동으로 근육량이 증가하고 혈관이 확장되면서 일시적으로 체중감소가 중단되거나 조금 찌기도 한다. 그러나 이런 일들은 실제로 매우 바람직한 현상이다. 근육이 지방보다 무게가 더 나가기 때문에 몸무게가 줄지 않은 상태로도 체지방과 허리사이즈를 줄일 수 있다. 여러분의 목표는 체지방을 줄이는 것임을 명심하라.

체중감소에서 가장 중요한 문제 가운데 하나는 뺀 살이 다시 찌는 것이다. 위에서 분비되는 그렐린이라는 호르몬은 식욕을 자극하면서 동시에 물질대사의 속도를 늦춘다. 이 두 가지 효과가 지방 저장량을 늘인다. 이 호르몬은 식사 전에 최고로 분비되며 포만감을 느끼면 감소한다. 그렐린 주사를 맞은 사람들은 엄청나게 배고파진다. 또 어떤 연구는 사람들이 뷔페에서처럼 음식이 무제한으로 제공될 때 훨씬 더 많이 먹는다는 사실을 밝혀냈다.

워싱턴 대학교에서 수행된 최근의 한 연구는 급속하게 체중이 감소하고 난 후에 그렐린이 대거 분비된다는 사실을 보여주었다. 한편 느리고 점차적으로 진행되는 체중감소는 그렐린을 급격하게 분비시키지 않는 것으로 보인다. 바로 이점이 이상적 체중에 점진적으로 다가가야 하는 또 다른 이유이다.

## 운동을 하라

육체활동은 칼로리를 연소하고, 체중을 낮추고 대사율(칼로리 연소속도)을 증가시키는데 매우 중요하다. 운동을 통해 매일 적어도 300킬로리 이상의 열량을 태울 것을 권한다.

## 물질대사 율을 끌어올려라

대사율을 결정하는 가장 중요한 인자는 세포 내의 미토콘드리아이다. 미토콘드리아는 모든 세포에 연료를 공급하는 초소형 에너지 공장이다. 미토콘드리아가 많으면 많을수록 더 많은 에너지를 연소시킬 수 있다. 그렇게 되면 세포는 더 홀쭉해진다. 지방세포에는 미토콘드리아가 거의 없다. 지방세포는 에너지를 연소시키기보다는 에너지를 저장하기 때문이다. 반면에 근육세포는 작업을 수행하기 위해 에너지를 필요로 하므로 미토콘드리아를 많이 갖고 있다. 결국 규칙적인 운동으로 근육세포를 만드는 것으로 미토콘드리아의 수를 늘릴 수 있고, 이를 바탕으로 운동을 하지 않더라도 대사율을 항구적으로 끌어올릴 수 있게 된다.


## 칼로리
## 제한

칼로리 제한(Caloric restriction ; CR)은 줄어든 체중을 유지하는데 아주 중요하다. 칼로리 섭취제한이 노화를 늦추고 수명과 활력을 증대시켜준다는 증거가 폭넓은 동물실험을 통해 확인되고 있다. 이 실험들이 인간수명의 실질적인 연장을 입증하기는 이르다. 그러나 칼로리 제한을 실천하는 사람들에 대한 조사연구는 동물실험에서 목격한 것과 동일한 질병 및 노화표지(aging marker, 나이를 먹어감에 따라 생기는 변화)의 감소를 보여준다. 2,000 건 이상의 동물연구는 다수의 상이한 종들에서 동일한 결과를 보여주었다.

쥐를 대상으로 한 1982년의 한 실험이 대서특필되면서 처음으로 세계인들에게 CR이 소개되었다. 대조군은 정상적인 식단을 제공받았고, 정상수명인 최대 1,000일 가량 살았다. 대조군에 속한 쥐들의 주요사망원인은 심장기능의 퇴화, 신장병, 암이었다. 실험 대상 집단(칼로리 섭취가 제한된 쥐들)의 식단은 대조군보다 칼로리가 1/3 더 적었다. 그러나 비타민, 무기질, 단백질, 필수지방산 등의 영양소는 충분히 공급 받았다. 칼로리 섭취가 제한된 쥐들은 약 1,500일 동안 살았다. 수명이 50% 더 늘어난 셈이다.

칼로리 섭취가 제한된 쥐들은 더 오래 살았을 뿐만 아니라 수명의 막바지에 이르러서도 대조군의 노년에 수반되었던 쇠약상태, 건강악화, 기능둔화, 노화의 외양을 대체로 드러내지 않았다. 예를 들어보자. 초기에는 매끄럽고 하얀색인 대조군 설치류의 털이 24개월쯤 되면 대체로 회색으로 변하고 지성을 띠게 된다. 이와 대조적으로 칼로리 섭취가 제한된 설치류는 40개월 이상 빛나는 하얀색 털가죽을 유지했다. 칼로리를 적게 섭취한 쥐들은 동일 연령의 대조군보다 미로달리기에서도 훨씬 더 뛰어난 능력을 보여주었다. 당뇨병과 백내장의 발병률 및 면역계의 위력도 훨씬 더 나았다.

대조군들의 쥐들이 죽고 나서 한참이 지났는데도 이들은 계속해서 빛나는 털가죽을 유지했다. 또 암 및 기타 질병의 발생률도 매우 낮았으며, 에너지와 반응성의 수준도 대조군보다 높았다. 칼로리 섭취를 제한한 쥐들이 죽었을 때 특별한 사망원인이 없는 것 처럼 보였다.



## 식욕억제

체중감소약물을 개발하는 접근 중 하나는 식욕을 억제하는 것이다. 내스테크제약(Nastech Pharmaceutical)이 개발 중인 코스프레이의 바탕을 이루는 아이디어가 바로 이것이다. 현재 1단계 실험중인 이 스프레이는 PYY호르몬에 기반하고 있다. 이 호르몬은 위가 가득 찰 때 방출된다. 이 약물은 실제로 위가 차지 않았는데도 포만감을 유발한다.

다양한 연구에 의해 호르몬인 렙틴과 그렐린이 식욕통제에서 강력한 역할을 수행한다는 것이 밝혀졌다. 바바라칸(Barbara Kahn)이 주도하는 하버드의 한 연구에서 이 호르몬들이 AMPK효소(AMP로 활성화되는 단백질 키나아제)에 영향을 미쳐 식욕이 통제되는 것을 알아냈다. 쥐를 대상으로 한 실험에서 AMPK를 억제하자 동물들이 더 적게 먹으면서 체중이 줄어들었는가 하면 AMPK를 늘리자 정반대의 결과가 일어났다. 연구논문의 저자들은 AMPK를 세포의 에너지 상태를 감시하는 '연료척도' 라고 설명한다. 이 사실은 인간의 AMPK 수치를 조절하는 약물이 동일한 효과를 발휘할 가능성이 있음을 시사한다.

잡지 《사이언스 Science》에 발표된 한 논문에서 연구원들은 렙틴과 그렐린이 식욕에 영향을 미치는 또 다른 메커니즘을 보고했다. 실제로 이 호르몬들은 뇌가 자신의 배선을 바꾸도록 만든다. 전에는 이 호르몬들이 다른 호르몬과 마찬가지로 뇌세포 활동에 직접적인 영향을 미친다고 믿었다. 그러나 이 연구는 렙틴이 먹는 행위를 억제하는 신경결합을 강화하고, 식욕을 증대시키는 신경결합을 약화시킨다는 사실을 보여주었다. 그렐린은 정반대로 작용했다. 렙틴의 작용에 따른 신경의 변화를 원상태로 돌릴 수 있는 것이다. 보스턴에 위치한 베스 이스라엘-디커니스 메디컬 센터(Beth Israel-Deaconess Medical Center)의 제프리 플라이어(Jeffrey flier)박사는 이렇게 말한다. "마치 뇌가 동물들이 원하는 체중을 기억하고 그걸 목표로 행동하는 듯하다." 이 연구는 식사행위에 영향을 미치는 렙틴과 그렐린의 위력을 분명하게 보여준다. 따라서 두 호르몬의 균형 상태를 개조하는 약물이 개발된다면 우리의 식사행위를 더 건강한 방향으로 재 프로그램 할 가능성이 생긴다.

어쩌면 노년에 따른 죽음이었을 것이다. 샌안토니오에 위치한 텍사스대학교 건강과학센터(Health Science Center)의 생리학자 에드워드 마소로(Edward Masoro)박사는 이렇게 말했다. "녀석들의 속을 들여다보았더니 완벽하게 깨끗했다."

광범위한 동물을 대상으로 무수한 실험이 행해졌고, 그것들은 한결같은 결과를 보여주었다. 칼로리 섭취를 제한한 동물은 30~50% 더 오래 살고, 더 느리게 늙어가고, 연장된 수명의 막바지에 이르러서도 일반적으로 질병에서 훨씬 더 자유로웠다.

# 칼로리 제한은
# 어떻게 작용하는가?

그렇다면 칼로리 섭취 제한이 효과를 발휘하는 이유는 무엇일까? 뜻밖에도 이 장을 마무리하고 있을 즈음에 중요한 증거 하나가 확인되었다. 하버드의과대학의 조슬린 당뇨병센터(Joslin Diabetes Center) 책임자 C. 로널드 칸(C. Ronald Kahn)박사와 동료 연구원들은 단 한 개의 유전자가 결여된 유전자 조작 쥐를 만들어냈다. 빠진 유전자는 지방세포가 지방을 저장할 수 있도록 해주는 인슐린의 능력을 통제하는 유전자였다. 이렇게 '지방 특정의 인슐린 수용체가 파괴된'(Fat-specific Insulin Receptor Knock Out ; FIRKO)쥐들은 정상 쥐보다 엄청나게 더 많이 먹으면서도 체지방은 50~70% 적게 보유했다. 그 쥐들은 당뇨병에도 저항성을 보였고, 대조군보다 더 오랫동안 건강한 상태를 유지했으며, 18% 더 오래 살았다.

### 적은 체지방

FIRKO 쥐들의 식사가 칼로리 제한과는 정반대 양상을 띠었음에도, 그들은 일부나마(다는 아닐지라도) 칼로리 섭취 제한의 혜택을 받았다. 이것은 칼로리 제한의 이면에서 적어도 하나의 메커니즘이 체지방을 낮게 유지해주고 있음을 암시한다.

## 혈당수치

FIRKO 쥐와 칼로리를 적게 섭취한 동물은 혈당수치가 훨씬 낮았다. 그것은 이 동물들이 정상적 식사를 하는 동물들과 동일한 속도로 포도당을 연소시키기 때문이다. 그러나 칼로리 섭취는 더 적기 때문에 사용되지 않고 남아있는 포도당이 적은 것이다.

## 자유라디칼의 수준

반응성이 매우 높은 이 분자들은 부적절한 음식물 대사의 부산물이다. 자유라디칼은 인체조직을 점진적으로 퇴화시키고, 특히 세포막을 연약하게 만든다. 많은 연구원들이 노화의 일부는 혈류를 타고 도는 자유라디칼 때문이라고 말한다. 칼로리 섭취를 제한당한 동물은(더 적은 음식물 대사의 결과로) 자유라디칼이 훨씬 더 적었다. 따라서 자유라디칼이 세포막에 입히는 피해도 더 적게 발생했다. 연구원들은 자유라디칼을 제거하는 간 효소수치가 칼로리를 적게 섭취한 동물에서 60% 가량 더 높게 나온다는 사실도 발견했다.

## DNA 수리

몇몇 연구원들은 칼로리 섭취를 제한당한 동물이 더 왕성한 DNA 수리 효소를 갖는다는 사실을 발견했다. DNA 정보가 손상되면 암이 발생하고 노화과정이 촉진된다. 그러므로 이런 효소들의 유효성이 입증되면 동물의 노화과정을 어느 정도 늦추고 종양 발생률을 낮출 수 있을 것이다.

## 평생 동안 섭취한 칼로리의 양

칼로리 섭취가 제한된 동물과 정상적인 식사를 한 동물이 평생 동안 먹었던 음식물의 총량이 거의 같다는 사실은 무척이나 흥미롭다. 칼로리 섭취를 제한한 동물들은 정상적으로 식사를 한 동물들에 비해 하루에 2/3정도의 음식물을 먹었다. 그러나 그들이 50% 더 오래 살았다. 결국 평생에 걸쳐 섭취하는 음식물의 총량은 얼추 같았던 것이다. 이것은 살아있는 세포를 시간의 추이보다는 연료 소모에 따라 고장 나는 열기관으로 보는 개념과도 일맥상통한다.

그러나 생명을 연장해주는 칼로리 제한에는 한계가 있다. 충분한 영양소를 획득해야 할 필요성 때문이다. 예를 들어, 칼로리를 정상수준의 1/3까지 제한하고 3배 더 오래살기를 기대할 수는 없다. 비타민, 무기질, 단백질, 및 기타영양소를 충분하게 공급받지 못하면 아프게 되고, 그 결핍 상황이 바뀌지 않을 경우 결국 죽고 말 것이다. 적어도 쥐 같은 동물의 경우 장수를 위한 최적의 칼로리 수준은 자유로운 식사량의 2/3정도 된다. 그 아래로 내려가면 적절한 영양을 확보하기가 어렵다.

## 칼로리 제한을
## 인간에 적용하기

인간의 집단에 대한 수많은 연구가 칼로리 제한의 인간 적용 가능성을 예증해준다. 예를 들어, 일본의 오키나와 지방에는 북동부의 다른 현들보다 100세 이상의 노인이 40배 더 많다. 그들은 60세 이전에는 심각한 질병을 거의 않지 않는다. 오키나와 주민들은 일본의 다른 지역 동년배들보다 훨씬 더 오랫동안 활력을 유지한다. 식단에서 확인할 수 있는 주요한 차이점은 칼로리 섭취가 더 적다는 것이다.

동물 연구결과를 인간에게 적용하는 과정에서 일부 연구원들은 인간의 최대수명이 120년에서 180년으로 확장될 수 있을지도 모른다고 추정했다. 물론 현재 120살까지 사는 사람은 거의 없다. 이 계산은 이론적 수명의 최대 가능치를 언급하는 것으로, 생명공학과 나노기술을 적용하면 수명은 다시 엄청나게 연장된다. 칼로리를 줄인 건강한 식사를 함으로써 현재의 생물학적 수명을 최대한 활용할 수 있는 가능성이 더 많아졌다.

# 칼로리 제한을
# 위한 지침

칼로리 제한을 통해 얻을 수 있는 중요한 결과는 체중감소이다. 엄격한 칼로리 섭취 제한 지침을 준수하는 사람들은 결국 수척해질 정도로 몸이 마르게 된다. 그러나 이런 방법은 바람직하지 않다. 앞에서 언급한 조슬린 센터의 최근 연구에 따라, 칼로리 섭취를 제한하는 데는 체지방을 낮추는 목적도 있음을 명심하라. 그러므로 칼로리 섭취는 적당하게 제한하는 것이 좋다. 동물실험에 적용된 35% 감소처럼 너무 지나쳐서는 안 된다.

다음의 지침을 참조하라.

- 최적체중 0.5Kg 당 최소 12킬로칼로리를 먹어라. 예를 들어, 최적체중이 50Kg인 여성은 하루에 적어도 1,200킬로칼로리를 섭취해야한다. 최적체중이 75Kg인 남성은 하루에 최소 1,800킬로칼로리 이상을 섭취해야한다. 각자의 활동도에 따라 이 값은 앞 쪽의 표로 작성된 필수 칼로리 양보다 10~33% 까지 낮아진다.
- 각자의 최소체중을 이 장의 표를 바탕으로 도출해낸 최적 체중의 95%로 설정하라. 예를 들어 최적체중이 80Kg 이라면 최소체중은 76Kg이다. 체중이 이 최소값 밑으로 떨어지면 칼로리 섭취를 늘려야 한다.
- 칼로리 밀도가 낮은 음식물을 선택하라. 칼로리를 줄이는 가장 좋은 방법

은 감자와 쌀보다는 브로콜리와 양배추 같은 저 녹말 채소를 먹는 것이다. 이 것들은 포만감을 주고 칼로리가 비교적 적다.

● 섬유질에 초점을 맞춰라. 섬유질은 부피가 크고 씹히는 느낌이 좋으며, 그 칼로리를 소화할 수도 없다. 섬유질은 다른 건강상의 혜택도 가져다준다. 콜 레스테롤 수치를 낮추고, 규칙적인 배변을 도와주며, 대장암 발생의 위험을 줄여준다. 물론 대부분의 채소에 섬유질이 많이 들어있다. 탄수화물 대체물 로 고안된 음식물도 많이 있다. 이것들은 녹말의 부피와 씹히는 느낌을 대체 하기 위해 섬유질(또는 채소단백질)을 사용한다. 저탄수화물 시리얼과 빵이 그런 것들이다.

# 칼로리
# 차단제

체중을 줄이는 또 다른 전략은 음식물을 먹고 난 다음 소화를 차단해버리는 것이다. 탄수화물과 지방을 상대로 아직까지는 한계가 있지만 유효한 방법들이 개발되고 있다.

### 녹말소화 차단제

'녹말 소화를 차단하는' 보충제와 약물은 기본적으로 녹말을 섬유질에 준하는 물질로 바꾸어버린다. 이 차단제들은 아밀라아제와 결합한다. 아밀라아제는 녹말을 인체가 흡수할 수 있는 단당류로 분해하는 효소이다. 아밀라아제가 비활성 상태에 빠지면서 음식물의 녹말이 소화되지 않고 소화관을 통과하게 된다. 소화되지 않은 녹말은 대장에 도착한다. 여기서 장내 세균이 녹말에 작용한다. 섬유질이나 다른 소화되지 않은 성분들과 비슷하게 취급되는 것이다.

### 주의사항

탄수화물을 많이 먹고 녹말 소화 차단제를 사용하면 과다한 가스, 복부팽대, 헛배 부름, 세균과다증식 등이 발생할 수 있다. 저탄수화물 식사에서는 과다한 가스가 문제되지 않는다. 살을 빼려고 노력중이라면 녹말소화차단제를 저탄수화물 식단에 대한 부속물 정도로 여겨야 한다. 그렇지 않으면 대사증후군이나 제2형 당뇨병에 걸릴 수도 있다. 녹말소화차단제는 탄수화물의 포도당부하를 줄여준다. 인슐린 내성이 있는 사람들에게는 다행스런 일이다. 녹말소화차단제를 사용해도 탄수화물은 여전히 전체 칼로리의 1/6 이하로 섭취해야 한다.

여러 해 동안 시장에서 판매되어온 녹말소화차단제는 바이엘(Bayer)사의 프리코스이다. 프리코스는 식사와 함께 복용하는 처방약이다. 더 최근에 나온 녹말소화차단제는 글리셋(Glyset)이다. 처방전 없이 활용할 수 있는 '천연의' 녹말 소화차단제도 많다. 그러나 이 제품들을 사용한 비공식 실험결과는 잡다하기 이를 데 없었다. 프리코스가 처방전 없이도 살 수 있는 녹말 소화차단제들 보다 더 효과적임을 알 수 있다.

## 지방소화차단제

제니칼(Xenical)은 지방을 분해하는 중요한 소화효소 라파아제를 차단하는 처방약이다. 제니칼은 섭취한 지방의 1/3가량을 차단한다.

또 다른 것으로 키토산이라고 하는 '천연' 중합체가 있다. 이 갑각류 유도체는 건강식품 가게에서 구할 수 있지만 제니칼보다 효과가 떨어진다. 키토산은 지방산과 직접 결합한다. 키토산은 최대 6배 무게까지 지방에 들러붙을 수 있다. 지방은 소화할 수 없는 상태로 변하고 그렇게 소화관을 통과한다.

## 주의사항

지방소화차단제는 비타민 E와 같은 지용성 비타민을 억제한다. 따라서 지용성 보충제를 복용했다면 앞뒤로 세 시간 이내에는 지방소화차단제를 사용해서는 안 된다. 지방소화차단제는 오메가-3 지방과 올레산 등 몸에 좋은 지방과 음식물에 들어있는 지용성 비타민도 차단한다.

만약 여러분이 섭취한 지방이 대체로 건강에 유익한 것이라면 이 지방의 일부가 지방소화차단제와 결합하는 것을 어느 정도 허용할 수도 있다. 체지방 억제제는 물론이고 더욱 효과적인 칼로리

차단제가 개발되고 있다. 어쨌든 칼로리 섭취를 제한하고, 체중을 낮게 유지하는 것은 엄청난 이익을 가져다준다. 혈당부하가 높은 음식물을 배제하고 탄수화물을 제한하고 지방이 적은 식단으로 적당하게 칼로리 섭취를 제한 한다면, 날씬한 몸매를 유지하면서도 여전히 풍성한 음식을 즐길 수 있을 것이다.



## 무제한의 칼로리 제한

섹스에 대한 관심을 억누름으로써 효력을 발휘하는 경구피임약은 언젠가 시장에서 외면당할 것이다. 마찬가지로 사람들은 먹는 행위의 감각적 쾌감을 즐긴다. 당연히 그 식도락이 제한당하는 것도 원하지 않는다. 현재의 해결방안은 혈당부하가 낮고 탄수화물이 제한되고, 일반적으로 지방이 적은 식단을 통해 식이요법을 하는 것이다.

그러나 원하는 만큼 먹으면서도 칼로리 제한의 혜택을 누리고 동시에 날씬한 몸매를 유지할 수 있다면 더 바랄나위가 없을 것이다. 따라서 식욕을 통제하는 약물이 계속해서 중요한 역할을 할 테지만, 뭐니 뭐니 해도 식이요법 약물의 핵심은 우리가 원하는 만큼 먹으면서도 최적의 체중을 유지할 수 있도록 해주는 약물일 것이다.

조슬린센터의 연구에서 쥐의 지방세포에서 지방 인슐린 수용체(fat insulin receptor ; FIR)유전자를 차단하자 쥐들은 많이 먹으면서도 홀쭉한 몸매를 유지할 수 있었다. 왜일까? 연구책임자 C.로널드 칸 박사는 이렇게 말했다. "지방 세포가 지방을 저장하는데 인슐린이 필요한데, 이 유전자를 차단하자 쥐들은 지방을 더 적게 가질 수밖에 없었다. 따라서 노화나 과식으로 발생하는 비만에 빠지지 않았다.”
약물 개발자들은 현재 이 결과를 인간에 적용할 수 있는 약물로 전환
하기 위해 노력중이다. 이런 약물이 나온다면 대 히트 상품이 되리라
는 것은 불을 보듯 뻔하다.

텍사스대학교 사우스 웨스턴 메디컬센터(Southwestern Medical
Center)의 로저 언저( Roger Unger)와 동료들은 식욕을 통제하는 렙
틴(호르몬)의 유전자를 운반하도록 유전적으로 조작된 바이러스를
쥐의 간에 주사하는 실험을 했다. 그러자 이 쥐들이 렙틴을 많이 분
비했고 몸무게가 줄어들었다. 렙틴은 통상 지방세포에 의해 생산된
다. 그러나 지방세포는 내부에서 생산되는 렙틴에 대해 내성을 일으
킨다. 렙틴이 또 다른 기관(간)에서 분비되자 지방세포가 렙틴에 민감
하게 반응했던 것이다. 놀랍게도 이 쥐들의 지방세포는 지방을 더 적
게 가졌을 뿐만 아니라 비정상적일 만큼 많은 수의 미토콘드리아를
가지고 있었다. 일반적으로 지방세포에는 미토콘드리아가 거의 없는
반면 많은 에너지가 필요한 근육세포에는 많다.

지방세포에서 미토콘드리아의 수가 늘어났다는 것은 주목할 만한
사실로 이전에는 확인된 바가 없었다. 이 방법이 완성되면 항구적으
로 물질대사를 증대시키는 효과가 있을 것이다. 그 효과는 바로 체중
감소로 이어진다.

## 평생건강관리 측면에서 본
## 최적체중 유지의 필요성

이미 알고 있는 여러 임상연구결
과를 통해 우리는 비만이 각종 성인병(고혈압, 당뇨병, 이상지혈증

등) 그리고 심혈관 질환의 발생을 증가시킬 뿐 아니라 많은 암의 발생을 증가시키는 것과 밀접한 관련이 있다는 사실에 놀랐을 것이다.살이 찐 게 원인이라면 빼면 될 일⋯ 그렇다면 지금이라도 살을 뺀다면 암은 예방이 되는 것일까? 만약에 안 빼고 버티다 불행히도 암에 걸리면 정상 체중인 사람보다 많이 불리할까? 또, 설령 치료가 되었다는 판정을 받았더라도 두 다리를 뻗고 잘 수 있는지 등등⋯. 여러 가지 머릿속에 궁금한 것들이 스쳐지나갈 것 같다.

이번 시간에는 비만과 암의 예후와 관련하여 독자들이 궁금해할 것 같은 내용을 위주로 정리해 보도록 하겠다.

## 비만한 사람이 체중을 감량하면 암 발생이 줄어들까? : 최고의 암 예방약은 '금연과 적정 체중 유지!'

현재까지 연구들에 의하면 비만인 사람이 체중을 감량하면 유방암, 전립선암, 대장암 발생 위험이 낮아지는 것으로 보고되고 있다. 물론 모든 암에서 체중감량이 암 예방에 효과가 있다고 보기는 어렵다. 하지만 현재까지 비만한 사람들에서 발생이 증가하는 암의 경우 체중 감량이 암 예방에 효과적일 것으로 판단하고 있다.

세계 암 연구기금(WRCF)에서도 암 예방 10가지 생활수칙을 담은 보고서를 발표하면서 보고서 첫 번째 내용으로 수록한 것이 적정한 체중 유지였다. 따라서 비만한 사람에게서 체중감량은 '암 예방을 위한 부작용 없는 장기 처방' 의 하나로 생각 된다.

**비만은 암 환자의 재발률을 높인다.**

유방암 환자 약 7천명의 여성을 대상으로 한 미국의 연구 자료를 분석한 결과, 비만이나 과체중 여성에 해당하는 여성이 체중이 정상인 여성에 비해 유방암 재발위험이 30% 더 높았다.

특히 유방암 재발위험은 에스트로겐 수용체 양성 유방암에서 더 두드러지게 나타났는데, 에스트로겐 수용체 양성 유방암은 전체 유방암의 70% 이상을 차지할 정도로 매우 흔하다.

또한 남성에서도 과도한 체중은 전립선암의 재발 위험을 높인다. 즉, 체질량지수가 높아 비만한 남성일수록 암 재발 위험이 높아져 비만 지수가 상위 25% 인 남성은 하위 25%인 남성에 비해 치료 후 전립선암을 앓을 가능성이 8배가량 높은 것으로 나타났다. 또한 비만 지수가 상위 37%, 하위 37%인 사람들 역시 하위 25%인 사람들보다 각각 6.5배, 3.5배 높았다. 이처럼 비만은 암 환자의 재발과도 연관이 있다.

**비만은 암환자의 사망률에도 영향을 준다.**

암종별로는 비만한 사람에서 암으로 인한 사망의 위험도가 남자의 경우 간암이 4.5배, 췌장암이 2.6배, 식도암이 1.6배, 암 진체적으로 1.5배 증가한다고 하였다. 여자의 경우에는 자궁암이 6.3배, 신장암이 4.8배, 식도암이 2.6배, 암 전체적으로는 1.9배 증가한다고 하였다. 또한 비만한 유방암 환자는 치료를 하더라도 재발이 높고 생존 기간이 더 짧았으며 유방암 중에서도 치료 성적이 가장 좋지 않은 염증성 유방암의 위험이 더 증가하였다. 이처럼 비만은 암 발생율도 증가시키고 암 환자의 사망률을 상승시킨다. 따라서 적절한 체중관리는 건강한 사람에서의 암 예방과 더불어 암 치료를 받은 적이 있는 암 생존자에게도 매우 중요하다.

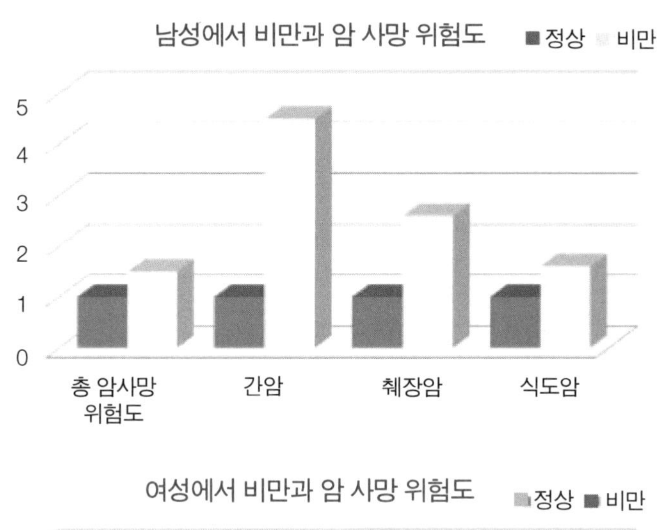



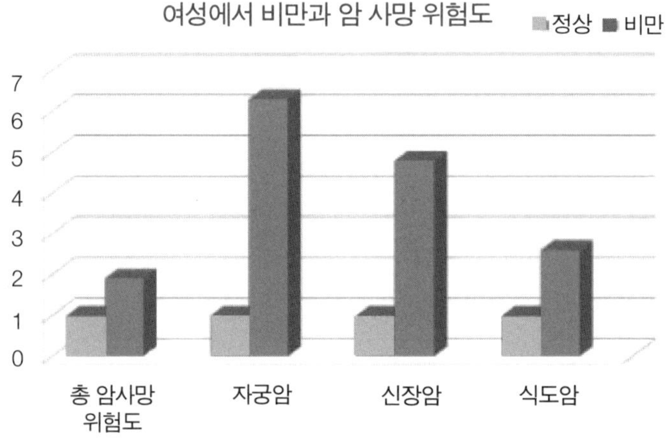

**비만한 암환자도 살을 빼면 암의 재발율도 감소한다.**

그렇다면 비만한 암 환자들이 체중을 감량한다면 어떠한 효과가 있을까? 미국 워싱턴 주 유방암센터에서는 체중 감량이 유방암 재발에 도움이 되는지를 알기 위하여 다음과 같은 실험을 하였다. 우선 유방암을 앓았던 환자 중 과체중이나 비만에 해당하는 439명의 여성을 4그룹으로 나누었다.

한 그룹은 주로 걷기를 중심으로 한 운동을 하게 했고, 한 그룹은 다이어트를, 또 한 그룹은 운동과 다이어트 둘 다를 하게 했으며, 나머지 한 그룹은 둘 다 하지 않게 했다. 그 결과 단순히 운동만 시행한 그룹에서는 체중감량이나 유방암 발병과 관련된 호르몬(에스트로겐)의 수치 변화가 크지 않았다. 반면 다이어트, 혹은 다이어트와 운동을 병행한 그룹은 평균 10% 정도 체중이 감량되었고 체중 감량 수치에 따라 유방암 발병과 관련된 호르몬들의 수치들이 떨어지는 것을 확인할 수 있었다.

그렇다면 암 재발의 예방을 위해 어느 정도의 체중 감량이 도움을 줄까? 이는 확실하게 정립된 것은 아니지만 체중 감량과 유방암 재발을 살핀 한 연구에 따르면 체중의 5% 정도를 감량하는 것만으로 에스트로겐 감수성이 있는 유방암을 줄이는 네 효과가 있는 것으로 나타났다.

지금까지 우리는 비만이 이전부터 익히 알고 있는 뇌심혈관질환뿐 아니라 다양한 암의 발생을 증가시키는 위험인자이며 비만한 암환자의 예후까지도 관련이 있는 것을 알 수 있었다. 금연과 더불어 운동 및 건강한 식습관 유지 등, 비만을 유발하는 여러 가지 생활 습관을 건강하게 바꿈으로서 암 발생을 70%나 예방할 수 있기에 건강한 습관을 통해 비만을 해결함으로써 고혈압, 당뇨병, 뇌심혈관질환 뿐 아니라 암까지 예방할 수 있다면 그보다 더 좋은 일은 없을 것이다.

「평생건강관리 측면에서 본 최적체중 유지 필요성 자료출처 : 충남대학교병원 정진규 교수 기고」

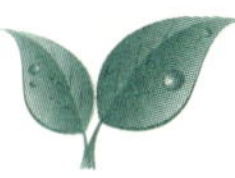

# 7장

# 달콤하게 유혹하는 악마! 설탕

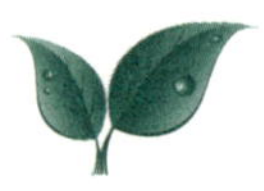

사탕수수는 약 1만 년 전 뉴기니에서 처음 재배되었다. 그것이 홍역, 천연두, 독감과 함께 북아메리카에 도입된 것은 1493년으로, 크리스토퍼 콜럼버스에 의해서다. 이후 해를 거듭하면서 설탕 소비는 꾸준히 증대해 왔다. 백설탕과 꿀, 당밀, 고과당의 옥수수시럽 등 기타 감미료의 연간 1인당 소비량이 미국에서만 현재 약 70Kg으로 추정된다. 이렇게 많은 양을 먹게 된 것은 비교적 최근의 일이다.

100년 전에는 연간 1인당 설탕 소비량이 2kg 미만이었다. 오늘날에도 저개발국가에서는 훨씬 더 적은 양의 설탕을 소비한다. 예를 들어 아프가니스탄의 1인당 소비량은 1999년에 1Kg에 불과했다.

설탕의 상당부분이 청량음료의 형태로 섭취된다. 2002년에 미국 청량음료협회(National Soft Drink Association)는 미국인이 매년 1

인당 200 *l* 의 청량음료를 소비한다고 발표했다. 200cc컵으로 1,000잔에 상당하는 양인 것이다. 청량음료 소비는 1972년 이래 2배, 1945년 이래 6배로 늘어났다. 설탕은 다수의 식품제조물에도 들어간다. 식품제조업자들에게 매력적인 특징을 많이 갖고 있기 때문이다. 설탕은 값이 싸고, 맛이 좋고, 온갖 음식에 사용할 수 있고, 저장이 용이하고, 어느 정도 중독성을 갖기도 한다.

2003년 세계보건기구는 〈식사, 영양, 만성적 질병의 예방 Diet, Nutrition and Prevention of Cbronic Diseases〉이라는 보고서에서 전 세계인에게 단당류로 섭취하는 칼로리를 25%에서 10% 미만으로 줄일 것을 경고했다.

미국의 '공식' 정책도 세계보건기구와 일치하고 있다. 그러나 실제로는 이 정보가 효과적으로 홍보되고 있지 않다. 뉴욕대학교의 매리언 네슬(Marion Nestle)박사는 이렇게 말한다. "미국 농무부의 음식 지침피라미드를 보면 설탕이 들어있지 않은 음식은 불과 7~12%밖에 안 된다. 그러나 그들은 진실을 알리려고 하지 않는다. (설탕)산업계의 압력이 두려운 것이다. 산업계는 아주 공격적으로 대응하고 있다."

건강에 유익한 식단이나 체중감소프로그램에 도전한다면 그게 어떤 것이든 설탕을 없애거나 대폭 줄이는 것부터 시작되어야 할 것이다.

# 인슐린 :
# 지방 생성원

전통적 의학은 극단적이리만치 단순한 개념을 아주 오랫동안 고수해왔다. 사람을 뚱뚱하게 만드는 것은 지방섭취뿐이라는 생각이 그것이다. 의사들은 이제 설탕과, 인체에서 신속하게 설탕으로 바뀌는 기타 단순 탄수화물을 섭취하는 게 체중과다의 중요한 원인이라는 사실을 알고 있다.

설탕은 지방으로 신속하게 전환됨으로써만 피해를 입히는 게 아니다. 혈액의 인슐린 수치를 끌어올리는 게 문제이다. 인슐린은 췌장에서 특수하게 발달한 소도세포(islet cells)에서 분비되는 호르몬으로, 혈당의 상승을 낮추는 역할을 한다.

이 호르몬은 1921년 F.G.벤팅(F.G. Banting)박사에 의해 '발견'되었지만 아주 오래전부터 존재해온 분자이다. 인슐린의 역사는 거의 4억 년 전으로 거슬러 올라간다. 인슐린의 주된 역할은 유기체가 장차 사용할 포도당을 저장하는 것이다.

인슐린이 없다면 인류를 포함한 모든 동물이 세포가 사용할 포도당(설탕)을 지속적으로 공급하기 위해 쉬지 않고 먹어야 할지도 모른다. 거의 모든 인체세포가 표면에 인슐린 수용체를 갖고 있다. 인슐린이 이 수용체와 결합하면 세포막의 문이 열리면서 설탕분자들이 혈류에서 세포로 들어간다. 인슐린이 없으면 설탕이 세포로 들어갈 수 없게 되고 결국 세포는 죽는다. 그러나 인슐린이 너무 많아지면 그 자체로 심각한 문제가 발생한다.

인간의 식단에 설탕이 추가된 것은 비교적 최근의 일이다. 그 이전에는 거의 모든 사람이 인슐린 수치가 매우 낮았다. 일반적으로 데시리터당 5나노 그램 이하였다. 요즘은 인슐린수치가 훨씬 더 높아졌고, 20나노 그램 이상까지 치솟는 경우도 있다. 미국인의 약 2/3가 과체중이거나 비만이다.[38]

설탕이 가미된 청량음료를 마시거나 사탕이나 도넛처럼 설탕이 첨가된 스낵을 먹을 때 어떤 일이 일어나는지 알아보자.



## 수명을 단축시키는 설탕

과체중이나 비만 - 자신의 최대건강체중보다 30% 더 나가는 몸무게로 정의된다 - 은 자신감이나 복장선택의 문제만을 불러일으키는 게 아니다. 과도한 체중은 수면에도 큰 영향을 미친다. 앞에서 우리는 아주 많은 사람들이 보이지 않는 절벽을 향해 걸어가듯 삶을 살고 있다고 말했다. 체중이 증가하면 속도를 내서 절벽을 향해 달려가는 꼴이 된다. 현재 미국 성인의 약 2/3가 과체중상태이다. 세 명 가운데 한 명이 임상적으로 비만이다. 10년 전에는 절반이 과체중이었고, 다

---

38  전미보건통계센터(National Center for Health Statistics)에 따르면, 2000년 현재 미국인의 64.5%가 과체중이고, 30.5%가 비만이다.

섯 명 가운데 한 명이 비만이었다.

《JAMA》에 발표된 최근의 논문에 따르면, 20세의 비만여성은 평균수명이 8년 단축될 것이고, 20세의 비만 남성은 정상체중의 동년배보다 무려 13년 더 일찍 죽을 것이라고 한다. 인생의 후반기에 살이 찌는 것은 그 영향이 비교적 덜하지만 그래도 여전히 수명에 큰 영향을 미친다. 40세에 비만이 아니라 단순한 과체중일지라도 평균수명은 3,1년 짧아진다.

1. 혈액 속에서 설탕(포도당)이 급격하게 증가한다.

2. 혈류 속으로 인슐린이 빠르게 분비된다. 혈액이 지나치게 끈적끈적해지는 것을 막기 위한 조치이다. 그러나 인슐린이 많아지면 혈압이 높아지고 체지방도 늘어난다. 체액 저류, 호르몬 불균형 등이 발생한다.

3. 혈액을 타고 순환하는 설탕이 지나치게 많으면 이것들이 몸속에서 단백질과 결합해 AGE(advanced glycation end product)라는 변형단백질을 만든다. AGE는 조기 노화 등 수많은 질병과 관계가 있다.

질병통제예방센터(Centers for Disease Control and Prevention : CDC)에 따르면 미국 성인인구의 약 1/4 이 대사증후군이라고 하는 심각한 설탕처리 불능상태에 빠졌다고 한다. 심장발작을 일으키는 환자의 적어도 절반이 어느 정도는 대사증후군을 앓고 있을 것으로 추정된다. 현재 대사증후군은 심장병의 가장 기초적인 위험인자로 알려져 있다.

# 대사증후군(TMS) :
## 문명병

          일명 '올챙이 배'라고도 하는 복부비만을 가진 사람들은 대사증후군을 앓고 있을 확률이 매우 높다. 거의 모든 경우에 대사증후군은 좋지 않은 음식을 너무 많이 먹어서 생긴다. 다행스럽게도 대사증후군은 적절한 식사와 생활방식을 채택하면 완벽하게 피할 수 있고 치료할 수 있다.

대사증후군이라는 용어는 1988년 제럴드 리번(Gerald Reaven) 박사에 의해 처음 사용되었다. X증후군 또는 인슐린 내성 증후군이라고도 알려진 대사증후군은 인체의 조직들이 인슐린의 영향에 저항성을 드러내면서 나타나는 일련의 비정상적 대사 활동이다.

설탕이나 기타 탄수화물을 섭취할 때 인체조직들이 '정상적인' 인슐린 수치에는 반응하지 않는다는 얘기이다. 따라서 췌장은 혈당수치를 끌어내리기 위해 계속해서 증가된 양의 인슐린을 분비해야한다.

대사증후군으로 인해 더욱더 빨리 늙고, 일련의 재앙과도 같은 질병에 걸릴 확률은 더욱 높아진다. 대표적인 것이 심장병, 암, 알츠하이머병이다. 당뇨병, 고혈압, 가중신경질환, 관절염도 빼놓을 수 없다. 대사증후군을 앓는 사람들은 항상 피곤하고, 살을 빼는데 어려움을 겪으며 기억력이 시원찮아지고, 집중력이 떨어지고, 화를 잘 낸다.

다음의 다섯 가지 병증 가운데 세 가지 이상이 해당되면 대사증
후군을 의심해 봐야한다.



공식적인 진단기준으로 채택되지는 않았지만 새로운 연구는
'소형의' LDL콜레스테롤 입자(쉽게 동맥 혈관 벽을 파고들어 플
라크를 형성하는 입자)를 비교적 많이 가진 사람들이 대사증후군
에 걸릴 위험이 상당히 높다는 것을 보여주었다.

대사증후군은 미국인들에게 가장 흔한 대사질환이다. 약 4,700
만 명의 미국인이 대사증후군을 앓고 있는 것으로 추정된다. 대사
증후군은 노년에 이를수록 현저하게 증가한다.

20대는 7%만이 대사증후군을 앓고 있지만, 60대와 70대는 무려

---

38 고혈압 및 당뇨병 치료약을 복용하고 있으면 고혈압이 있거나 공복혈당수치가 높은 것으로 본다.

44%가 대사증후군으로 고통 받고 있다. 대사증후군과 제2형 당뇨병 사이에는 직접적인 관계가 있다. 그나마 다행인 것은 대사증후군 환자의 20%만이 본격적인 당뇨병으로 진행된다는 사실이다.[40]

## 설탕과
## 노화

혈당수치가 지속적으로 높게 유지되면 또 다른 좋지 못한 결과가 야기된다. 변형단백질 AGE가 생성되는 것이다. AGE는 설탕분자가 단백질에 들러붙으면서 만들어진다(설탕이 끈적끈적하다는 것을 상기하라). 과학적으로는 메일라드 반응, 또는 '갈색화' 반응이라고 한다. 설탕과 단백질의 이 끈적끈적한 집합체는 생명에 필수적인 효소를 망가뜨리면서 자유 라디칼이 조직에 입히는 피해를 증대시킨다. 노화과정이 극적으로 촉진되는 것이다.

피부의 노화반점(검버섯)은 AGE가 형성되었다는 뜻이다. 백내장은 또 다른 예이다. 설탕이 조금 들어간 음식이나 혈당부하가 낮은 음식물 — 인체에서 빠르게 설탕으로 전환되지 않은 음식물을 고수한다면 AGE 형성을 줄일 수 있고 가시적인 노화의 증후들

---

40 나머지 80%는 췌장의 인슐린 생산을 증대함으로써 적어도 일시적으로나마 사태를 수습할 수 있다. 그러나 장시간에 걸쳐 인슐린 수치가 높게 유지되면 속수무책이다.

도 늦출 수 있다. 이 점을 생각한다면 아이스크림도 그렇게 구미가 당기지 않을 것이다.

음식의 조리법도 AGE의 형성에 영향을 미친다. 열로 굽기, 통째로 굽기, 튀기기, 볶기, 불에 쬐어 굽기 등의 조리법은 AGE를 많이 만들어낸다. 끓이거나 삶는 것이 더 안전하다. 조리온도가 물의 끓는점인 100℃를 넘지 않기 때문이다. 빵 껍질, 육즙을 바른 고기, 커피콩처럼 조리중에 음식물이 갈색으로 변하면 내용물 가운데 AGE가 증가했다는 의미이다. 대부분의 패스트푸드와 가공식품들은 갈색화 반응을 거친 것이기 때문에 반드시 피해야 한다.

## 당 및 인슐린
## 검사

인슐린 내성과 대사증후군에 걸렸는지 또는 걸릴 가능성이 있는지 알아보려면 지금 당장 다음을 실시해보라.

1. 줄자를 가지고 정확히 배꼽 높이에서 복부의 둘레를 재어보라. 여성의 경우 35인치, 남성의 경우 40인치 이상이면 대사증후군에 걸렸을 가능성이 상당히 높다.
2. 폭이 가장 넓은 지점에서 엉덩이둘레를 재어보라.

이 허리―엉덩이 비율이 허리둘레 값보다 대사증후군 여부를 훨씬 더 잘 알려준다. 여성의 경우 이 비율이 0.8 이하여야 하며, 남성의 경우 1.0이하여야 한다. 만약 여러분이 계산한 비율이 이 기준보다 크면 다음에 기술된 검사 중 하나를 받아보아라.

인슐린 저항성을 확인하는 가장 정확한 검사는 혈액속의 인슐린 수치를 측정하는 것이다.

불행하게도 이 검사법을 실시하는 의사는 거의 없다. 대다수의 의사들이 많아진 혈액지방이나 높은 혈압을 판독하는 식의 간접적인 방법에 의존하고 있다. 그러나 이 방법들은 인슐린 저항성을 진단하는 방법으로는 정확성이 떨어진다. 담당 의사에게 공복 인슐린수치를 검사해달라고 요구하라. 공복 인슐린수치를 확인하는 검사는 비용도 저렴하고 다양한 정보를 제공해준다.

캐나다의 연구원들인 데스프레(Despres)와 라마르사(LaMarche)에 따르면, 미약한 인슐린 저항성조차도 환자의 심장발작 확률을 크게 높인다고 한다. 그들에 의하면 혈액의 인슐린수치가 지속적으로 높은 것은 심장발작의 두 번째 위험인자이다. (남성의 경우 첫 번째), 또한 12 이상의 인슐린수치는 심장발작가능성을 2배로 높이고, 15 이상의 인슐린수치는 그 위험률을 3배로 높인다고 발표했다.

## 공복혈당검사

가장 간단한 혈당측정검사이다. 데시리터 당 60~90mg의 공복혈당수치가 통상 정상으로 간주된다. 그러나 우리는 최적의 공복혈당수치를 60~80으로 보고 있다. 80~99는 정상이긴 하나 높은 것으로 본다. 이 범위에 속한 사람들은 대사증후군이 진행 중이거나 이미 대사증후군에 걸렸을 가능성이 높다. 공복혈당이 100을 넘어섰다면 대사증후군이나 공공연한 제2형 당뇨병에 이미 걸렸을 수도 있다.

## 두 시간 포도당부하검사

환자의 공복혈당수치가 높다는 것이 확인되면 제도권의 의사들은 두 시간에 걸쳐 실시되는 포도당부하검사를 받아보라고 권할 것이다. 이 검사에서 환자는 임상적 단식에 돌입한다. 우선 혈당을 측정한 뒤 '포도당 유발' 상태를 만든다. 대개 단 음료 형태의 설탕 75g을 마신다. 그 뒤 혈당을 한 시간마다 측정한다.

문제는 환자의 공복혈당수치가 높을 경우 대사증후군이 이미 여러 해 동안 진행되어왔을지도 모른다는 점이다. 그렇다면 췌장 인슐린 분비세포가 50~75%까지 파괴되었을 수도 있다. 의사들이 높은 공복혈당수치만을 가지고 환자들을 진단하려고 한다면 항구적 피해에 직면한 많은 환자들을 방치하는 셈이 될 것이다.

**포도당 — 인슐린부하검사**

두 시간에 걸쳐 실시되는 포도당—인슐린부하검사(glucose-insulin tolerance test ; G-TT)는 혈당을 높이지 않고서도 포도당과 인슐린수치를 측정할 수 있다.

이 방법은 혈당이 높아지기 오래전에 이미 췌장에서 파괴적 변화가 일어나기 시작한 환자들을 탐지해낸다. 제2형 당뇨병의 경우 검사에서 인슐린수치는 높기도, 낮기도 하고, 심지어 정상으로 나오기도 하지만 혈당수치는 항상 높다.[41]



## 당뇨병 연구의 최전선

당뇨병에 어떤 유전자가 관여하고, 이 유전자의 활동이 어떻게 작용하는지에 관한 정보가 대사증후군 및 제1.2형 당뇨병의 치료를 획기적으로 바꿔줄 것으로 기대된다. 예를 들어, 조슬린 당뇨병 센터와 보스톤 아동병원 정보과학프로그램(Children' s Hospital Boston Informatics Program)이 주도하는 최근의 한 연구에서 당뇨병이 발병하기 전에 어떤 유전자가 작동을 시작하거나 중단하는지를 조사했다. 그들은 두 개의 유전자, 곧 PCG1-알파와 PCG1-베타의 활동이 감소하면서 일련의 사태가 연이어 발생한다는 사실을 확인했다. 지

---

41 제2형 당뇨병의 진행과정 초기에는 인슐린수치가 흔히 높게 나타난다. 그렇게 몇 년 동안 과도하게 인슐린이 생산되는 상태가 계속되다가(이 과정에서 인슐린 생산세포들이 점차 아밀로이드로 대체된다) 마침내 췌장이 '소진' 해버리면 인슐린 수치가 '정상' 내지 낮은 수준으로 떨어진다.

방과 탄수화물 대사를 통제하는 다른 유전자들의 활동이 감소했던 것이다. 다른 연구에서는 BMP-9(bone morphogenetic protein-9, 뼈 형성단백질-9)가 불과 몇 년 전까지만 해도 불가능했던 대규모 집단 선별검사를 통해 가능성 있는 새로운 약물로 확인되었다. 먼저 300만 명의 신청자가 인간 유전체학 데이터베이스를 바탕으로 1,000개의 실험실에서 검색되었다. 그런 다음으로 8,000종의 단백질이 인간 배아 신장 세포에 삽입되었다. 그리고 포도당 생산에 관여하는 핵심 효소의 발현을 제한하는데 이들 단백질이 어떤 역할을 하는지를 분석했다. 이 실험을 통해 BMP-9의 효과가 인슐린의 그것과 유사하다는 사실이 밝혀졌다. 따라서 제2형 당뇨병을 앓고 있는 사람들이 음식과 다른 약물을 통해 혈당을 조절하는 것을 BMP-9가 도울 수 있을 것으로 기대된다.

제2형 당뇨병을 치료해줄 가능성이 아주 높은 또 다른 약물은 엑세나티드(Exenatide)이다. 엑세나티드는 식사 후에 장으로 분비되는 자연발생 호르몬 GLP-1(glucagon-like peptide-1, 글루카곤유사펩티드-1)의 작용을 모방한 것이다. GLP-1과 엑세나티드는 췌장이 혈액으로 인슐린을 방출하도록 자극한다. 전하는 바에 따르면 임상실험의 마지막 단계를 밟고 있는 엑세나티드가 글루카곤이라고 알려진 호르몬 족도 억제한다고 한다. 글루카곤 족은 인슐린과 정반대로 작용한다. 혈당을 끌어올리고 칼로리 흡수를 늦추는 것이다. 대사증후군을 치료하는 새로운 물질로 페록시좀 증식반응촉진 수용체(Peroxisome proliferator - activated receptor ; PPAR)활성제가 있다. 이 약물은 세포막의 인슐린 수용체에 작용한다. 혈류의 인슐린이 포도당을 세포로 운반하는 일을 돕는 것이다. 아반디아(Avandia, 로시글리타론)라는 이 유형의 약물을, 많은 제2형 당뇨병 환자들이 혈당을 낮추기 위해 복용하고 있다. 문제점은, 이 약물이 PPAR의 한 유형, 곧 감마 수용체만을 자극하고 세포내의 포도당이 지방으로 전환되는 것을 통제하는 알파 수용체에는 아무런 영향도 미치지 못한다는데 있다. 이 때문에 제2형 당뇨병 환자의 다수가 살이 찌고 만다. 살빼기는 제2형 당뇨병 환자들이 마지막으로 해야 하는 일인데도 말이다. 아스트라제네카(AstraZeneca)사가 개발 중인 갈리다(Galide, 테사글리타자르)라는 약물은 PPAR알파 수용체와 감마 수용체 둘 모두를 표적으로 삼고 있다. 이 약물은 인슐린 저항성을 줄여주고, 혈액 트리글리세리드(지방)를 낮춰주고, 유익한 HDL, 콜레스테롤 수치를 높여준다. 어쩌면 갈리다는 생활방식 변화만으로는 자신들의 병증을 통제할 수 없는 미국의 5,000만 대사증후군 환자들 사이에서 대히트 상품이 될지도 모른다.

제1형 당뇨병은 췌장에서 인슐린을 생산하는 소도세포군이 면역계에 의해 파괴되면서 발생한다.

제1형 당뇨병에서 췌장의 소도세포군이 파괴되는 근본적 문제를 해결하는 생명공학적 방법에는 세 가지가 있다. 소도세포이식, 새로운 인슐린체계, 손상된 췌장 자체를 재생시키는 것이다.

캐나다 앨버타주에서 제1형 당뇨병 치료를 위한 에드먼턴 프로토콜(Edmonton Protocol)에 참여한 연구원들은 인슐린을 생산하는 췌장의 소도세포를 기증자로부터 수혜자의 간으로 이식했다. 이식 직후에 이 세포군은 새로운 주인의 혈당을 감지하고 인슐린을 필요한 양만큼 정확하게 분비하기 시작했다. 이 프로토콜은 새롭게 개발된 생명공학 약물을 사용해 조직거부처럼 과거에는 해결할 수 없었던 췌장이식 상의 난제를 극복해냈다.

탐구 중인 또 다른 방법은 동물-인간 키메라(Chimera, 두 가지 이상의 다른 조직을 갖는 생체)를 만드는 것이다.

이 키메라 생체는 인간과 동물의 유전자를 결합해서 얻는다. 환자에게서 채취한 신체 줄기세포를 양과 같은 동물의 배아에 집어넣는다. 이제 새로 태어난 동물의 인간세포를 세포 분류기계로 동물세포와 분리한다. 원래 환자를 위해 모으는 것이다. 조슬린 당뇨병 센터에 따르면, 소도세포의 이식이 실용화되면 의사들이 이 방법을 활용해 제2형 당뇨병 환자들이 생산하는 인슐린의 양을 증대시키려 할 수도 있다.

불행하게도 모든 환자들이 이식을 받을 수 있을 만큼 기증자의 췌장소도세포가 많지 않다. 플로리다대학교의 연구원들은 소도세포를 복제해 쥐의 당뇨병을 치료하는데 성공했다. 따라서 생명공학적 면역 억제약물과 결합된 복제기술이 임시 해결책으로 활용될 수도 있을 것이다. 그러나 불과 5년 정도 후면 10센트 정도의 싼 가격으로 활용할 수 있는 또 다른 인슐린 분비체계가 등장할 것이다. 소위 지능형 알약 아이필(ipill)이 그것이다. 이 알약을 삼키기만 하면 된다.

초소형 펌프와 감지기가 탑재된 아이필은 위에 머무르면서 체온, 혈당, pH농도를 파악해 인슐린을 언제 분비할지 결정한다. 1센트 동전크기만한 이 알약은 24시간 동안 기능을 발휘한다. 아이필에 적재된 약물이 소진되면 이 장치는 다른 노폐물과 함께 배설된다.

마지막으로, 지나친 혈당은 AGE의 형성을 증대시킨다. AGE는 유용한 분자들이 과대한 설탕과 교차 결합한 바람직스럽지 못한 변형 단백질이다. AGE가 노화를 촉진하기 때문에 이와 관련된 연구가 상당한 진전이 이루어졌다는 사실은 참으로 다행스러운 일이다. 알테온(Alteon)사가 몇 년째 개발 중인ALT-711(phenacyldimenthyl-thiazolium Chloride)이라는 이 실험약물은 원 조직에 해를 입히지 않고 교차결합을 분해할 수 있다.

ALT-711은 노화로 인해 동맥과 같은 조직이 경화되면서 야기되는 질병들의 새로운 치료법을 대표한다. 연구는 이 화합물이 경화된 동맥을 부드럽게 만들어 혈압을 낮출 수 있음을 보여주었다. 이런 특성을 지닌 다른 분자들도 확인되고 있으며 따라서 가까운 미래에 활용 가능할 것이다.

### 인슐린유발검사

인슐린 내성을 측정하는 가장 좋은 방법은 단기간 작용하는 소량의 인슐린을 환자에게 주사하고 혈당에 어떤 변화가 일어나는지 관찰하는 것이다. 비용 때문에 인슐린 유발검사가 흔히 사용되지는 않는다. 그러나 포도당-인슐린부하검사를 통해 인슐린 내성이 있다고 의심되는 환자들에게 인슐린 유발검사가 확실한 진단에 도움을 준다. 세포를 과도한 인슐린에 흠뻑 적신 채로는 건강하게 살수도, 오래 살수도 없다. 고인슐린혈증은 알츠하이머병 같은 기타 수많은 노화관련 질병의 주요 위험인자이다.

## 대사증후군과
## 제2형 당뇨병 퇴치전략

대사증후군이나 제2형 당뇨병 진단을 받았다면 병을 치료하고 더 이상의 진행을 예방하기 위해 다음과 같은 다양한 방법들을 취해야한다.

### 체중조절

대사증후군과 제2형 당뇨병만큼 살을 빼는 것이 중요한 병도 없다. 이 책이 제안하고 권하는 식단을 실천한다면(특히 설탕을 줄이고, 탄수화물 총량을 규제한다면) 거의 자동적으로 살이 빠질 것이다. 앞장에서 현재의 체중이 아니라 최적의(목표) 체중 상태에서 각자에게 필요한 칼로리를 섭취하는 방법으로 체중감소 프로그램을 실천하라고 충고했다. 현재의 체중을 기준으로 하는 게 아니다. 적당한 칼로리의 섭취 제한을 통해 그 목표를 각자의 '이상적 체중'보다 5% 낮게 설정하면 훨씬 더 큰 효과를 볼 수 있다.

### 저항력운동

대사증후군 및 제2형 당뇨병 환자들에게는 점진적인 저항력 훈련(바벨훈련)이 유산소운동이나 달리기 운동(심장혈관질환의 예방을 위해 여전히 중요하다)보다 더 유효하다. 근력 강화운동은 혈액이 근육으로 더 많이 흐르도록 만들어준다. 이를 통해 조직의 인슐린 민감성이 증대되는 등 많은 이익을 얻을 수 있다.

### 보충제

혈당을 통제하고 인슐린 민감성을 개선해주는 보충제가 많이 나와 있다. 다음에 소개하는 보충제들은 이 책의 다른 부분에서도 거듭 논의된다. 그러므로 여기서는 대사증후군과 제2형 당뇨병 관련

섭취법만을 제시한다.

- 크롬은 대사증후군의 경우 매일(식사와 함께) 두세 번에 걸쳐 200마이크로그램, 당뇨병의 경우는 하루 세 번 300마이크로그램
- 알파리포산(LA)은 하루 두 번 100~300 mg('인슐린 자극 포도당 처리'를 개선하는 것으로 알려짐)
- 바나딜 황산염은 하루 한두 번 7.5 mg(당뇨병 환자의 혈당을 낮추어 주지만 신장에 피해를 입힐 수도 있으므로 각별한 주의가 요망됨)
- EPA/DHA(어유)는 하루 1,000 mg(세포막의 유동성을 증대해주고 인슐린이 포도딩을 효과적으로 세포 내부로 이동시킬 수 있도록 해줌)
- 코엔자임(조효소)Q10은 하루 두 번 60~100 mg
- 카르노신은 하루 한두 번 500 mg
- 마그네슘은 하루 200~400 mg
- 복합리놀레산(Conjugated linoleic acid ; CLA)은 하루 두 번 500~1,500mg
- L-카르니틴은 하루 두세 번 600 mg
- 비타민 E는 하루 400~800IU
- 비타민 C는 하루 2,000 mg
- 비오틴은 하루 세 번 3 mg(대량투여, 피콜린산크롬과 함께 복용하면 인슐린 내성을 다스릴 수도 있다)
- 아르기닌은 하루 세 번 3g (인슐린 내성을 줄여준다)
- 글루다민은 500~1,000 mg(특히 단것과 기타 혈당지수가 높은 음식물의 섭취를 줄여가는 이행기에 탄수화물 갈증을 없애준다)
- DHEA는 하루 한두 번 15~25 mg
- n-아세틸-시스테인(NAC)은 하루 두 번 500 mg

# 당뇨병 치료

당뇨병 환자들이 매년 혈당검사를 받기위해 감내해야 하는 바늘 수가 나노기술과 함께 0 이 될 수도 있다. 조지아대학교의 장(Zhang), 키실리타(Kisaalita).지오(Zhao) 교수는 스침증착(glancing-angled deposition, GLAD)이라고 하는 기술을 연구하고 있다. GLAD를 통해 실리콘이나 기타 물질들이 나노구조체로 기화되어 인체 내에서 초소형바이오센서로 기능한다. 이 기술이 완성되면 나노센서들을 인체의 어느 곳으로도 주입할 수 있게 된다. 그러면 바이오센서들이 혈당수치를 지속적으로 측정해 알려준다.

로버트 프레이타스는 자신의 「나노의학 Nanomedicine」 시리즈에서 혈류를 따라 순환하면서 혈당처럼 각기 다른 무수한 생리 기능을 점검할 수 있는 나노센서의 개념을 상세하게 묘사했다. 프레이타스의 계획이 실현되기까지는 20~30년 정도가 더 걸리겠지만 혈관에서 작동하는 장치는 이미 상당한 개발이 이루어졌다. 예를 들어 시카고 소재 일리노이대학교의 한 연구원은 나노기계장치를 가지고 쥐의 제1형 당뇨병을 치료했다. 이 장치에는 췌장의 소도세포군이 들어있고, 7나노미터 직경의 작은 구멍이 뚫려있다. 이 구멍을 통해 인슐린이 빠져나가지만 이 세포군을 파괴하려는 항체는 차단된다.

아이메도(iMEDO)라는 회사는 인슐린을 생산하는 세포군을 마이크로칩에 부착하는데 성공했다. 이 마이크로칩은 인체에 이식되어 시종일관 적절한 양의 인슐린을 제공할 수 있다. 일부연구원들은 완전 인공 호르몬 장기를 개발하는 일에 나섰다. 에너지부의 로렌스리버모어 국립연구소(Lawrence Livemore National Laboratory)와 캘리포니아의 메드트로닉 미니메드(Medtronic Minimed)가 개발하고 있는 인공췌장이 그 예이다. 이 장치는 피부 아래 이식되어 혈당수치를 점검한다. 그리고 자신의 생체소도세포들처럼 작용하는 알고리듬(컴퓨터프로그램)을 사용해 자체의 초소형 펌프로 정확한 양의 인슐린을 방출한다. '당뇨병 관리의 핵심'으로 여겨지는 이 장치가 이미 임상실험에 돌입했다. 이 새로운 치료법들의 도움을 받으면 향후 10년 안에 제1형 당뇨병의 단순치료를 뛰어넘는 진정한 완치가 가능해질 것이다.

## 약물

대사증후군이나 제2형 당뇨병을 앓고 있지 않다고 해도 노화억제 전략의 일환으로 주치의에게 다음의 약물들에 관한 조언을 구하는 것도 생각해볼 만하다.

● 메트포민 : 세포들이 인슐린 내성을 줄여주기 때문에 제2형 당뇨병 환자들에게 널리 쓰이는 처방약, 대사증후군을 앓고 있는 비당뇨병 환자의 인슐린 민감성을 개선해줄 가능성도 있다. 일부 연구원들은 메트포민이 엄격한 칼로리 섭취제한을 실천하는 사람들과 똑같을 정도로 강력한 노화방지 효과를 발휘할지도 모른다고 믿고 있다.

● 프리코스와 글리셋 : 소화관에서 탄수화물이 흡수되는 속도를 늦추기 위해 제2형 당뇨병 환자들에게 처방되는 약물·실제로 이것들은 음식물의 혈당수치를 낮춘다. 적절한 용량에 관해서는 담당의사와 상의하라.

● 테스토스테론 보충 : 남성의 인슐린 내성을 예방하거나 치유해주기도 한다.

지금까지 혈당과 인슐린을 조절하기 위한 위력적인 제1단계 권고사항들에 대해 알아보았다. 그러나 당뇨병과 기타 혈당문제를 치료하는 보다 강력한 전략이 부상하고 있다. 두 번째 단계인 생명공학 치료법과 더불어 당뇨병은 향후 10년 안에 과거의 질병이 될 것이다. 세 번째 단계인 나노기술이 현실화되면 아마도 원하는 것은 무엇이든 먹을 수 있을 것이다. 10년 내지 20년만 기다려라! 지금 어느 정도만 자기 통제력을 발휘하면 그때까지 살아서 원하는 것은 무엇이든 먹는 즐거움을 만끽할 수 있게 될 것이다.

대한비만학회에서 정의한 바에 의하면 체중(Kg)을 키(m)의 제곱으로 나눈 값, 즉 체질량지수(BMI : Body Mass Index)가 25이상이 될 때를 비만이라고 한다. 좀 더 자세히 분류하면 체질량 지수 BMI가 18.5 이하일 때 저체중이고 25~29.9는 비만, 그리고 30 이상이면 고도비만이다. 건강관리보험공단에서 발표한 2009년 검진 결과에 따르면 우리나라 성인인구 3명 중 1명이 비만이라고 한다. 최근 우리나라에서는 비만과 그에 따른 당뇨병, 고혈압 및 고지혈증 환자가 크게 늘어나고 있다. 비만이 국민건강을 위협하는 심각한 사회문제로 대두한 것이다.

현재 비만은 우리나라뿐 아니라 전 세계적으로 심각한 문제이며 앞으로 비만이 유발하는 각종 질병에 막대한 치료비용이 들 것으로 예상된다. 그래서 이미 1998년에 세계보건기구는 비만을 전

염병으로 규정했다. 더욱이 우려되는 사실은 현재 우리나라가 소아 비만국이 되고 있다는 사실이다. 서울시교육청에서 2009년 3월에 발표한 내용을 보면, 서울지역 초등학생의 12.9 %가 비만이고, 중학생은 12.8 %, 고등학생은 12.4 %가 비만으로, 초중고학생 7명 중 1명이 비만 판정을 받았다. 또 국가지속발전위원회가 2007년 조사한 바에 의하면, 10~14세 어린아이의 17.9 %가 비만으로, 이는 미국의 14~17 %보다 높은 수치이다.

소아비만도 위험하지만 30대 이후의 복부비만은 당뇨병, 심혈관 질환, 암 등 만성질환인 각종 성인병의 원인이기 때문에 더욱 각별히 주의해야 한다.

## 레이의 프로그램

**Ray Kurzweil**
현 세계 최고의 발명가이자 사상가요. 미래학자 가운데 한 사람.
《월스트리트저널 Wall Street Journal 》은 그를 "지칠 줄 모르는 천재"로, 《포브스 Forbes 》지는 그를 "최고의 생각하는 기계"로 칭했다.
《타임지 Time 》지는 "과학을 실제의 삶에 적용해내는 커즈와일의 폭넓은 경력과 성향은  토머스에디슨(Thoms Edison)과 비교될 만하다"라고 평했다.


내가 15살 때 아버지가 큰 심장발작을 일으켰다. 그의 나이 51세였다. 그 이후로 7년 동안 아버지는 심부전으로 입원과 퇴원을 반복했다. 그는 58세에 사망함으로써 고전음악 지휘자, 피아니스트, 음악교육가로서의 빛나던 생애를 짧게 마감했다. 그는 훌륭한 환자였다. 담당 의사의 지시사항을 완벽하게 준수했다. 체중을 줄이고 소금섭취를 중단하고 비타민 E를 복용했다(아버지의 심장전문의가 죽상동맥경화증을 다스리는 이 항산화제의 능력과 관련한 최첨단 연구내용을 알았던 것이다). 그러나 1960년대에는 심장병에 대해 알려진 게 별로 없었다. 그때 우리는 콜레스테롤, 산화, 지방, 탄수화물, 염증, 메틸화에 대한 지식이 전무했다.

우리 가족의 심장 병력은 아버지 윗대로까지 거슬러 올라간다. 할아버지도 아버지가 12살 때 같은 질병으로 돌아가셨다. 이런 사실이 나의 미래에 암운을 드리웠다. 내가 35세에 제2형 당뇨병 진단을 받으면서 상황은 더욱더 암담해졌다. 초기에 전통적인 인슐린 치료법을 적용하자 살이 찌면서 사태가 악화되기만 했다. 이 문제를 책임질 수 있는 사람은 나뿐이라는 사실을 깨달았다. 나는 관련문헌들을 탐독하기 시작했다. 그리고 엄격한 지방제한(생선제외), 모든 형태의 설탕제거, 운동, 스트레스관리, 크롬 같은 보충제 복용을 기조로 하는 프로그램을 고안해냈다. 나는 18Kg 이상을 뺐다. 혈당 및 콜레스테롤 수치도 정상으로 복원시켰다. 나는 이 모든 내용을 베스트셀러 건강서 「건강한 삶을 위한 10%해결책」을 통해 발표했다.

다행스럽게도 테리 그로스만을 만난 것은 미래연구소가 1999년에 주최한 학회에서였다. 그 사건이 계기가 되어 본격적인 협력이 시작되었다. 우리 두 사람 모두 건강과 웰빙(Well-being)에 관한 생각들을 세련되게 다듬을 수 있었다. 이 유익한 협력은 내가 또 다른 심각한 건강상의 도전을 해결해야만 했던 바로 그 시점에 이루어졌다. 중년이 문제였던 것이다. 나와 같은 시대를 살아가는 사람들 가운데 일부는 인생의 한 부분으로서 노년을 우아하게 받아들일지 모른다. 하지만 내 생각은 다르다. 늙는다는 것이 '자연스러운' 것인지는 모르지만, 지적 명민함, 예민한 감각, 육체적 유연성, 성적욕망, 그 외의 인간 능력을 잃어가는 것이 바람직하다고는 생각하지 않는다. 나는 인생의 어느 단계에서나 질병과 죽음은 극복되어야 할 문제이자 고난이라고 생각한다.

퇴행성질환과 노화과정을 역전시키는 것이 전쟁이라면 적에 관해 잘 아는 것은 필수적이다. 이 사실을 명심하면서 나는 유전자검사를 받았다. 유전자검사는 내가 이미 알고 있던 사실을 확인해 주었을 따름이다. 중요한 ApoE유전자들은 둘 다 E3형이었다. 어느 정도 안심이 되었다. 적어도 이 하나의 핵심유전자가 관여하고 있는 심장병과 알츠하이머병의 위험률이 평균임을 알 수 있었기 때문이다. 그러나 나의 CETP유전자는 이형접합체 양성이었다. 한쪽 부모에게서 물려받은 유전자가 양성인 반면 다른 쪽 부모에게서 물려받은 유전자는 음성이라는 얘기이다. 적어도 한쪽이 양성인 CEPT유전자를 가졌다는 사실은 HDL(좋은)콜레스테롤 수치가 낮아지는 소인이 된다. 나는 다른 이형 양성유전자도 여러 개 갖고 있었다. 죽상동맥경화중과 제2형 당뇨병에 걸릴 위험이 높다는 얘기이다. 나의 MTHFR 유전자 역시 이형접합체 양성이었다. 호모시스테인수치가 높아질 수 있는 잠재적인 소인인 것이다. 초기의 지질수치가 정확히 이런 양상을 보여주었다는 점을 상기해보면 전혀 놀랄 일도 아니었다.

현재의 나의 건강상태는 "지금까지는 아주 좋다." 나의 혈당, 인슐린HgA1c (과거 90일 동안의 포도당수치측정값) 수치는 정상이다. 내가 레이와 테리의 장수프로그램의 근본방침들을 완벽하게 실천하기 전까지의 지난 몇 년 간은 그렇지 못했다. 지금 나는 당뇨병의 징후나 증상, 합병증이 전혀 없다. 작년에 나는 유글리세미아 클램프검사(euglycemic clamp test)를 받았다. 이것은 인슐린 저항성을 측정하는 정교하고도 섬세한 검사이다. 결과는 '낮게 분포하는 정상' 이었다. 제2형 당뇨병 진단을 받은 사람이라면 누구라도 반길만한 결과이다. 저탄수화물 식단이 포함된 전반적인 프로그램을 고려할 때 나의 당뇨병은 완벽하게 통제되고 있다. 심장 관련 지질수치도 모두 이상적인 수준에 머물고 있다. 나는 내 총 콜레스테롤 양을 130 내외로, LDL을 70 내외로, HDL을 55 내외로, 콜레스테롤 대 HDL의 비율을 2.5 내외로, 트리글리세리드를 70 내외로, 호모시스테인을 6.5 내외로, 고감도 C-반응단백질을 0.2 수준으로 유지하고 있다. 이 값들 전부가 우리 프로그램이 권장하는 최적의 범위 안에 들어가 있다.

나는 56세이다. 그러나 테리가 운영하는 장수클리닉에서 나의 생물학적 연령을 종합적으로 검사한 결과는 40세였다.[42] 나의 목표는 약 20년 후 우리가 노화를 완전히 저지하고 역전시킬 수 있게 될 때까지 이 40세의 생물학적 연령을 고수하는 것이다. 아직까지는 노화를 완벽하게 저지할 수 없다. 그러나 나의 계획은 가용한 모든 수단을 적극적으로 활용해 노화를 이루는 수십 개의 과정을 늦추는 것이다. 이렇게 노력하면 나의 생물학적 나이가 40세에서 천천히 진행될 것이다. 그러나 나는 여전히 이 과정을 역전시키고 싶다.

몇 달에 한 번씩 영양소(비타민, 광물질, 지방 등)와 호르몬, 그리고 혈액 내의 대사부산물 수십 가지를 검사한다. 이 검사결과는 대체로 내가 기대하는 수준을 유지하고 있다. 그러나 이 검사결과에 기초해 테리와 의견을 교환하면서 보충제 프로그램을 지속적으로 미세 조정하고 있다.

나는 각각의 퇴행성질환과 노화과정을 다스리는 개인적인 프로그램을 갖고 있다. 테리와 나는 '보충제(supplement)라는 용어가 적절치 못하다고 생각한다. 그것이 선택적이며 부차적인 중요성만

---

**42** H 스캔검사(H scan test)라고 불리는 '생물학적 연령' 검사에는 청각반응시간, 최고가청범위, 진동촉각민감성, 시각반응시간, 근육운동시간, 폐(노력성호기량), 판단결정에 따른 시각 반응시간, 결정에 따른 근육운동시간, 기억력, 택일식 버튼 누르기 시간, 시각의 원근조절검사 등이 포함된다.

을 갖는 어떤 것이라는 의미를 내포하고 있기 때문이다. 그래서 우리는 '영양제' 라고 부른다. 나는, 평생에 걸쳐 컴퓨터를 재 프로그램 해온 것처럼 내가 나의 생화학체계를 재 프로그램하고 있다고 생각한다. 나는 내 몸이 기계보다 복잡하다는 사실을 안다. 게다가 나의 생물학적 '원전코드' 도 충분히 알지 못한다. 그러나 나는 이 것이 적절한 비유라고 생각한다.

나는 하루에 영양제를 250정 정도 복용한다. 일주일에 한 번은 글렌로스펠드(Glenn Rothfeld)박사가 운영하는 대체의학 건강클리닉인 홀헬스 뉴잉글랜드(WholeHealth New England)에 간다(테리의 클리닉이 3,000Km 떨어져 있지 않다면 거기 갈 테지만). 나는 초고속 인터넷과 전화선을 갖춘 사무실에서 일을 하며, 이 병원에서 여섯 가지 정맥치료를 받는다. 기본적으로, 소화관을 우회해 영양제를 혈류에 직접 주입하는 것이다. 나는 로스펠드 박사에게서 침술치료도 받고 있다. 그는 30년 전에 이 요법을 미국에 소개한 침술의 대가이다. 나의 '보충제' 프로그램이 지나쳐 보일지도 모르겠다. 그러나 거듭 말하지만 이것이 최적이다. 나의 보충제프로그램은 레이와 테리의 장수프로그램과 완벽하게 일치한다. 테리와 나는 내가 채택하고 있는 수백 가지 치료법의 안전성과 효능을 폭넓게 조사했다. 입증되지 않았거나 위험하다고 여겨지는 방법들은 멀리하고 있다(예를 들면, 인간 성장호르몬)

**체중과 식단**

나는 신장이 168Cm이고 몸무게는 65Kg이다. 체지방은 14%로, 이 정도가 최적상태라고 생각한다. 나는 여기서 자세히 기술한 영양지침들을 실천한다. 당뇨병에 대한 걱정 때문에 하루 탄수화물 섭취량을 80g 이하로 유지하고 있다(내가 섭취하는 전체 칼로리의 1/6에 해당한다).

이런 노력은 탄수화물 권고사항을 더 엄격하게 지켜야하는 '제1그룹' 기준에 따른 것이다. 나는 녹말소화차단제인 프리코스도 복용하고 있다.

아침식사로는 대개 스테비아로 달게 한 저탄수화물 시리얼과 감미하지 않은 두유를 먹으며, 장과류를 조금 곁들여 먹는 경우도 많다. 앞으로는 연어 같은 생선과 녹차를 먹을 예정이고, 여기에 가끔씩 달걀흰자와(노른자가 전혀 없는) 달걀 대용식품도 포함시킬 작정이다. 최근에는 테리와 함께 개발한 식사대체 셰이크(meal replacement shake)를 즐기기 시작했다. 점심은 대개 많이 먹지 않는다. (일본식)된장국 조금과 녹차를 마시는 정도이다. 하루 종일 음료를 마시고 싶은 욕망은 아침부터 저녁까지 녹차를 여덟 잔 가량 마시는 것으로 해결한다.

저녁식사로는 생선과 두부, 그리고 가끔은 닭이나 칠면조의 살코기 등 단백질 위주의 음식을 먹는다. 녹말이 적은 채소와 올리브유 드레싱 샐러드를 많이 먹는다. 콩 제품도 다양하게 먹는다. 일주일에 적포도주를 두세 잔 정도 마신다.

### 운동

내가 즐겨하는 운동은 걷는 것이다. 걷기는 어디서나 할 수 있는 운동이며, 바쁜 출장 일정과도 잘 맞는다. 평소 일을 할 때 신는 신발도 보행화(Walking shoes)이다. 따라서 언제, 어디서나 매일 30~60분씩 혹은 그 이상 걸을 수 있다. 일주일에 서너 번씩 근력 강화 기구도 사용한다. 이 기구를 러닝머신, 소형 트램펄린과 함께 내 운동실에 두고 있다. 운동을 하면서 영화를 보거나 음악을 듣기도 한다. 가족과 함께 자전거 타는 것도 좋아한다.

### 스트레스 관리

나는 충분한 수면을 최우선으로 하고 있다. 그래서 보통 여덟 시간 정도 푹 잔다. 뒤에서 수면의 질을 강화하기 위해 내가 채택한 보충제 프로그램을 소개하겠다. 만족스럽게 휴식을 취하면 성가신 문제가 거의 발생하지 않는다. 그러나 충분히 자지 못했을 경우에는 온갖 사소한 문제들이 말썽을 일으킨다.

나는 잠을 자면서 창조적인 생각을 많이 한다. 잠자리에 들기 전에 문젯거리를 떠올려보는 방식을 취한다. 아침에 일어날 즈음에 비몽사몽간에 그 문제를 떠올린다. 그러면 거의 언제나 새로운 통찰력을 얻을 수 있다. 이 자각몽 단계가 아주 창조적인 시간이라고 생각한다. 그러나 자명종을 사용하면 이런 일이 일어나지 않는다. 기상 행동이 갑작스럽게 이 중간 단계를 뛰어넘기 때문이다.

명상을 하거나 마사지를 받기도 한다. 나는 운동의 긴장완화효과를 잘 알고 있다. 내 마음이 자유롭게 완상할 수 있는 기회를 제공받기 때문이다. 나는 코르티솔 수치는 정상범위 안에 있다.

젊은 시절부터 나의 계획과 활동에 부단히 헌신해온 것과 별도로 나는 인생의 균형과 조화를 추구하려고 노력한다. 아내와 아이들, 가족과 친지, 동료들과의 관계를 건강하고 생기 넘치게 유지하려고도 애쓴다. 물론 완벽한 사람은 아무도 없다.


## 뇌 건강

뇌의 건강을 위해 내가 하는 가장 중요한 일은 뇌를 사용하는 것이다. 뇌 촬영연구를 통해서 우리의 생각이 문자 그대로 우리의 뇌를 만들어낸다는 사실을 알게 되었다. 지적이고 예술적인 방식으로 스스로에게 과제를 부여하는 것이야말로 매우 중요한 노화방지 활동인 것이다.

나는 다양한 프로젝트를 수행하면서 정신적으로 활기찬 상태를 유지하고 있다. 그 가운데 하나가 인간 생물학과 긴깅문제를 지속적으로 탐구하는 것이다. 앞에서 언급한 충분한 수면 역시 뇌 건강에 필수적이다. 뇌세포를 더욱더 강화해주는 일련의 영양제도 뒤에 적어두었다.

## 독소

나는 독소를 관리하고 제거하는 인체의 능력을 개선하기 위해 많은 일을 한다. 독소에 노출되는 경우를 줄이기 위해 여러 가지 조치를 취해왔다. 담배를 피워본 적이 없고, 간접흡연도 기피한다. 가능하면 유기농제품을 먹고, 정수한 알칼리수를 마시려고 노력한다. 수은을 함유한 아말감을 치아에서 제거해버렸다. 침실과 사무실에서는 이온공기 정화장치를 사용한다. 핸드폰의 이어폰은 공기튜브방식이다. (녹차 외에도) pH가 아주 높은 (약 9.5) 알칼리수를 하루에 10잔씩 마신다. 인체의 해독능력을 강화해주는 영양요법 및 정맥치료방법을 뒤에 다수 소개해 놓았다.

## 검사

혈액수치들을 일상적으로 점검하는 것 외에 대장경 검사와 컴퓨터 단층촬영을 통해 인체 깊숙한 곳의 장기들도 살펴보았다. 정상이었다. 심장기능을 확인하는 탈륨 스트레스검사도 정상으로 나왔다. 나의 혈압은 무난한 수준이다. 광범위한 암 선별검사 소견도 모두 음성이다. 나의 전립선특이항원(Prostate specific antigen ; PSA)은 ml당 0.4 나노그램의 낮은 수치로 안정적이었다.

## 생화학 재 프로그램

음식물 이외의 다른 물질, 예를 들어 보충제나 약물을 복용하는 것은 최후의 수단이라는 인식이 보편적인 생각이다. 공공연하게 드러난 문제를 해결하기 위해서만 섭취하는 것이라는 생각이 만연해 있다. 테리와 나는 이런 생각이 좋지 않은 태도라고 확신한다. 그렇게 생각하는 사람이 중년이나 그 이상의 연배라면 더욱 그렇다. 우리의 수명과 인간의 잠재력을 확대하기 위해 지금 우리가 보유하고 있고 채택할 수 있는 훌륭한 방법들을 적극적으로 활용해야 한다고 생각한다.

이런 건강철학을 바탕으로 나의 생화학을 열심히 재 프로그램하고 있다. 일상으로 점검하는 수십 가지 혈액수치에 전반적으로 아주 만족하고 있다. 내가 이 일을 해온 여러 해에 걸쳐 나의 생화학적 성상이 꾸준히 개선되어 왔다.

항산화 정도를 끌어올리고 전반적 건강 상태를 증진시키기 위해 종합비타민 및 무기질 혼합체, 알파리포산, 코엔자임Q10, 포도씨 추출물, 레스베라트롤(resveratrol, 적포도주에 들어있는 항산화제로 노화를 방지해 준다), 월귤나무 추출물, 리코펜, 실리마린(silymarin, 큰 엉겅퀴속의 플라보노이드 성분으로 대표적인 간의 항산화제), 복합리놀레산, 레시틴 달맞이꽃기름(오메가-6-필수지방산), n-아세틸-시스테인, 생강, 마늘, l 카르니틴, 피리독살 5 인산(활성비타민B6), 에키나시아를 복용한다. 나는 글렌 로스펠드 박사가 처방한 약초도 복용하고 있다.

인슐린 저항성과 제2형 당뇨병을 극복하기 위해 크롬, 메트포민

(인슐린 저항성을 줄여주는 강력한 노화저지 약물로 50세 이상이라면 누구나 복용할 것을 권한다). 짐네마 실베스트라(gymnenma sylvestra, 인도에서 수세기 동안 '설탕분해자'로 알려져 왔으며, 혈당과 당뇨병을 관리하기 위해 사용되었다)를 복용한다.

LDL 과 HDL 콜레스테롤 수치를 개선하기 위해 폴리코사놀, 구굴리피드(gugulipid), 식물스테롤(Plant sterol). 니아신(niacin, 니코틴산), 귀리 겨, 그레이프프루트분말, 질경이 씨(psyllium), 레시틴, 리피토(lipitor)를 복용한다. 혈관의 건강상태를 개선하기 위해 아르기닌, 트리메틸글리신, 콜린을 복용한다. 혈액의 점도를 떨어뜨리기 위해 매일 저용량 아스피린과 항섬유 소용해제인 룸브로키나아제(lumbrokinase)를 복용한다.

CRP(몸의 염증정도를 확인하는 선별검사)가 매우 낮지만 EPA/DHA(오메가-3 필수지방산)와 쿠르쿠민(curcumin)을 복용함으로써 염증을 줄인다. 엽산, 비타민 $B_6$, 트리메틸글리산(TMG)을 복용함으로써 호모시스테인 수치와, 메틸화를 증진하는 내인자를 대폭 줄였다. 비타민 $B_{12}$를 일주일에 한 번씩 주사로 맞고, 매일 혀 밑으로 복용한다.

몸의 해독 상태를 개선하기 위해 몇 가지 정맥 치료법을 사용한다. 일주일에 한 번씩 하는 EDTA(노화의 주요 원인인 중금속을 킬레이트 화합물로 만드는)와 한 달에 한 번씩 받는 DMPS(수은을 킬레이트 화합물로 만드는)가 그것들이다. n-아세틸-카르니틴도 경구로 복용한다.

매주 비타민과 알파리포산을 정맥주사로 맞는다. 항산화 작용을 촉진하기 위한 조치이다. 간의 건강을 개선해주는 글루타티온도 매주 맞는다. 내가 받는 가장 중요한 정맥치료는 일주일에 한 번씩 맞는 포스파티딜콜린(phosphatidyl choline; PtC) 주사일 것이다. 이것은 세포막을 새롭게 복원함으로써 인체조직을 젊어지게 만든다. PtC를 매일 구강으로도 복용한다. DHEA와 테스토스테론을 통해 호르몬 수치도 보강해준다. 인돌-3-카르비놀(indole-3-carbinol ; I3C), 크리신, 쐐기풀, 생강, 약초를 복용해 테스토스테론이 에스트로겐으로 전환되는 것을 줄인다. 전립선 건강을 위해 톱야자 합성물을 먹는다.

스트레스 관리를 위해 1-테오닌(녹차에 들어있는 진정물질),베타시토스테롤, 포스파티딜세린, 녹차추출물을 복용한다. 녹차도 하루에 8~10잔씩 마신다. 취침시간에는 잠을 잘 자기 위해 GABA(신경전달물질)을 복용하고 멜라토닌을 혀 밑으로 복용한다. 뇌 건강을 위해서 아세틸-1-카르니틴, 빈포세틴, 포스파티딜세린, 은행잎 추출물, 글리세릴포스포릴콜린, 넥스트루틴, 케르세틴을 복용한다. 눈 건강을 위해서 루테인과 월귤나무 추출물을 복용한다. 피부건강을 위해서는 얼굴과 목과 손에 매일 항산화피부크림을 바른다.

소화체계의 건강을 위해서 베타인 HCL, 펩신, 용담뿌리, 박하,

비피도박테리아 유산균, 프럭토올리고당, 생선단백질, 1-글루타민, n-아세틸-d-글루코사민을 복용한다.

핵심적인 노화과정인 AGE의 생성을 억제하기 위해서 n-아세틸-카르니틴, 카르노신, 알파리포산, 케르세틴을 복용한다.


### 바람직한 건강상태 유지하기

많은 시간을 할애해서 나 자신의 건강 상태를 점검하고 또 일반적인 건강문제를 연구하는 것은 참 행복한 일이다. 테리와 나는 지난 5년 동안 건강문제와 관련해 1만 통 이상의 이메일을 주고받으며 무수한 토론을 벌였다. 나는 로스펠드 박사를 포함해 전 세계의 많은 저명한 사람들과 이메일 및 대화를 통해 건강에 관한 의견을 교환하고 있다. 나는 일주일에 한 번 정도 나의 건강관리 프로그램에 작은 변화를 준다. 큰 변화를 주는 것은 1년에 5~10번 정도 된다. 이런 식의 프로그램 개정은 최첨단 치료법과 관련해 새로운 지식을 활용할 수 있게 되었거나 새로운 과학 연구의 결과에 바탕을 두고 이루어진다. 다른 지식은 내게 낯설 뿐이다. 그러나 이것이 나 자신에 관한 지식이 될 수도 있다. 기존의 정보 및 건강상의 지혜와 관련해 새로운 깨달음을 줄 수도 있는 것이다. 나는 열린 마음으로 나 자신의 건강문제를 열심히 탐구하고 있으며 새로운 관점과 방법을 계속해서 찾고 있다.

* 레이의 프로그램  원문출처 : Fantastic Voyage : Live Long Enough to Live Forever<br>-Ray Kurzweil, Terry Grossman M. D. ⟨2007⟩

## Terry Grossman M. D.

콜로라도 주 덴버(Denver)에 위치한 최고수준의 장수클리닉 '첨단 의학연구소
(Frontier Medical Institute)' 의 설립자이자 의료책임자이다.


양호한 건강상태를 유지하면서 오래 사는데 있어서 좋은 유전자
를 가졌다는 사실은 큰 혜택이다. 적어도 나의 조부모 가운데 한
분, 그러니까 외할아버지가 105세 경에 점심식사 중 갑작스런 뇌
졸중으로 사망할 때까지 매우 정정하셨다는 점에서 나는 꽤 운이
좋다고 생각한다. 할아버지는 평생 동안 딱 2번 짧게 병원에 입원하
셨다. 96세 때 폐렴이었고, 97세 때 맹장염이었다. 그의 형제자매
대부분도 90대까지 건강하게 살았다. 내가 그의 유전자를 일부나마
갖고 있다는 사실이 만족스럽다. 내게도 잠재적으로 해로운 유전자
가 많다는 사실을 알고 있기 때문이다. 예를 들어 외할머니는 57세
대장암으로 돌아가셨다. 나에게는 할머니의 유전자도 많다.

나는 유전자검사를 종합적으로 받았다. 그리고 이 정보가 나의
건강관리 프로그램을 조정하는데 중요한 역할을 해왔다. '나쁜 유
전자' 의 존재를 깨닫고 처음에 느꼈던 우울함에서 벗어난 후에(영
화《매트릭스》에서 빨간 알약을 먹는 네오(Neo)처럼 느꼈다고나
할까. 나는 '진짜 세계' 에 눈을 뜨게 되었다) 나는 더욱더 적극적

으로 이 장수프로그램의 원리와 지침들을 실천하기에 이르렀다.

나는 앞으로 20~30년은 더 살 것으로 예상한다. 20년이라는 기간은 사회보장청의 통계에 기초한 것이고, 30년이라는 세월은 자신의 생활방식과 관련해 구체적 질문들을 던지는 앙케트("당신은 얼마나 살 것 같습니까?")에 기초한 것이다. 그러나 이 예상 수명은 과학적 발견의 가속적 진보상을 고려하고 있지 않다. 오늘날의 통계는 과거에 기초하고 있다.

통계적으로 예상되는 20년의 여생 동안 다수의 생명 공학적 치료법이 내게 엄청난 혜택을 안겨줄 것이다. '암의 예방과 조기진단'에서 언급되겠지만, 정교한 스캔장비와 새로운 치료법이 머지 않아 몸 안에서 자라는 어떤 종류의 암세포라도 통제 불능상태에 이르기 전에 찾아내서 파괴할 수 있게 될 것이다. 심장이 기능 부전상태에 빠진다면 — 거의 틀림없이 그렇게 될 텐데 — 나 자신의 세포에서 복제한 새로운 심장조직을 주입받을 수 있을 것이다. 이렇게 하면 배아조직을 사용하는 것의 윤리적 문제를 피해갈 수 있다. 나는 몇 년 전에 내 세포의 DNA 견본을 모아서 냉동보관 시켰다. 미래에 가장 젊은 세포를 활용할 수 있게 된 셈이다. 유전자 도입동물(인간의 유전자가 삽입된 동물)의 심장을 이식받거나 혁신적인 생체공학 심장을 탑재하는 방법도 있다.

이제 레이가 자신의 프로그램에서 한 것처럼, 영원히 살 수 있는 가능성을 확대하기 위해 내가 구체적으로 취하고 있는 노력을 소개하면서 그 정보를 여러분과 공유하고자 한다.

## 체중과 식단

나는 신장이 180Cm이고, 몸무게는 80kg이다. 지방이 17.9%로 남성의 무난한 기준범위 16~20% 안에 들어있다(일부 연구원들은 남성의 최적체지방 비율을 10% 정도로 낮게 보기도 한다), 내게는 엄격한 칼로리 제한(소식)이 어려웠다. 그러나 레이와 내가 개발한 새로운 저칼로리 저탄수화물 식단을 활용해 영양소의 박탈이 없는 칼로리 제한을 실천하기 시작했고, 나의 체지방 비율을 14%이하로 떨어뜨릴 수 있게 되었다. 전체 몸무게는 3.7Kg 빠진 셈이다.

나는 여기에 요약된 식단의 개념들을 꽤 엄격하게 준수한다. 나의 공복혈당수치는 정상범위 안에 있지만 '고-정상'이다. 저탄수화물 식단을 채택하기 전까지는 공복혈당이 90대인 경우도 많았다. 그리하여 나는 자신을 탄수화물 비중이 낮아야만 하는 집단으로 분류하고 일일 탄수화물 섭취량을 전체 칼로리의 1/6 이하로 유지하고 있다.

나는 아시아 음식을 즐기며 우리가 추천한 변형 일본식단에 기대고 있다. 주로 된장국, 연어, 삶은 채소, 해초, 녹차로 아침식사를 한다. 레이와 내가 우리 프로그램의 일부로 개발한 단백질 셰이크를 마시기도 한다. 나는 일주일에 서너 번은 아침마다 채소주스를 마시려고 한다. 오전에는 녹차를 대여섯 잔 마시고, 하루에 알칼리 수를 최소 10잔 이상씩 마신다.

전형적인 점심식사는 삶은 채소, 두부, 껍질을 제거한 닭고기, 소량의 현미밥, 녹차로 구성된다. 저녁식사로는 일주일에 두세 번씩 대양에서 포획한 자연산 연어를 채소와 함께 먹는다. 나는 유기농으로 사육된 칠면조와 닭을 먹는다. 가끔은 구운 연어, 칠면조, 빵을 뺀 버펄로 버거를 먹기도 한다. 사탕과 자나, 정제설탕, 꿀, 당밀, 과당 등이 함유된 제품은 일체 먹지 않는다. 단것에 대한 욕구가 생길 때에는 자연산블루베리나 혈당부하가 낮은 과일을 조금 먹는다. 일주일에 두세 번 저녁에 적포도주를 한 잔씩 마시지만 맥주는 마시지 않는다. 혈당부하가 높기 때문이다.

출장과 외식이 잦을 때는 나의 식단 프로그램을 수용하고 있는 식당을 찾는다. 단백질과 채소로 구성된 식사는 쉽게 할 수 있다. 전통적인 패스트푸드식당에서는 절대로 음식을 사먹지 않는다. 여러분이 짐작할 수 있듯이 나는 레이와 테리의 영양소 지침을 철저하게 따르고 있다.


### 유전자 검사

나는 할 수 있는 유전자검사는 다 받았다. 그리고 나의 구체적 다형성이 제시하는 위험을 최소화하기 위해 식단과 보충제 프로그램을 덧붙이는 조치를 취했다. 예를 들어 고혈압은 우리 가족 구성원들에게 아주 보편적이다. 유전자검사를 해봤더니 내가 구체적으로 ACE, AGT, AT1R 다형성의 복사본을 갖고 있다는 사실이 밝혀졌다. 고혈압일 가능성이 아주 많다는 얘기이다. 그래서 나트륨 섭취를 줄이고, 규칙적으로 운동을 하고, 체중을 낮게 유지하려고 노력한다. 지금까지는 혈압이 무난한 수준을 유지하고 있다.

## 염증과 메틸화

hs-CRP(인체의 잠재염증 정도를 확인하는 검사) 검사를 받았고, 1.1로 양호한 상태이다. 이 상태를 계속 유지하기 위해서는 나는 매일 어유 두 스푼(10g)과 쿠르쿠민 캡슐을 두 개씩 복용한다. 나의 호모시스테인 수치는 7.0으로 우리가 설정한 최적범위 7.5이하이다. 그러나 내게는 흔한 MTHFR 돌연변이가 있다. 비정상적 메틸화의 소인이 있는 것이다. 따라서 나는 호모시스테인 수치를 최적범위로 유지하기 위해 엽산, 비타민 $B_6$, 비타민 $B_{12}$, TMG 및 메틸화를 강화해주는 기타 영양소를 복용한다.

## 해독

나의 해독기능검사는 어둡게 드리운 유전자 검사결과 속에서 기분 좋게 밝은 부분이었다. 나의 해독능력은 오염된 세계에서 살아가는데 적어도 평균이상은 되는 것 같다. 그래도 가급적이면 환경독소에 노출되는 일을 줄이려고 한다. 될 수 있으면 유기농제품을 먹는다. 집에서는 두 번 여과한 알칼리수를 마시고, 한 번 여과한

물로 목욕을 한다. 수은이 들어간 치아충전재도 제거했다. 몸의 해독을 돕기 위해 정기적으로 두 가지 정맥주사 치료를 받는다. 중금속 독소를 제거하기 위해 아미노산, 비타민, 무기질이 처방된 정맥주사를 맞으며, 세포막의 원기를 회복시키고 해독하기 위해 인지질을 교환한다. 침실에는 이온공기정화장치를 설치해두었고, 양치류와 기타 화초도 많이 기른다. 휴대전화 사용과 전자파에 노출되는 것을 줄이려고 한다. 림프계 해독을 강화하기 위해 소형 트램펄린을 사용한다.

### 관상동맥 심장질환과 암

나는 심장스캔은 물론이고 몸 전체를 UFCT 스캔으로 촬영했다. 정기적으로 혈액검사도 수행한다. 정기적으로 운동부하 검사를 받고 대장경검사도 받는다. 콜레스테롤 수치를 최적의 범위로 유지하기 위해 폴리코사놀과 구굴리피드를 복용한다.

### 호르몬

나는 규칙적으로 호르몬 수치를 확인하지만 아직까지는 호르몬 보충을 시도하지 않고 있다. 유리 테스토스테론(free testos-terone) 수치를 증가시켜주는 식물처방약을 복용한다. 테스토스테론의 에스트로겐 전환을 줄여주는 인돌-3-카르비놀(indole-3-carbinol; I3C)을 복용한다. 전립선의 건강과 함께 DHT(dihydrotestosterone,

건조테스토스테론)의 과다생성을 막기 위해 톱야자 복합물도 복용한다.

## 뇌

나는 지적활동을 담당하는 좌뇌는 물론 예술적 활동을 담당하는 우뇌를 활성화시키려고 노력한다. 글을 쓰는 일이 좌우 뇌 모두의 발달에 크게 기여한다고 생각한다. 기억력을 강화하기 위해 여러 가지 '스마트 영양소' 를 복용한다. 빈포세틴, 포스파티딜세린, 포스파티딜콜린, 은행잎추출물, 아세틸-L-카르니틴이 그것늘이다.

## 보충제

보충제를 적극적으로 활용한다. 여러 가지 보충제를 분말이나 액상형태로 복용한다. 하루에 알약과 캡슐 64개 정도를 먹는 셈이다. 물론 여기에는 면허를 가진 침술사이자 전통 중국의학 개업의인 아내 캐린(Keren)이 처방해준 24개의 작은 '환약' 이 포함되지 않았다. 나는 매일 마시는 물 10잔 가운데 네 잔을 보충제를 복용하면서 섭취한다.

**필수영양소** 종합비타민/무기질/항산화제를 복용한다. 필수지방산을 얻기 위해서 어유 EPA/DHA(오메가-3)와 달맞이꽃 기름(오메가-6)을 복용한다.

**수퍼영양소** 강력한 항산화 효과와 기타 혜택을 얻기 위해 알파리 포산, 코엔자임Q10, 포도씨 추출물, 아르기닌, 레스베라트롤을 복용한다. 지적 명료함을 유지하고 뇌의 활동을 보호하기 위해 앞서 언급한 '스마트영양소'를 복용한다. 해독을 위해 N-아세틸-L-시스테인을 복용하고, 노화로 인한 조직의 교차결합을 억제하기 위해 카르노신을 복용한다.

**구체적 보충제** 눈의 황반변성 가족력 때문에 보충제 루테인 및 젝산틴(zeaxanthin)과 월귤(bilberry)을 복용한다. 소화기능을 돕기 위해 소화효소 제제를 복용한다. 스트레스를 효과적으로 관리하고 잠을 잘 자기 위해 잠자리에 들기 전에 이노시톨과 멜라토닌을 복용한다. 여러 연구에서 그 효과가 입증된 스타틴 제제를 소량 복용하는 것도 고려중이다. 나의 프로그램에 기가 질릴지도 모르겠다. 그러나 나는 내 세포들을 이런 강력한 항산화제들과 영양소들에 시종일관 흠뻑 적셔주기 위해 매일 몇 움큼의 약을 복용하는 것이 아주 간단한 일이라고 생각한다.

## 운동

매일 실외에서 30분 이상씩 걸으려고 노력한다. 더 격렬한 활동, 예를 들어 겨울에는 크로스컨트리스키 여름에는 인라인스케이트와 자전거 타기도 즐긴다. 집에서는 근력운동을 한다.

## 스트레스

나는 친구가 많고, 가족과도 밀접한 관계를 유지하려고 한다. 이런 노력이 스트레스 감소 프로그램에서 가장 중요한 요소라고 생각한다. 또 정기적으로 마사지를 받는다. 림프계 해독은 물론 스트레스해소에도 도움이 되기 때문이다. 알파파 발생기를 사용해 뇌 속에서 알파파를 증대시킨다. 일주일에 두 번씩 한국식 요가, 명상교습에 참가하고 있다.

## 미래

동년배의 많은 사람들이 은퇴 후에 남아도는 시간을 어떻게 활용할지 고민하는 모습을 자주 본다. 나에게 더 큰 문제는 한꺼번에 많은 프로젝트를 하지 않음으로써 삶의 균형과 조화를 유지하려고 애쓰는 것이다. 내게도 성취하고 싶은 목표가 아주 많고, 그래서 이 책의 조언들을 내 일상생활 속에 통합시키려고 노력하고 있다. 나는 의사이자 보건 교육가로서 말과 행동으로 내 의무를 다해야 한다고 생각한다.

잘 먹고 규칙적으로 운동하고 스트레스를 관리하고, 레이와 테리의 장수프로그램을 더욱 철저하게 실천하면서 거의 항상 최상의 상태를 유지하고 있다. 미래를 전적으로 확신할 수는 없지만 내가 선택한 생활방식이 나를 오래살 수 있게 해주리라는 사실은 분명하다.

우리 앞에 펼쳐질 근본적 수명연장요법을 충분히 활용할 수 있
을 만큼 오래 말이다,

* 테리의 프로그램 원문출처 : Fantastic Voyage : Live Long Enough to Live Forever

-Ray Kurzweil, Terry Grossman M. D. 〈2007〉

# 우병호 프로그램

앞에서 레이와 테리의 프로그램을 잘 살펴보았을 것이다. 이는 어디까지나 두 당사자 자신들이 가지고 태어난 유전적으로 불리한 유산을 가졌음에도 불구하고 이를 지혜롭게 극복해나가는 사례를 잘 말해주고 있다.

독자여러분께서도 만약 자신이 유전적 유산과 건강상 불리함을 지니고 있다면 앞의 사례를 참고로 본인에게 적합한 장수프로그램을 만들어서 이를 잘 극복할 수 있는 기회로 삼기 바라며, 다른 한 편으로는 앞의 내용과 대비되는 전형적인 우리 한국 사람들의 문화와 식생활습관에 바탕을 둔 건강관리프로그램을 만들어서 현재 성실히 실천해나가고 있는 저자의 건강장수 프로그램을 아래에 자세히 밝히도록 하겠다.

나는 우리 할아버지 얼굴을 본 적이 없다. 다만 사진으로 볼 때

건강해 보이셨지만 남성형 대머리라는 사실은 확연히 알 수 있었다. 우리 한국과 일본의 역사적 관계의 소용돌이 때문에 일본으로 건너가신 후 다시는 한국으로 돌아오시지 않은 것으로 알고 있다. 그리고 나는 6. 25전쟁 이후 베이비붐 세대의 중간에 한국에서 출생했다.

나는 우리 집안에 무려 반세기 가까운 50년 동안 초상이 한 번도 난 적이 없는 집안에서 태어나 자랐다. 어릴 때와 최근 한 10년 전까지만 해도 아프거나 질병이 생기면 병원에 가기만 하면 모든 게 다 해결된다고 믿고 살아온 사람이기도 하다. 그러나 불행하게도 한 10여 년 전에 우리 큰아이가 아파서 병원에 들락거리면서 현대식 병원에서는 제대로 고칠 수 있는 질병이 별로 없다는 사실을 깨달았다.

우리 아이가 가진 질병이 정신분열증이다. 여러 병원을 가보고 숱한 전문의를 만나봤지만 어이없게도 거의가 녹음기를 틀어놓은 것처럼 천편일률적인 말들을 늘어놓기만 하는 행동들을 보아왔다. 몇 년 동안 그렇게 지나고 나니 그 사람들 보는 것도 진저리가 날 정도로 싫어졌다. 한때는 포기하려고 했다가 다시 마음을 다잡아 용기를 가지고 적극적으로 공부하고 연구한 결과 그 해결책을 최근에야 비로소 찾아냈다. 그것이 다름 아닌 우리 인체의 생체리듬에 가장 잘 부합될 수 있는 최적의 조건을 만들어주는 자연치유방법이다.

여기에 대한 자세한 이야기는 너무 길고 복잡하기 때문에 앞으로 해당되는 분들에게 기회가 생기는 대로 하기로 하고, 바로 나의 건강관리 방법에 대한 이야기를 계속하겠다.

할아버지에 대해서 아는 것이라곤 아무것도 없지만, 할머니에 대해서는 어릴 적 오랫동안 같이 살았기 때문에 비교적 소상히 알고 있다. 우리 할머니는 워낙 건강관리를 나름대로 철저히 하신 분이라 교통사고 외에는 병원에 단 한 번도 간 적이 없는 분으로 알고 있다. 94세에 돌아가셨는데 평소 육식은 전혀 하지 않았고 기껏해야 세란 삶은 것이나 한두 개 정도 먹거나 특별한 경우 소고기 미역국, 가자미 미역국 정도만 드신 것으로 알고 있다. 생선도 비린내가 나는 생선은 전혀 먹지 않았다.

평소 식사량도 항상 일정하게 조금 모자란 듯 소식에 가까운 식사를 한 것으로 기억하고 있다. 사실 우리 할머니는 1897년생인가 그렇다, 1800년대 말기 사람이다. 아마도 요즘처럼 영양공급이 풍족하게 공급되는 환경이었더라면 110세 가까이까지는 충분히 살 수 있었던 분이라 짐작된다.

잔병도 간단한 감기 몇 번 외에 한 번도 아프다는 말을 한 걸 들어본 적이 없다. 그러므로 나의 건강은 아예 타고났다고 할 정도로 좋은 편이다. 그도 그럴 것이 무슨 내시경 검사니 유전자검사니 하는 검사도 어디가 아프거나 안 좋아야 해볼 생각을 할 텐데 특별히 아픈 곳이 없으니 검사해볼 필요 자체를 느끼지 못하고 지금까지 살아온 게 사실이다. 그러나 할머니 살아가는 모습을 보고 나도 모르게 자연스럽게 배워 건강관리는 철저히 해온 것으로 짐작된다. 담배는 군에 가서 배워가지고 1990년 12월 31일 우연한 결심으로 끊었다. 그러니까 끊은 지 한 20여 년쯤 되는 셈이다. 술은 워낙 좋아해서 새벽 4시에 눈뜨자마자 술을 줘도 싫다고 하지 않을 정도로 몇 년 전까지 그렇게 마셔댔다. 이유는 간단하다. 워낙 좋아하기도 했지만, 술을 마셔도 별로 부대끼는 것이 없었으니까 마신 거였다. 심지어는 새벽 3~4시까지 술을 마셔놓고 그 다음날 속이 약간 쓰리면 전에는 안 그랬는데 왜 이럴까하고 생각할 정도였다. 어쩌면 나름대로 건강하다고 자만을 부린 부분이 어느 정도 있었는지도 모른다.

그러나 지지난해 매일 술을 마셔대니 복부와 위통이 생기고 속도 좀 쓰리고 하여 병원에 가보았더니 의사의 말은 위가 부었다나! 당분간 술을 줄이거나 마시지 말라고 하더라. 말하자면 그냥 상투적인 말일 뿐만 아니라 처방약도 뻔한 것이었으리라, 약을 먹어도 처음 2~3일 동안은 조금 나은 것 같더니 며칠 지나니 또 마찬가지다. 이것은 내가 술 마시는 습관을 고쳐야지 약을 먹어서 될 수 있는 것이 아님에도 불구하고 낫지 않는 핑계를 의사 쪽으로 돌리고 있었던 것이다. 사실 당연한 얘기이지만, 술만 안 마시면 저절로 낫게 될 텐데 허구한 날 술을 마셔놓고 위가 성하기를 바라는 것 자체가 웃기는 이야기다.

어느 날 깨달은 것이 우리 몸은 아무리 건강하다 할지라도 기본적인 신체리듬을 지킬 수 있게 하지 않으면 당연히 어딘가에 문제가 생길 것 아니냐하는 생각이 들기 시작했다. 그래서 술을 줄이면서 저녁9시 이후에는 어떠한 경우라도 술을 마시지 말자고 마음속으로 정하고 그날부터 실천에 옮겼다. 며칠이 지난 다음 또 깨달았다. 병원에 안 가고, 약 안 먹어도 무리하지 않으니 위통이나 쓰림이 저절로 낫는구나 하는 사실을 체험을 통해서 깨달았다.

그 뿐만이 아니다. 그동안 술을 많이 마신 관계로 과민성대장증상을 늘 앓고 있었으면서도 깨닫지 못했던 것을 깨닫게 되었다. 그러니까 술을 많이 마시면 그 다음날 아침에 화장실에 가야 하는데, 대변이 보고 싶으면 배가 아픈 것은 당연한 것으로 생각하며 살아왔다는 이야기다.

또 화장실 갔다가 대변을 보고 나온 후 30분이 채 안 돼서 또 화장실 가야 하고 보통 세 번은 연거푸 가야 좀 안정되는 상황이 지속된 것이다. 대변의 상태는 거의 반 설사에 가까운 형태였다. 그러나 내가 그동안 연구해온 경험을 토대로 식습관을 바꾸고 나서는 과민성대장증상도 없어지고 위 통증은 물론 쓰림도 감쪽같이 사라졌다. 이로 인하여 우리 인체의 소화계통괴 음 식괴의 관계 연구에 더 심취하게 됐음은 두말할 필요조차 없을 것이다.

너무 길어지게 되므로 앞 5장 음식 중, 우리의 소화체계를 참고하기 바란다.

우리 집안은 대대로 장수집안이었던 것으로 추정된다. 증조부모에 대한 아는 정보는 없으나 우리 할머니와 우리 아버지의 건강했던 사실을 근거로 나는 현재와 같이 건강관리를 꾸준히 해나간다면 120살까지는 별 무리 없이 살 수 있을 것으로 생각한다. 우리 아버지는 74세 때 교통사고로 사망했다.

그때 신체건강나이는 불과 50세에 불과할 정도로 건장했다. 우리 아버지도 특별히 병원에 입원한 경우를 본 적이 없다. 다만 2차대전 징용으로 전장에 갔다 온 후로 신경통 소위 담으로 좀 고생을 한 적은 종종 있었던 것으로 기억하고 다른 곳은 별로 아픈 곳이 없던 분이셨다. 만약 불의의 사고가 아니었다면 아버지도 100수 가까이 사셨을 것으로 추정된다.

우리 어머니도 건강하셔서 마지막 노년을 제외하고 단 한 번도 병원에 간 적인 없었던 분으로 알고 있다. 85세에 돌아가셨는데 노년에 누가 잘 돌봐주었더라면 한 10년 정도는 거뜬히 더 살 수 있었을 것이라 여긴다. 특별한 질병이 나타나지 않았던 것으로 보아 유전적으로는 별 이상이 없었던 분들로 추정되며, 이 모든 건강. 장수비결은 바른 식습관으로부터 온 것으로 확신한다.

또한 그분들 세대에는 바른 식습관 외에는 특별한 건강관리 방법이 존재하지도 않았다. 조부모나 부모세대를 통해서 나는 유전적으로 아주 큰 혜택을 받고 태어난 운이 좋은 사람이라 여기며 늘 나를 나아준 부모님들께 감사한 마음으로 살아가고 있으며, 앞으로 건강관리를 더욱더 철저히 해서 여러분에게 무병장수의 모델이 되어 실질적으로 입증해 보여줄 생각으로 현재 나의 건강장수프로그램을 성실히 실천해 나가고 있다. 그래서 솔직히 유전자검사나 이와 관련된 검사를 한 번도 받아본 적이 없고 검사를 받을 필요성도 느낀 적은 없으나, 앞으로 자연스럽게 기회가 생기거나 필요성이 대두되면 기꺼이 검사를 받아서 확인을 해봐야겠다는 생각을 갖고 있는 것은 사실이다.

**체중과 식단**

나는 신장이 177Cm이고, 2008년부터 최근까지는 몸무게가 69Kg 나갔는데, 요즘은 67Kg가 나간다. 아마도 이 책 집필 작업으로 인해 체중이 더 준 것 같다.

그러나 2008년 성기능회복7주프로그램을 개발할 당시까지만 해도 그전 20년 동안 76Kg 전후를 유지해왔었다. 그리고 가끔은 과식을 하고 폭식도 했기 때문에 위가 부어서 가라앉지 않아서 고생한 적도 여러 번 있었다.

음식 맛이 좋아서 과식을 한 적은 거의 없지만 음식 남기는 것이 아까워서 과식을 하게 되는 경우가 많았고 무슨 행사나 모임에 참석하여 음식 뷔페에 갔을 때 주로 과식을 한 것으로 기억된다. 과식을 하고 나서는 부대끼면서 도대체 내가 왜 이렇게 미련한 짓을 하지? 늘 이런 생각을 하곤 했었다. 말하자면 우리 인체의 소화기

메커니즘을 정확히 모르고 있었기 때문이기도 했지만, 술을 마시기 전에 위벽 보호한다는 생각으로 항상 식사를 정량으로 한 후 술을 마시는 것이 정석인양 생각하고 그렇게 지키려고 의도적으로 노력하다 보니 자연스럽게 과식에 이를 수밖에 없었던 것이다. 또 미처 식사를 하지 못하고 술을 마셨을 경우에는 집에 들어와서 밤이 늦었는데도 불구하고 정량의 식사를 하는 것이 마치 철칙인양 지키려고 노력해왔다.

결과적으로 이것은 야식과 폭식이 된 것인데도 그때는 내 스스로 식습관이 좋다고 생각해온 것인데 지금 와서 생각하니 이는 아주 잘못 알고 있었을 뿐만 아니라 우리 인체의 소화메커니즘, 인체의 생체리듬에 대하여 무지했기 때문에 그저 지레짐작 통밥으로 그렇게 단정해버린 결과인 셈이다. 아마 지금 이 시간에도 우리 인체의 생체리듬에 대한 상식도 갖지 못한 채, 내가 과거에 해왔던 것과 비슷한 생각을 가지고 이렇게 잘못된 식습관을 유지하고 있는 사람이 부지기수일지도 모를 일이다.

그리 심각한 상황까지는 아니라 할지라도 거의 습관적으로 매일 술을 마시다시피하고, 과식과 폭식을 종종해댄 결과인지는 모르지만 하복부가 좀 튀어나오고, 술 마신 다음날 변이 보고 싶으면 미리 배가 사르르 아프고, 이때 즉시 화장실에 가지 않으면 큰일이 난다. 그야말로 그냥 똥을 바지에 싸게 될지도 모를 정도로 긴박해진다. 사실 지하철을 타고 가다가 배변 전 징조로 배가 아파서 중간 역에 내려서 화장실을 찾아 헤맨 적이 몇 번 있었다.

배가 사르르 아프기 시작하면 설사 비슷한 변을 30분 간격으로 세 번은 봐야 배가 좀 안정이 되는 것이 과민성대장증상인지조차도 모른 채 술을 이렇게 많이 마셔댔으니 인체에 당연히 어떤 형태로든 영향을 미치겠지! 이렇게 가볍게만 생각하고 건강에 대한 별뚜렷한 생각 없이 그저 술을 달고 살았던 사람치고는 운 좋게도 다른 곳에는 별로 이상이 없는 약간 과체중인 상태로 살아 온 것이다. 그러니까 과민성대장증상이 약 20년 전부터 계속되어 온 것으로 짐작된다.

최적 체중은 2008년 성기능회복7주프로그램을 내 몸으로 직접 임상실험을 하면서 자연스럽게 확립된 것인데, 성기능회복 프로그램을 개발할 당시 정상적인 식사 외에 보충제를 테스트 성격으로 시음한 것이 신체를 해독하는 리퀴드클렌지, 영양을 보충하는 성격의 아사이퓨어 100%짜리 주스를 마셨으며, 실험적으로 망고스틴퓨어, 노니퓨어를 마신 것으로 기억된다. 체중이 정상적으로 최적체중이 되는 데는 규칙적으로 꾸준히 하루 1시간 2~30분 동안 운동한 것과 리퀴드클렌지의 해독이 영향을 미친 것으로 나중에 인식을 하게 되었다. 말하자면, 성기능회복7주프로그램 개발을 하면서 부수적으로 최적 체중이 달성된 것이다.

그러나 과민성대장증상은 그때까지도 크게 심각하게 느끼거나 인식하지 못했다가 최근 인체의 소화메커니즘에 대한 공부를 다시

하면서 깨달아서 2011년 말에 약 한 톨도 먹지 않고 오직 우리 인체의 생체리듬을 충족시키는 식습관만으로 마치 언제 그런 증세가 있었던 거였지! 하고 까맣게 잊어버릴 정도로 깨끗하게 자연치유가 된 것이다. 이는 우리 인체의 생체리듬을 명확히 깨닫고 난 후 의도적으로 실행한 결과이다. 지금 현재도 이 식습관은 철저히 지키려고 노력하고 있다.

우리인체의 기본 생체리듬에 부합하는 식습관을 가지는 것이 무엇보다 중요하다. 각기 사람마다 차이는 있을 수 있겠지만, 우리 인체는 새벽 4시부터 정오 12시까지 배설 시간대이고, 낮 12시부터 저녁 8시까지 영양분 섭취 시간대이고, 저녁8시부터 다음날 새벽 4시까지가 대사시간대이다. 이 대사 시간대에는 심장을 제외한 모든 장기가 쉬어야 하기 때문에 물을 마시는 것 외에는 아무 것도 먹지 않는 것이 좋다. 이 시간대에 무엇을 먹게 되면 위로부터 전 소화기에 엄청난 무리가 동반되는 것이다. 대사 시간은 곧 장기의 휴식시간이기도 하다. 그러므로 잠을 자는 수면 이외의 어떤 행동도 우리 인체는 달가워하지 않는다는 의미일 것이다. 물론 사회생활의 편의에 휩쓸리다보면 약간의 시간적 융통성은 가질 수 있어야 하겠지만, 예를 들자면 저녁 8시부터 새벽 4시까지 수면을 취하기에는 사회생활 구조가 잘 맞지 않기 때문에 저녁 9시나 10시부터 새벽 5시나 6시까지 잠을 잔다든지 이렇게 말이다. 그래서 나는 다른 사람들에게 항상 강조하는 것이 저녁 9시 이후에는 물 이외에는 어떤 음식도 먹지마라고 강조한다.

그런데 성기능회복7주프로그램을 내 몸으로 직접 임상실험을 하면서 6Kg가 빠진 것을 이 프로그램을 완성하고 난 후 약간 어지럽다는 느낌이 들고, 주변사람들이 왜 그렇게 얼굴이 핼쓱 해? 어디가 안 좋아! 하는 말들이 들려서 병원에 가서 몸무게를 재어봤더니 무려 6Kg이 준 70Kg가 나가는 것이었다. 그 후 자연스레 1Kg이 더 줄어서 약 3년간 69Kg로 살았고, 최근 "음식과 건강, 자연치유 노화저지로 20년 젊어지는 비법" 집필 작업 때문인지 체중이 더 줄어 현재는 몸무게가 67Kg가 좀 안되게 나간다. 그야말로 최적 중의 최적 체중인 셈이다. 나는 체지방을 재볼 생각도 없고, 재볼 필요도 느끼지 못한다. 그래서 얼만지 모르고 있다.

나는 아주 체계적으로 알고 있었던 상태는 아니었지만 나도 모르게 오래전부터 소위 지중해 식단과 유사한 나만의 식단, 즉 '한반도 식단' 으로 식단관리를 해온 것으로 지금 전문적인 건강과 관련된 영양학적 비교지식을 통해서 입증된 것이다. 바다낚시여행을 근 30년 가까이 해오면서 좋은 고기(생선)는 일반인들의 5~10배 가까이는 먹었을 것이다. 바다낚시 다닐 때는 단지 맛있어서 먹고 즐거왔는데 그것이 오늘날에 와서 생각해보니 내 건강을 유지하는 데 기본 바탕이 되었을 것이란 생각이 든다. 그것도 거의 날것으로 생선회로만 먹었으니 얼마나 건강에 대한 영양학적 가치가 높았겠는가 말이다! 이 고급 생선들이 바로 우리 몸에 좋은 오메가-3 지방산 EPA/DHA 덩어리 그 자체이니 말이다.

나는 아침식사를 내가 만든 생식으로 하고 있다. 몇 년 전에 '마른 콩 15분 생두부'를 보급하기 위하여 현대인들에게 적합한 아침 식단으로 개발한 것을 지금 내 자신이 직접 실천하고 있는 중이다.

**아침식단** : 칼슘이 포함된 검은콩 두유 195ml 한 컵, 반숙으로 삶은 계란 1개, 과일(주로 계절을 고려한 사과, 토마토, 키위) 1/2~1개, 생수 한 컵 이렇게 조리하지 않은 생식으로 먹고 있다.

필자는 이 책을 쓰기시작 두 달 전까지만 해도 생계란을 쭉 먹었다. 그런데 몇 달 전부터 자연치유 토론 파트너인 박준 원장이 생계란은 몸에 안 좋을 수도 있다고 몇 번 강조해서 말한 바 있어서, 흰자만 익히고 노른자는 반 정도만 익히는 수준의 반숙으로 삶아서 먹고 있다.

생계란의 흰자에는 알비딘이라는 성분이 들어 있는데 이 물질이 탄수화물 대사 작용을 억제하는 것으로 밝혀졌다고 한다. 물론 생계란을 몇 개 정도 먹는 것은 별 문제가 되지 않지만, 계속해서 장기간 생 계란을 먹을 경우 탄수화물 대사 작용을 억제해서 원인모를 질병이 생길 수도 있는 것이므로 생계란을 장기적으로 먹는 것은 피하는 것이 좋다고 한다.

생 계란에 관하여 파트너 박준 원장이 의사면허시험을 칠 때 시험에 출제된 내용이라 아직까지 기억하고 있다고 하던데, 흰자에 들어있는 알비딘이라는 성분이 대사 작용을 방해하는 것으로 밝혀졌다고 한다. 그러나 흰자를 익히면 그 성분이 사라지기 때문에, 대사 작용을 방해하지 않는 것으로 나중에 입증되었다고 한다. 앞으로 내년부터는 야채주스를 추가하려고 생각하고 있다.

**점심식단** : 백미에 잡곡혼합 20% 정도를 섞은 것으로 한 잡곡밥 한 공기, 내가 우연히 개발한 된장찌개 국, 양배추 데친 것과 브로콜리 데친 것 등 주로 십자화과 채소들과 김치, 생 두부 데친 것과 꽁치, 고등어, 삼치, 생태, 내구 등의 생선을 돌아가며 거의 매일 먹는다. 해조류 중 다시마나 톳 중 하나를 택하거나 동시에 섞은 것을 생으로 준비한다. 물론 여기에 김도 자주 등장하는데 김은 가급적 굽지 않은 그냥 말린 생김을 먹는다. 그 이유는 사업자들이 김을 구을 때 바르는 기름이 인체에 좋지 않은 기름일 가능성이 높고, 바른 기름이 일정한 시간 지나면 김이 변질되기 때문이다. 멸치는 매일 7~8마리 정도 마른 생멸치를 된장찌개 국에 넣어서 먹거나 생으로 초고추장을 찍어서 먹는다. 국 종류로는 계절에 따라 원재료가 나는 철에 따라 맞게 그냥 미역국이나 가자미 미역국은 종종, 봄철에는 주로 나물 된장국이나 시금치 된장국, 여름철에는 된장찌개 국, 가을 무국, 겨울 시래기 된장국 이런 식으로 거의 매일 끓여 먹는 편이다. 원재료가 나는 시기. 원재료가 나는 철에 따라 적절한 원재료를 구해서 거기에 걸맞게 맞추어서 식단을 차린

다. 예를 들자면, 봄에는 공기가 맑고 물이 깨끗한 무공해 산에서 나는 산나물을 직접 채취해 평소 먹던 십자화과 채소 대신 데쳐서 쌈을 싸먹는다. 나물의 종류는 참 취, 곰 취, 가시오가피 새순 잎 등이며 두릅은 드물게 등장한다.

된장찌개 국 : 감자1개, 애호박1/2개, 두부1/3모 매운 풋고추1개, 대파 1뿌리, 다신멸치 7~8마리 재래식된장 2스푼, 재래식 국 간장 1스푼이나 천일염1/3스푼을 넣고 물 3컵 정도 부어서 15분 정도 끓이면 2~3인분 된장찌개 국이 된다.


저녁식단 : 점심과 거의 비슷하게 먹는 경우가 많고, 손님을 만나거나 외식을 하게 되는 경우는 버섯불고기나, 생선요리, 두부요리 전문집을 주로 찾아가는 편인데, 생선요리는 대구를 전문으로 하는 집에 가서 지리대구탕을 종종 먹는 편이다. 버섯불고기에는 버섯과 야채가 한우 소고기 량과 비율이 아주 이상적이라고 판단되고 맛도 괜찮은 편으로 판단되는 음식점에 가서 외식을 하는 곳인데, 내가 운영하는 '맛 마니아클럽'에서 맛 집 탐방을 두 번이나 가졌을 정도가 되는 음식점이다. 그래서 손님과 저녁약속이 생기면 자주 찾는 집인데 거의 우리가 먹는 메뉴는 버섯불고기이다. 보통 건강을 챙긴다는 명분으로 육식에 대한 막연한 거부감을 갖고 있는 사람들이 내 주변에는 꽤 있는 편인데 이 집에 같이 가본 손님들은 한결같이 모두 다 맛있다는 반응을 보였고, 이 집에 가서

소고기를 먹고 난 뒤 육식에 대해 막연히 갖고 있었던 부정적인 생각을 바꾸고 일부러 이곳에 버섯불고기를 먹고 싶다고 재방문한 경우도 여러 번 있었다.

나는 옛날부터 술을 아주 좋아하는 술 애주가다. 내 프로필에도 잘 나와 있듯이 우리나라에서 막걸리 잘 만드는 양조장들은 줄줄이 꿰고 있을 정도다. 어느 집 양조장은 무슨 원료를 주로 쓰고 어떻게 만드는지도 거의 다 알고 있다. 예를 들자면 충북 단양의 대강막걸리는 4대째 내려오는 집인데, 노무현 대통령 시절 청와대 만찬주로 채택된 적이 있는 막걸리이며, 소백산 지하 150m에서 뽑아 올린 탄산천연암반수로 빚는다. 그리고 이 양조장이 만드는 검은 콩 막걸리는 그 맛이 일품이다. 이 양조장은 인근 지역에서 나는 당귀와 황기를 잘 활용하는 특징을 가지고 있는 술도가인 것으로 알고 있다.

충남 당진 신평에서 만드는 백련주는 백연꽃잎을 활용하여 만든 술인데 우유처럼 뽀얗다. 이 막걸리 또한 2008년도 전국 막걸리 콘테스트에 1등을 하면서 청와대 만찬주로 채택된 바 있는 막걸리이다. 이 집 막걸리도 서울에서는 구입하기 어려우므로 본 양조장에 직접 주문해서 종종 마셔왔다.

막걸리나 술에 대해 더 궁금한 분들은 내가 운영하고 있는 카페(= http://cafe.daum.net/humanlivingstory)에 접속해서 '지상최고 술' 메뉴 항목을 참고하기 바란다.

과거에는 종류를 가리지 않고 엄청나게 많은 술을 마셔댄 적도
있었다. 그러나 2008년을 정점으로 술에 대한 연구를 하게 되고,
술과 건강과의 상관관계를 정립하게 되면서, 술맛에 대하여 일가
견을 가지게 된 후로는 술 마시는 패턴이 아주 혁신적으로 바뀌어
지금은 완전히 정착된 상태이다. 이를 여기서 소개해 보면, 집에서
가끔 혼자 술을 마시는 경우, 소주잔으로 옛날소주 25도 짜리 2~3
잔 정도 마시고, 막걸리는 양조장 막걸리만 마시는 편인데 밥공기
보다 작은 잔으로 2~3잔 정도를 저녁식사 반주로 마신다. 평소에
는 와인을 즐기는데 저녁식사가 끝나고 한 잔 정도 마시는 편이다.
친구나 손님을 만나서 술을 마실 때도 막걸리는 1인 당 두 병을 절
대 넘기지 않으며, 다른 술과 짬뽕하거나 2차는 절대로 없다.

등산 클럽에서 한 달에 한 번 꼴로 멀리 지방으로 산행을 가는
경우가 있는데 이때도 저녁식사 때 그 지방의 막걸리 2~3잔 정도
로 끝낸다. 어떤 경우라도 추가로 술을 더 마시는 경우는 없다. 특
히 저녁 9시 이후에는 더운 여름철이라 할지라도 시원한 생맥주
한 잔도 절대 마시지 않는다. 이렇게 철저히 술을 관리하는 이유는
컨디션을 저해하거나 몸에 전혀 지장을 주지 않는 범위 내에서만
마시는 것은 건강에 해가 되는 것이 아니라, 오히려 술이 건강에
도움이 될 수 있다는 확신 때문이다. 그러니까 술을 보약처럼 즐긴
다는 표현이 더 어울릴 것 같다. 어떠한 경우라도 과음은 하지 않
는다. 이렇게 철저히 원칙을 정해놓고 지키게 된 직접적인 동기는

과거 약 20년 동안 그것이 질병인지조차 모르고, 술을 많이 마시게 되면 당연히 그런 줄로만 알았던 과민성대장증상을 내가 스스로 고치면서부터 철저히 지키게 된 것 이다. 또, 과거에는 술을 마시기 전이나 마시고 난 뒤, 속을 채운다는 의미로 꼭 식사를 했는데 지금은 술(곡차)도 칼로리로 계산해서 안주와 술로 내가 필요로 하는 적정선의 칼로리가 채워졌다고 판단되면 별도로 식사를 하지는 않는다. 그 이유는 마신 술과 별도로 식사를 하게 되면 과식이나 폭식, 야식이 되어서 위뿐만 아니라 소화기 전체에 엄청난 무리를 주어 건강상 엄청난 손해가 발생할 수밖에 없기 때문이다. 그러므로 내가 만들어 놓은 원칙을 철저히 지키면서 살아가려고 노력하고 있으며, 또한 이렇게 살아간다고 해도 사회적으로 아무런 문제가 없을 뿐만 아니라 불편함도 전혀 느끼지 못한다.

평소에 패스트푸드 음식은 아예 거의 먹지 않는다. 사이다나 콜라는 근방에 가지도 않으며, 피자 종류는 쳐다보지도 않는다. 라면은 몇 년 안 먹었는지 모를 정도다. 밀가루 음식은 유일하게 소면을 삶아서 잔치국수로 해먹는 경우가 있는데, 내가 여기에 일가견이 있기 때문에 여름철 저녁이나 손님들에게 생선회를 대접하거나 할 때 종종 등장하는 메뉴다.

## 뇌 건강

뇌에 영향을 미치는 영양소, 특히 생선회(돌돔, 참돔, 감성돔, 벵에돔, 농어, 우럭, 놀래 미)를 직접 낚아서 자주 섭취해 왔다. 매일 아침 호흡운동도 하고 있고, 음식과 건강에 관한 탐구도 지속적으로 하면서 음식과 건강, 자연치유, 바다낚시, 축구, 예술과 관련한 강연이나 저술활동도 왕성하게 하고 있다. 특히 지난 연초부터 공기가 뇌에 크게 영향을 미친다는 사실을 깨닫고, 이온 발생 공기정화기를 구입해서 현재 사용하고 있는데 여러 가지로 혜택을 톡톡히 보고 있다. 그리고 음이온 발생기를 사용하면서 공기가 우리 인체에 미치는 영향이 실로 생각보다 훨씬 크고 강하다는 사실도 다시 한 번 실감하게 되었다.

**해독**

평소에 독이 있을 거라고 예상되는 음식물은 아예 먹지 않는다. 주로 청정지역에서 나는 바다생선이나 해조류를 즐기고 야채도 유기농 야채 위주로 먹고 있다. 2008년에 집중적으로 처음 해독을 한 바 있고 최근에는 수시로 또는 배탈이 났을 때 해독을 리퀴드클렌지로 한다.

평소 1~2주에 한 번씩 정기적으로 해독을 하고 있으며, 앞으로는 2~3개월에 한 번씩 정기적으로 모발검사를 통한 분석이라든지, 몸 전체의 상태를 체크하여 그 결과에 따라 적절하게 조절하면서 대처해 나갈 작정이다.

## 관상동맥 심장질환과 암

관상동맥 심장질환 위험인자를 나는 하나도 갖고 있지 않다. 몇년 전에 고혈압이 생겨서 약 3년간 혈압 약을 먹었으나 운동과 식이요법으로 혈압을 정상으로 만든 뒤 혈압 약을 끊고 1달에 한 두번씩 혈압이 높아졌을 것이라는 징후나 느낌이 있을 때마다 혈압을 체크해왔으나, 최근에는 철저한 건강관리로 그런 징후조차 느껴본 적이 없을 정도로 컨디션이 좋은 상태다. 지난해 검사를 해봤는데 암 발생 가능성은 전혀 없는 상태이지만, 평소 예방차원에서 항암에 특별한 효과가 있는 것으로 알려진 개똥쑥차를 상시로 끓여서 마시고 있다.

## 유전자 검사

유전자 검사를 받아봐야 되겠다는 생각을 해본 적이 없으며 검사를 해야 할 필요성도 느낀 적이 없으나 자연스럽게 기회가 생기거나 필요성이 대두되면 내 몸을 좀 더 확실히 알기 위해 검사를 해볼 생각은 갖고 있다.

## 염증과 메틸화

이 역시 필요성을 느껴본 적이 없다. 다만 필요하다고 느끼게 되면 해볼 것이다. 가끔씩 천연 항염제 망고스틴 퓨어 원액을 마신다.

**호르몬 ;**

너무 젊어져서 요즘 오히려 고민하는 편이다. 지금 현재 당당하게 30대 초반의 정력을 유지하고 있으니 호르몬 걱정은 할 필요가 없으나 이와 관련된 음식은 자주 먹기도 하고 늘 관심을 두고 있으며 비아그라를 능가하는 적송자 술도 가끔 마시곤 한다.


**보충제**

**필수영양소** : 각종 비타민과 미네랄이 60여 종 들어 있는 에너지 멀티비타민을 매일 한 봉지 먹고 있으며, 어유를 자주 섭취하기 어렵기 때문에 현재는 생선 통조림으로 EPA/DHA 를 섭취하고 있지만, 내년부터는 바다고기 나는 철에 맞추어서 수시로 바다에 나가서 몸에 아주 좋은 고급어종의 고기를 낚아서 옛날처럼 회를 즐기려고 아예 작정하고 있다. 내가 원래 음식전문가이면서 영양학전문가로서 영양과 칼로리를 세심하게 계산한 식단으로 규칙적인 식사를 정확하게 실천하고 있기 때문에 필수영양제 보충의 필요성을 별로 못 느끼고 있으므로 현재는 종합영양제 성격의 보충제는 먹지 않고 있으나 시간상, 또는 여행 등으로 내가 직접 식단을 짜기 어려운 상황이 되면 500여 종의 영양소로 만들어진 그것도 인체에 잘 흡수되게 액상으로 만들어진 슈퍼영양제를 하나 알고 있는데 그 영양제를 구입해서 바쁠 때와 여행 중에는 아예 그것으로 식사를 대신할 작정이다. 이미 해외에서 프로 축구선수로 활동하고 있

는 아들에게는 자신이 직접 식단을 짜기 어렵기 때문이기도 하지만, 매일 식당에 가서 음식을 먹는다 하더라고 정상적인 영양공급이 되기가 어려울 것으로 예상되어 500여 종의 영양소가 들어 있는 액상 슈퍼종합영양제와 에너지 멀티비타민, 액상 해독용 리퀴드클렌지를 매달 정기적으로 구입해서 보내주고 있다. 내가 챙겨주어야 할 아들의 식단에 대한 수고를 이 영양제가 대신 해결해주고 있는 셈이다.

**수퍼영양소** : 갯장어 즙(어유+약초) ; 성장 기간이 약 30년 정도로 추정되는 무게 20Kg, 길이 160Cm 되는 갯장어 한 마리, 대추, 가시오가피, 헛개나무, 당귀, 느릅나무, 해동피, 갈근(마른 칡뿌리), 뽕잎, 삼백초, 육모초, 바위손, 도라지, 더덕, 마, 재래종 양파 등을 넣어서 저온으로 15시간 달인 즙이다. 이중 어유가 5~60% 정도 되는데 이 어유가 바로 오메가-3지방산 EPA/DHA 덩어리이다. 이 갯장어 즙을 매년 정기적으로 섭취하고 있다.

**구체적 보충제** : 액상으로 된 리퀴드 코랄 칼슘을 정기적으로 섭취하고 있으나 앞으로 필요성이 대두되면 해당되는 보충제를 추가로 적절히 활용할 생각이다.


## 운동

운동은 아침 5시를 전후하여 잠에서 깨어나는데 잠에서 깨어나면 일어나기 전 활동 준비 시간을 갖는다. 눈을 감은 채 마치 우리가 목 운동을 하듯 눈알을 좌우로 몇 번씩 돌리고, 상하좌우로 굴리는 안구 운동을 하고 난 뒤, 누운 채로 1~20분 정도 오늘의 할 일 등으로 사색을 하면서 조용히 휴식을 취한 후 일어난다. 많은 사람들이 아침에 일어나는데 활동을 위한 준비 시간이라는 말에 의아해 할지도 모르겠다. 그러나 우리가 어떤 운동을 할 때 준비운동을 하는 것처럼, 어떤 일을 할 때도 준비가 필요하듯 일어날 때도 사람이 활동을 시작하는 순간이므로 활동을 위한 준비 동작이 필요하다고 생각한다.

5시30분~6시 사이에 집을 나선다. 구암 허준공원을 돌아 가로공원을 따라 하류로 보통 걸음걸이로 시작해서 가로공원에 들어서서는 시속 약 8Km 속도로 빠른 걸음으로 평소에 걸어 다니는 모습과 같이 자연스럽게 걷는다. 약 1.3Km 지점, 발산역에서 올림픽도로로 진입하는 도로를 건너 해발 74m, 거리가 4~500m 경사도 65°정도 되는 궁산을 오른다. 궁산을 올라 꼭대기 바로 밑 정자 옆을 지날 때쯤 땀이 나기 시작한다. 이 궁산의 한강 쪽 경사면은 거의 수직 절벽에 가까워서 조선시대에 강 건너 행주산성과 함께 전략적 군사요충지로  양천고성지(陽川古城址) 성으로서 〈신증동국여지승람〉에 기록되어 있다고 한다.

궁산 꼭대기에 오르면 옛날에 주로 군사들의 집결 장소로 쓰였다고 알려진, 둘레가 200m 정도 되는 천연 잔디가 깔린 운동장처럼 평평한 평지가 나온다. 이 평지를 둘러싸고 둘레가 218m되는 성벽을 이루고 있다. 평평한 평지 가장자리를 따라 한 바퀴 돌면서 북쪽 끝 지점에 있는 사진 촬영소(Photo island)에 올라가서 우측 한강 건너편 저 멀리 북동쪽으로 보이는 북한산 자락을 배경으로 한 경관과 서북쪽으로 강 건너 바로 보이는 행주산성 등 매일 색다른 느낌을 주는 이 우주와 자연이 연출한 생생하게 살아있는 한 폭의 산수화를 감상하면서 가볍게 팔과 상체를 움직이는 스트레칭을 하면서, 김포 쪽까지 휙 둘러보고 난 뒤 내려와 이 평지를 한 바퀴 돌아 남쪽 지점으로 오면, 각종 운동기구가 일렬로 설치되어 있는 곳이 나오는데 그 운동기구가 서있는 맨 끝 지점에 위치한 운동기구에 가서 마치 도깨비방망이처럼 올록볼록하게 구슬 같은 모양을 한 봉이 규칙적 배열로 붙어 있는 원통형봉 기구가 세로로 쌍으로 부착된 운동기구에 등을 대고 허리부터 어깨까지 좌우로 비벼 문지르면서 오르락내리락 하면서 약 3~40번 마사지를 한다. 그런 다음 바로 그 기구 뒤에 붙어있는 모양은 같으나 가로로 부착되어 있는 운동기구로 역시 허리부터 등까지 체중을 실어서 상하로 비벼 문지르면서 안마를 4~50번 정도 한다. 이 가로로 부착된 기구를 사용할 때는 마치 우마차 바다나 손수레 손잡이 같이 생긴 손잡이를 이용하여 상하로 밀어 올리고 내린다. 이 운동을 하고 나면 마치 안마를 한 듯 어깨나 등에 뭉친 근육이 확 풀어진다는 느낌을 받는다. 그리고 난 뒤 곧 바로 정상을 내려오면서 정상 바로 밑, 한강 쪽 절벽 난간에 날아갈듯 세워져 있는, 조선시대 시인묵객이 바로 아래 굽어보이는 한강과 강 건너 아련히 보이는 삼각산을 바라보며 자연의 경치를 감상하며 노래하던 소악루(小岳樓) 정자에 올라 붉게 떠오르는 태양이 한강 물에 눈부시게 반사되는 그 지점을 바라보며 기(氣) 체조를 한 번 하고 난 뒤 목 운동을 4~5회 한 후 다리를 벌린 뒤 다음 허리가 90°가 되게 상체를 앞으로 굽힌 뒤 대각선 허리 비틀기를 7~80회 한 후 정자를 내려오면 몸 전체가 확 풀린다는 느낌을 느낄 수 있고 땀이 제법 많이 나기 시작한다. 바로 32개의 돌계단 아래 솔숲에 자리한 야외무대로 내려와 나무 벤치에 앉아서 호흡운동을 한다.

호흡운동은 편안한 가부좌 상태로 앉은 뒤 간단한 스트레칭을 하고, 조용히 눈을 감고 잠시 숨을 고르고 안정을 취한 뒤 시작하는 것이 좋다. 입은 자연스럽게 다문 상태에서 손가락으로 한쪽 코를 눌러 막고 한쪽 코로만 크게 들숨과 날숨을 반복하는 숨쉬기 7~8번, 같은 상태에서 반대쪽 한 쪽 코로 숨쉬기 7~8번, 양쪽 코 전체로만 숨쉬기 7~8번, 양쪽 코를 손가락으로 쥐어서 막고 입으로만 크게 숨쉬기 7~8번, 숨을 들이 쉰 상태에서 숨 안 쉬고 멈추기를 약 1분간을 실시하여 숨이 막혀서 더 이상 참기 어려운 순간, 입과 코를 크게 벌리고 입·코 전체로 동시에 크게 거칠게 숨쉬기 17~18번을 하고 난 뒤 잠깐 쉬면서 호흡이 좀 안정되면 입을 자연스럽게 다물고 가슴을 열어젖힌 채 코로만 최대한 크게 들숨과 날숨, 숨쉬기를 15~20 번 정도하고 마무리를 한다. 이 호흡운동을 하고 나면 잠시 어지러움을 느낄 수 있을 것이다. 이 어지러움을 잠시 느끼고 난 후 앞에 대두되는 사물을 보게 되면 시야가 또렷해지고 눈이 확연히 맑아졌다는 것을 느낄 수 있게 될 것이다. 실제 체험을 해본다면 말이다.

호흡운동을 마치고 솔숲야외무대에서 궁산을 내려갈 때에는, 경사가 가파르고 땅밖으로 드러나 있는 나무뿌리, 바위 등으로 비교적 위험한 산길이지만 뛰어서 내려간다. 길이 가파르고, 높낮이가 불규칙하고, 꾸불꾸불하며 드러난 나무뿌리 등에 걸려 넘어질 위험이 상존하기 때문에 몸의 밸런스 유지를 위해 상당한 집중력이 요구되므로, 스트레스 해소에 효과가 좋을 뿐만 아니라, 뛰어 내려가는 도중 실리는 체중과 아래로 향하는 가속도가 더해져서 발목과 무릎관절, 허리 운동에도 효과가 뛰어나다는 것을 느낄 수 있다.

※ 만약 독자여러분께서 이와 같이 내리막 산길에서 뛰어 내려가는 운동을 추가하려면 운동이 상당히 습관화되어 어느 정도 몸에 체화가 된 후에 시행해 볼 것을 권한다. 이유는 생각보다 상당히 위험하기 때문에 몸을 다칠 가능성이 높기 때문이다. 저자는 5~6년 전까지 약 15년 동안 북한산 맨손 암벽등반을 매주 한 적이 있는데, 수직에 가까운 절벽을 오르거나 절벽에 붙었을 때는 잠시라도 집중력이 떨어지면 추락할지도 모를 위험한 상황에 처할 수 있기 때문에 팽팽한 긴장감을 유지해야만 한다. 그러나 맨손암벽을 타는 순간에는 어떠한 고민도, 잡생각도 할 수가 없기 때문에

운동효과는 물론 스트레스 해소에는 단연 최고라는 것을 누구나 다 느낄 수 있을 것이다. 만약 여러분께서도 실제 경험해 본다면 말이다. 궁산 아래로 내려와 다시 왔던 가로공원 길을 들어서자마자 약 30도 각도로 기울어진 나무 평판에 거꾸로 누워서 윗몸일으키기를 약 2~30회 정도 실시한다. 그 다음 옆에 있는 운동기구를 이용하여 허리 돌리기를 7~80회 하고 나면 몸이 제대로 완전히 풀렸다는 느낌을 받을 수가 있다. 가로공원을 따라 왔던 길로 되돌아가면서 평행봉에 몸 오래 매달리기를 약 2~3분간 실시하여 허리 늘어뜨리기를 한다. 이 허리 늘어뜨리기를 반복해서 하면 허리 늘어뜨리기와 동시에 손의 악력도 계속 증가된다는 사실을 느낄 수 있을 것이다. 이 허리 늘어뜨리기를 끝내고 나서 걸어보면 확실히 척추가 이완됐다는 느낌을 받을 수가 있고 순간 마치 키가 몇 센티 커진 것 같은 느낌으로 몸이 위로 뜨는 듯 가벼워진 느낌을 확연히 느끼면서 허리를 조심스럽게 신경 쓰면서 보통걸음으로 걷는다. 이렇게 가로공원을 따라 궁산에 올라갔다가 돌아오는 길에 몇 가지 운동을 하고 난 뒤 다시 집으로 돌아오면 약 1시간 10~20분 정도가 소요된다.

집에 도착하여 마무리 운동으로 방바닥에 엎드려서 팔굽혀펴기를 5~60번 정도 하고 나면, 이완된 척추가 제자리를 잡게 되고 몸 전체가 정상적인 밸런스로 돌아왔음을 확연히 느낄 수 있을 뿐만 아니라 몸이 한결 부드러우면서도 편안해졌다는 것을 느낄 수가 있다. 이 과정을 끝내고 나면 땀도 더 많이 날 것이다. 잠시 숨 고르기를 하면서 잠깐 휴식을 취한 뒤 샤워를 하고나면 그날의 운동은 마무리가 되는 셈이다. 적어도 몇 개월 이상 규칙적인 운동을 꾸준히 하게 되면 자연스럽게 배변이 규칙적으로 원활해진다는 사실도 알 수 있게 될 것이다. 나는 매일 아침 샤워를 하는 도중이나 끝날 때쯤 자연스럽게 배변을 하게 된다. 배변의 모양이나 색깔을 통해 소화가 잘 되고 있는지도 육안으로 판단이 가능해진다.

팔굽혀펴기 운동을 많이 해본 분들은 잘 알겠지만, 이 운동을 꾸준히 계속하게 되면 가슴 근육이 발달하고 소위 배에 6팩이라는 게 자연스럽게 만들어질 것이다. 팔굽혀펴기는 아무런 운동기구 없이 심장강화와 동시에 가슴근육을 키울 수 있는 좋은 근력운동의 하나라 할 수 있다.

※ 주의 : 이완된 척추는 반드시 제자리로 돌아오게 한 후 몸을 움직이는 게 좋다. 왜냐면, 척추가 이완된 상태로 잘못 움직이면 허리를 다칠 위험이 있기 때문이다.

샤워를 하는 도중에 구강운동을 추가하면 좋을 것이다. 구강운동은 거울을 보면서 고개를 뒤로 최대한 젖힌 다음 입을 가능한 한 크게 벌리고 턱을 끌어당겨 올린 상태에서 시선은 수평에서 약간 아래로 향한 채로 이마를 최대한 편 상태로, 손바닥으로 목을 몇 번 쓸어내리고 이마는 문지르면서 쓸어 올리고 돌리면서 약 2~3분간 입을 크게 벌렸다 다물었다 하는 행동을 반복해주는 이런 구강

운동을 몇 주만 하고나면 목 주름살과 이마 주름살이 상당히 펴질 뿐만 아니라 얼굴이 많이 밝아질 것이다. 그리고 규칙적인 운동을 통해 얻을 수 있는 또 하나의 혜택은 신체해독이 적잖게 될 수 있다는 사실을 실감나게 느낄 수 있을 것이다. 운동을 통하여 근육과 관련된 몸 전체 기관이 움직이기 때문에 자연스럽게 장에 차 있던 가스가 배출되고, 땀으로 독소와 노폐물도 함께 배출되는 현상이 바로 해독인 것이다.

나는 이틀에 한 번 꼴로 샤워를 한 뒤 약 3~40분간 특별한 훈련을 하는데 이 특별훈련프로내용을 여기서 자세히 밝힐 수는 없지만, 다만 2~30년 확실히 젊어지는 프로그램이란 것만 말해 두고, 이 책의 20장 〈회춘프로〉를 참고하기 바란다. 이미 20여 년 전부터 막연하나마 운동이 건강에 좋을 것이란 생각에 일주일에 2~3번 불규칙적으로나마 운동을 해왔다. 그러나 솔직히 그렇게 한 운동이 건강에 얼마나 도움이 됐는지는 잘 모르겠다. 다만 전혀 하지 않았던 것보다는 조금 낫지 않았을까 하는 정도로 생각하고 있는 편이다. 그러나 이렇게 규칙적인 운동을 본격적으로 하게 된 것은 비교적 최근의 일이다. 특별한 계기는 없으나 우리 인간은 살아있는 한 움직이고 사회활동을 해야 하기 때문에 한 편으로는 몸이 아픈데 없고 가뿐하고 상쾌한 기분으로 그날의 일과를 시작하게 되면 하는 일이 다 즐겁고 성과도 좋을 것이란 생각이 들었고, 다른 한 편으로는 바른 식습관의 바탕 위에서 규칙적으로 운동을 하게 되면 훨씬 더 건강에 유익할 뿐만 아니라 이렇게 꾸준히 실천해 나간다면, 즐겁고 활기차게 120살까지는 충분히 살 수 있지 않겠는가 하는 생각도 들어서 이를 직접 실천해서 증명해보고 싶은 마음이 생겨, 지난 해까지만 해도 규칙적인 운동을 일주일에 4~5회 정도 해왔는데 운동을 꾸준히 하다 보니 운동을 통한 건강상혜택도 생각보다 더 많았던 것 같았고, 운동경험을 통해서 얻은 지식, 신비한 인체 변화 이치의 깨달음이랄까! 무엇보다도 운동에 재미가 들렸다고나 할까! 보람을 느낀다고나 할까! 뭐 그런 느낌과 생각으로 요즘은 거의 매일 운동을 하는 셈이다. 비가 오는 날에도 운동을 나가는 시간대에 폭우만 쏟아지지 않는다면 우산을 쓰고 평소 걷던 코스를 한 바퀴 돌고 와야 몸이 가뿐하고 마음이 좀 후련해지고 편안해져서 기분까지 상쾌해지는 것 같아서 그렇게 하고 있다. 규칙적으로 자기 자신에게 맞는 운동을 꾸준히 하게 되면 스스로 자기 몸 컨디션을 세심하게 읽을 수 있는 혜안이 생기게 될 것이다. 그 뿐만이 아니라 어떤 상황에 처했을 때 자신의 몸 면역체계가 작동하기 전에 의식적으로 몸이 긍정적 방향으로 적절히 대처할 수 있도록 판단할 수 있는 지각 능력도 동시에 향상 될 것이다.

### 스트레스

가능한 한 스트레스 받을 상황을 만들지 않으려고 노력하고 있으며, 스트레스를 받으면 호흡조절과 명상으로 금방 스트레스를 해소하는 방법을 취하고 있다. 잠자는 시간도 가능한 한 일정하게 맞추려고 노력하고 있다.

### 잠자리와 수면환경

잠을 잘 때 머리는 동북쪽으로 향하고 출입문에서 보면 45° 각도 방향으로 보이는 자세로 누워 자는데 이 잠자는 위치는 실내공기 순환, 가택풍수, 전통동양습관, 누운 몸의 편안함 등을 모두 고려한 최적이 자리이다. 방은 우리나라 전통 온돌방이고 그냥 방바닥에 모시나 순면으로된 패드를 깔고, 역시 환기가 잘 되고 피부에 좋은 재료를 사용하여 만든 이불을 덮고, 밤 10~11시 사이에 잠을 청한다. 아주 추운 겨울 날씨를 제외하고는 창문은 항상 5㎝ 가량 열어놓고 지내고 평소 낮에 방 안에서 지낼 때는 3~4시간 간격으로 자주 창문을 열어 공기를 환기시킨다. 잠자리에서 일어난 아침에는 반드시 창문을 열어 완전히 환기를 시킨 후 창문을 닫도록 한다. 내 침실에는 잠자는 머리맡 1m 내에 이온발생 공기 정화기가 머리쪽을 향해 항상 놓여 있다.

### 미래 ;

사실 대부분의 사람들은 미래에 대한 생각을 막연히는 갖고 있을지 모르지만, 우리나라 사람들은 노후대책에 대한 구체적인 방안을 갖고 있지 못한 경우가 더 많은 것으로 알고 있다. 그러나 나는 다행스럽게도 노후대책뿐만이 아니라 노후에 할 일도 이미 10년 전부터 계획을 세워 진행해오고 있다.

목적과 목표부터 말하자면, 우리나라의 음식문화를 한 차원 높이는 일을 추진하고 있으며, 나아가 우리 인간의 평균수명을 20년 연장시키는 대장정에 돌입해 있다. 이에 대한 실천행위로 자연치유 건강장수프로를 운영하면서 현대의학이 할 수 없는 질병을 근본적으로 해결하는 한편, 자연치유 힐과 참살이 체험학교를 운영하기 위해 경기도 양평군 양동면 단석1리 350-1 번지에 건립공사가 진행 중이다.

다른 한 편으로는 많은 사람들이 자기 자신의 건강관리를 위한 표준식단을 마련하는데 질병과 관련된 음식의 영양학적 지식을 갖추고 있지 못하기 때문에, 기준 식단을 만들 수 없거나 이해하기 어려우므로 직접 내가 운영하는 식당에 와서 사먹어 보고, 눈여겨 보면서 배우고 익혀서 각자가 실행할 수 있도록 실질적으로 도움이 되기 위한 건강한 밥상이란 뜻으로 '회춘식단', 고객이 마른 생콩으로 현장에서 두부 만드는 과정을 직접 볼 수 있도록 한 두부 식단을 제공할 뿐만 아니라, 청정지역에서 잡히는 자연산 생선을 구해서 생선회와 생선요리를 제공, 실질적으로 '건강음식' 의 기준이 될 표본을 제공하는 롤 모델을 보급하는 차원에서 운영할 작정으로 마른 콩 15분 생두부 만드는 기계를 몇 년 전에 이미 개발해 놓았다. 머지않아 곧 독자여러분께서 직접 오셔서 먹어볼 수 있게 될 것이다.

그리고 우리 인간의 역사는 바로 음식의 역사다. 그러므로 우리나라 음식 맛 지도를 완성하고 세계 음식 맛 지도를 우리 인류 최초로 앞으로 10년에 걸쳐서 만들어갈 계획으로 이미 실행에 착수한 상태다. 또, 직업 운동선수들의 컨디션 관리를 영양학적으로 접근하여 아주 효율적인 결과를 얻을 것으로 예상하고 작년 9월에 우리 아들에게 실험적으로 적용 테스트를 거쳐서 지금은 본격적으로 활용중인데 대단히 효과적이란 판단이 선 상태이기 때문에 이 영양학적 컨디션 관리프로그램을 가능한 한 많은 선수들에게 보급할 수 있었으면 좋겠다고 생각하고 시행중에 있다.

영국의 프리미어리그 역사가 100년이 넘었지만 아직까지 의학적으로 재활 훈련이다 뭐다하는 영역은 대단히 발전된 상황이지만 선수의 컨디션회복이나 컨디션 관리를 영양학적으로 접근한 적이 있다는 자료는 세계 어디에서도 보이지 않는다. 이렇게 우리 인류에게 조금이나마 영향을 미칠 수 있는 기회를 얻은 것은 참으로 나에게 큰 행운이 따른 것으로 생각된다.

일반적으로 알고 있는 것과는 다르게 운동선수들이 생각보다 잡다한 잔병들을 가지고 있는 경우가 참 많다. 이 잔병들이 결국은 컨디션 저하로 이어져 경기력이 떨어지는 결과가 되는 경우가 허다하므로, 이 분야는 전문성이나 지적호기심이 없이는 아무나 쉽게 도전해 볼 수 있는 영역의 일이 아니기 때문에 새로운 지적 호기심을 불러일으키기에 충분하다. 때마침 딱 맞게 나는 축구와 음식 전문가이기 때문에 이 새로운 미개척 분야가 나에게 주어진 하나의 임무라 생각하고 사명감을 가지고 꾸준히 적극적으로 완성도를 높여 나갈 작정이다.

여기서 잠깐 우리 아들의 영양학적컨디션 관리의 예를 한 번 들어보겠다.

우리 아들은 현재 프로축구선수이다. 축구선수는 경기 때 컨디션이 떨어져 있으면 제실력을 발휘할 수도 없겠지만 감독이 경기에 투입시키질 않는다. 그러나 컨디션이 떨어져 있는 상태라면 어느 누구도 이를 해결해줄 수는 없다. 오직 선수 자신의 인체메커니즘을 정상적으로 돌릴 수 있도록 조건을 만들어주는 수밖에 없다. 우리 아이는 비염이 있었고, 아토피도 심하지는 않았지만 있었다. 그래서 지금 타일랜드에서 뛰고 있으니까 거기는 비교적 기온이 높은 곳이다. 한 마디로 운동 환경이 별로 안 좋은 곳이라 볼 수 있는 곳이다. 그래서 공기정화 겸 음이온 발생기 품질이 검증된 것을 하나 사서 보냈고, 비염 증세가 나타나면 그곳에서 나는 망고스틴 과일을 사서 생으로 그냥 먹으라고 했다. 노니를 좀 사서 보내려고 했으나 이미 음이온 발생기 사용으로 거의 비염은 해결된 것으로 보인다. 다음에 한 번 물어보고 필요하다면 노니를 싸서 보낼 생각을 하고 있다. 음식이 맞지 않은 곳이기 때문에 영양공급이 제대로 이루어지기가 어려울 것으로 예상된다. 그러니 영양공급이 제대로 이루어지지 않으면 무엇으로 운동 에너지를 만들어 컨디션을 유지할 수 있겠는가? 말하자면 기름이 없는데 자동차가 제대로 굴러갈 수 없는 것과 마찬가지다. 그래서 리퀴드 클렌지로 가끔씩 몸속의 노폐물이나 독소를 해독해 주면서, 정상적으로 영양공급이 이루어져야 충분한 운동 에너지를 만들어낼 수 있으므로 일일 섭취량에 약 500종의 종합영양소가 다 들어 있는 액상슈퍼영양제와 단시간 내 대사 작용을 도와 에너지를 최대한 낼 수 있는 역할을 하는 에너지 멀티비타민을 보내 철저히 컨디션 관리를 하고 있는 중이며, 적어도 일주일에 한 번씩 전화로 체크를 하고 있다. 운동선수가 이런저런 잔병이 있으면 이런 요소들이 컨디션과 연계되기 마련이다. 그러므로 잔병부터 제거하고 영양학적 컨디션 관리로 들어가야 효과를 볼 수 있다. 영양학적으로 컨디션 관리가 제대로 되면, 선수는 자기가 가지고 있는 실력 이상의 능력을 발휘할 경우도 자주 생기게 될 것으로 생각된다.

# Part 2

# 신비한
# 인체 매커니즘을
# 통해
# 내 몸 알기

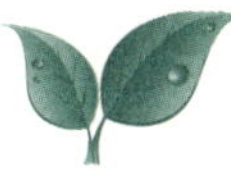

# 8장

# 서서히
# 밝혀지는
# 유전자
# 비밀

" 인생은 좋은 카드 패를 쥐는데 있지 않다,

갖고 있는 카드 패를 잘 활용하는데 있다"

- 조지 빌링스 Josh Billings, 19세기 유머작가

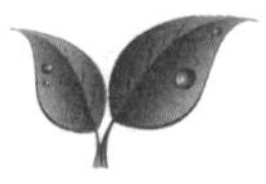

현재까지 인간의 유전자는 3만5,000~4만 개 정도로 알려지고 있다. 이들 유전자에 관해 믿을 만한 정보를 얻을 수 있는 방법과 기술이 최근 막 걸음마를 뗐다. 그러나 몇 년 후면 이 기술이 크게 발전할 것이다. 과거 몇 년 동안 시행착오를 필요로 했던 일들을 현대과학이 단 몇 분 만에 완수할 수 있다. 유전체학(genomics) 이라고 하는 새로운 의학 분야를 통해 각자가 갖고 있는 다수의 유전자를 확인할 수 있게 되었다. 따라서 의사들이 현재 처방하고 있는 공통의 약물이 머지않아 개별적 치료법으로 대체될 것이다.


## 인간
## 게놈계획

미국의 인간게놈계획은 1990년에

시작되었다. 그것은 인간의 유전자에서 발견되는 30억 개의 DNA를 완벽하게 전사(轉寫)하겠다는 시도였다. 정부기관과 사기업 공동노력에 연구원들의 국제컨소시엄이 결합되면서 이 프로젝트는 2003년에 완료되었다.

당초 계획을 2년 반 앞당겨 완성함으로써 예산도 크게 절약할 수 있었다. 50년 전에 프랜시스 크릭(Francis Crick)과 함께 DNA 이중나선구조를 확인한 제임스 왓슨(James Watson)은 이렇게 말했다. "인간게놈계획의 완성은 전 세계 모든 인류에게 정말로 중대한 사건이다."

머지않아 여러분도 적정한 가격에 각자의 구체적인 유전정보를 얻을 수 있게 될 것이다. 물론 지금 당장이라도 할 수는 있지만 현재 시세가 10만 달러이므로 대다수의 사람들에게는 언감생심인 셈이다. 그러나 몇 년 안에, 수백 달러 정도만 치르면 여러분도 각자의 모든 유전자를 목록화한 DVD나 마이크로칩을 갖게 될 것이다. 그 유전정보가 무엇을 의미하고, 각자의 유전적 유산에 암호화된 잠재적 문제들을 회피하려면 무엇을 해야 하는지에 대한 분석도 함께 말이다.

이 신기술의 주요 문제점 가운데 하나는 자료와 정보가 너무 빨리 생산되고 있어서 과학자와 의사들이 그 의미를 온전하게 이해하는데 곤란을 겪고 있다는 점이다. 그리하여 연구원과 개업의들이 정보에 쉽게 접근할 수 있도록 돕는 몇 가지 새로운 과학 분야가 출현했다.

유전체학은 유전물질 자체의 구성을 연구한다. 유전자의 DNA와 염색체가 연구대상이다. 유전학 혁명의 진단 부분인 유전자 검사는 벌써 활발하게 진행 중이며, 이 책에서 권장하는 진단검사의 중요한 일부를 차지한다.

단백질체학(Proteomics)은 단백질을 연구한다. 인체에서 자연적으로 확인되는 단백질과 실험실에서 만들어진 단백질이 모두 연구대상이다. 향후 10~20년 동안 전개될 생명공학적 발전상의 가장 중요한 혜택들은 사실상 단백질체 치료가 될 것이다. 이 방법을 통해 환자들은 그들의 유전적 구조에 근거한 개개인의 맞춤식 치료를 받게 된다. 비용도 저렴해지면서 거의 모든 질병을 치료하는데 필요한 화합물을 정확하게 설계해내는 일도 간단한 공정으로 자리잡게 된다. 따라서 향후 10년 안에 단백질체 약물설계가 활용될 것이고, 질병을 예방하고 치료하는 능력도 크게 진보할 것이다.



## 인생은 카드게임

인생을 카드게임에 비유하는 얘기를 자주 듣는다. 심각한 유전병을 갖고 태어난 사람에게 "패가 형편없다." 라고 얘기하는가 하면, 매일 아침식사로 도넛을 먹고 하루에 담배를 두 갑씩 피우고서도 105

살까지 산 사람은 정말이지 비상한 카드 패를 쥐고 인생을 시작했을 것이라고 말한다.

1950년대에 의사 로저 윌리암스(Roger Williams)는 '생화학적 개별성'이라는 개념을 도입했다. 모든 개인이 구체적이고도 독특한 생화학적 청사진을 갖고 있다고 생각했던 것이다. 그러나 불과 몇 년 전까지만 해도 각자의 생화학적 청사진을 밝히려는 노력은 기껏해야 맞으면 좋고 틀려도 상관 없는 수십 년간의 깊은 시행착오의 결과였다. 예를 들어 각자가 여러 해 동안 관찰한 결과를 바탕으로 아침식사로 단백질을 섭취하면 기운이 난다든가 딸기를 먹으면 발진이 생긴다든가, 인공감미료를 먹으면 두통을 앓는다든가 하는 특성들을 가지고 있을 것이다. 그러나 어떤 사람에게는 정반대 효과를 나타내기도 한다. '어떤 사람에게 득이 되는 고기가 다른 사람에게는 독이 될 수도 있는' 것이다.

윌리엄스 이전에는 유전학의 아버지인 그레고르 멘델(Gregor Mendel)이 유전자 결정론이라는 개념을 발전시켰다. 우리가 갖고 태어나는 유전자가 각자의 운명을 결정한다는 생각이다. 이 관념은 유전자의 상대주의라는 보다 새로운 사상에 길을 내주었다. 각자의 유전자가 어떤 질병에 걸릴지를 결정하는 것이 아니라 질병의 소인을 가리킬 뿐이라는 것이다. 이 개념은 건강관리와 예방의학의 미래에 중요한 의미를 던져주고 있다. 낭포성섬유증이나 헌팅턴무도병처럼 해당 유전자가 존재하면 적어도 오늘날의 기술에 기초했을 때 인생의 특정 시기에 반드시 그 질병이 나타나게 된다. 그러나 이것들은 인간유전체에서 발생할 수 있는 수백만 개의 변형 가운데 아주 작은 일부일 뿐이다.

인간의 유전적 구성 전체 - 인체가 물려받은 DNA의 총합 - 를 유전자형이라고 부른다. 그러나 아주 최근까지도 여러분은 인생이라는 이 카드게임을 거의 완벽한 암흑 속에서 수행하지 않을 수 없었다. 받은 패를 전혀 볼 수 없었던 것이다. 여러분이 노련한 블랙잭 게임 선수라고 할지라도 어떤 차이가 있겠는가? 어떤 패를 쥐고 있는지를 모르는데 정확히 묘수를 부려야할 때를 누가 알겠는가?

이것은 태초부터 인류의 시나리오였다. 가족 중 누군가에게 어떤 질병이 나타나는지를 앎으로써 각자의 유전적 구성에 관해 모호하게나마 인식할지도 모른다. 그러나 어느 누구도 구체적인 유전자 정보에 접근할 수는 없었다.

유전자 상대주의라는 새로운 개념은 위력적이면서도 두렵다. 숙명 대 자유의지라는 고색창연한 주제의 전투가 DNA라는 최전선에서 수행되고 있는 것이다. 다행스럽게도 현재까지는 미래의 건강과 관련해 절대적으로 운명 지어졌거나 미리 확정된 것이 없는 듯 보인다는 사실이다. 그것과 관련해 지금 당장 뭔가를 할 수 있다!

시스템생물학(Systems biology)은 생물체의 온갖 부분들이 어떻게 통합적으로 작동하는지를 연구한다. 시스템생물학은 "인체의 RNA, DNA, 유전자, 단백질, 세포, 조직 등 온갖 요소들을 연결해서 그것들이 어떻게 상호 작용해서 호흡, 혈액펌프질, 질병과 싸우기, 음식물 처리 등의 문제를 해결하는 인간을 만들어내는지를 해명하려고" 하는 것이다. 현재까지도 세포 하나가 어떻게 작동하는지 충분히 알아내지 못했다. 그러므로 시스템 전체에 대한 통합적인 견해를 갖는다는 것이 얼마나 큰 영향을 끼칠지 그저 상상만 해볼 따름이다. 시스템을 시각화해주는 새로운 소프트웨어 프로그램이 이 위압적인 과제의 해결을 돕고 있다. 과학자들이 10만개 이상의 변수를 조작할 수 있게 된 것이다. 머릿속에서라면 20개 정도가 고작이다.

이 장에서는 최신의 진단 유전체학(Predictive genomics)에 초점을 맞출 것이다. 이미 수많은 유전자 검사가 상업적으로 활용되면서 심장병, 알츠하이머병, 암처럼 다수의 심각하지만 예방하거나 완화할 수 있는 질병에 대한 소인의 예측을 돕고 있다. 진단 유전체학과 관련해 기억해야할 중요한 사실은, 거의 모든 경우에서 유전자는 경향성만을 드러낼 뿐이라는 점이다. 무슨 일이 일어날지, 유전자가 어떻게 발현될지와 관련해서 훨씬 더 큰 역할을 수행하는 것은 각자가 선택하는 생활방식이다.

유전체학은 경향성만 알려주고, 또 이 경향성을 개조할 수 있는 단백질체학과 기타 치료법은 여전히 유아기에 머물러 있다. 따라서 이 새로운 치료법들이 보다 완벽하게 발전하는 기간인 향후 10~20년 동안은 가능한 한 건강한 상태를 유지하는 것이 중요하다.

이 책에 설명된 방법과 생활방식 선택을 통해 돌이킬 수 없는 생리적 변화(심장 발작, 뇌졸중, 치매)를 회피하거나 크게 지연시킬 수 있다. 그 다음으로 유전자에 바탕을 둔 생명공학의 강력한 단백질체 치료법을 보다 완벽하게 활용할 수 있게 된다. 현재 치료할 수 없거나 완치가 불가능한 질병도 10~20년 안에 치료할 수 있게 될 것이다. 그로부터 머지않은 미래에 나노기술-인공지능혁명의 혜택을 누리게 될 것이다.


## '생명의 서'
## (Book of Life)의 언어

인간의 유전정보 대부분은 각자의 세포핵 내부에 있는 두 가닥의 DNA 분자 안에 담겨 있다. DNA 분자는 아주 커서 단 한 개 세포의 DNA도 직선으로 풀면 1.8m 이상이나 된다. 만약 인간의 몸속에 있는 DNA를 전부 이어붙이면 태양까지 600번 이상 왕복할 수 있는 거리가 된다. 그러나 DNA 분자의 기본 구조는 아주 간단하다. 뉴클레오티드라고 하는 분자 4개, 곧 아데닌(A), 구아닌(G), 티민(T), 시토신(C) 이 사다리의 가로 막대처럼 서로 교차결합되어 있는 것이다.

DNA 분자는 그 독특한 이중 가닥 구조로 인해 적소에서 지퍼를 열듯이 스스로 해체해 상보적 가닥들의 완벽한 한 가닥 복사본을 재생산할 수 있다. 이런 식으로 DNA 내부에 담긴 유전정보가 한 가닥의 RNA '전령' 분자로 '전사(복사)' 되는 것이다. 이제 이 전령 RNA 분자들이 DNA 정보를' 발현(전달)해 인체에서 확인할 수 있는 20개의 아미노산을 이어 붙여 단백질을 만든다. 이 단백질들이 세포 활동의 일상적 기능을 수행한다. 생명활동이 이루어지는 것이다.

인간 유전체 계획의 실제 작업은 인간의 DNA와 RNA에서 발견되는 (A, T, C, U, G 등) 개별문자열의 전체 연쇄상을 해독하는 것이었다. 약 30억 개의 문자가 차례로 정리되었다. 이 개별문자들 세 개가 모여 코돈이라는 '단어'를 만들고, 코돈은 단백질 문장을 만든다. 이제 그 단백질 문장이 결합해 3만5,000개 가량의 '문단' (유전자)을 만든다.

최종적으로 이 유전자 문단은 우리 인류의 유전적 '생명의 서' 인 23개의 '장' (염색체)을 구성한다. 인간 DNA의 약 99.8 %는 모든 사람이 동일하다. 인간의 DNA는 심지어 침팬지의 DNA와 98 % 일치한다. 그러나 이 작은 1%의 차이가 생명의 그 모든 다양성을 야기하며, (동일한 DNA를 가진 일란성 쌍둥이를 제외한) 그 어떤 두 사람도 똑같을 수 없도록 만들어 준다.

## 진단 유전체학의
## 미래

DNA 분자가 스스로를 수조 번 복제해서 인체의 온갖 세포와 조직을 만들어내기 때문에 변화가 일어날 기회는 무수히 많다. 이 변화를 기술적으로는 다형성 (Polymorphism)이라고 한다. 1,000만 개 이상의 다형성이 우리들 대다수의 생화학적 개별성을 담당하고 있다고 여겨진다. (위에서 언급한 A, T, C, G 의) 단일뉴클레오티드만 참가하는 다형성이 가장 보편적이다.

실제로도 이 단일염기다형성(single-nucleotide polymorphism ; SNP, '스닙'[snip]이라고 발음한다)은 매우 일반적이다. SNP이 중요한 이유는 그것들이 인체가 작동하는 방식을 바꾸고, 경우에 따라서는 개인이 특정 질병에 걸리기 쉽게 만들거나 더 강력한 저항성을 만들 수 있기 때문이다.

모든 사람이 각자 100만 개 정도의 SNP을 갖고 있을 것으로 추정된다. 진단 유전체학은 가장 중요한 SNP들을 파악해서 특정질병이나 건강상의 위험을 발현시킬 가능성의 정도를 확인하고, 이런 조건이 구체적인 외부환경이나 생활방식 속에서 현실화될 가능성을 평가하려고 한다.

게다가 동일한 SNP이 특정 환경에서 한 개인에게 유익하더라도 다른 환경에서는 해로울 수 있다. 예를 들어보자. 역사적으로 기근이나 아사 상황에서 개인들에게 더 많은 생존의 가능성을 부여했던 SNP은 '절약유전자'라고 알려져 있다. 절약유전자는 사람들이 최소의 칼로리로도 생존할 수 있도록 도와준다. 그러나 요즘은 이 유전적 다형성이 장점이기보다는 골칫거리로 전락해버렸다. 절약유전자를 갖고 있는 사람들은 지나치거나 그저 충분한 양의 칼로리만 섭취했는데도 비만이 될 가능성이 높기 때문이다. 굶주림이 일상 다반사였던 수세기 전에 절약유전자를 갖고 있던 미국 남서부 피마족 인디언은 아사 상황에서도 오랫동안 살아남을 수 있었다. 이 유전적 변이를 갖추는 것이 큰 혜택이었고, 세대를 거듭하면서 이 특성이 유력해졌다. 현대에 피마족 인디언들은 절대다수가 과체중으로 고통 받고 있다.[43]

상이한 민족 집단 역시 뚜렷하게 구별되는 SNP을 갖고 있다. 예를 들어 일부 환경독소를 해독하는 간 효소 중의 하나가 CYP2D6(시토크롬P456 2D6)이다.

이 효소는 널리 사용되는 다수의 처방약은 물론이고 남태평양의 섬 주민들 사이에서 수세기 동안 아무 탈 없이 스트레스 치료 약물로 사용되어 온 카바(Kava)라는 약초도 물질대사로 변화시킨다. 그러나 북유럽 가계의 개인들이 카바를 복용하면 그들 가운데 다수가 간독성을 일으킬 것이다.

이것은 유럽인의 약 10%가 CYP 2D6 효소를 불완전하게 만드는 SNP을 갖고 있고, 따라서 카바의 물질대사가 불가능하기 때문이다. 이 SNP은 남태평양 원주민들에게서는 거의 발견되지 않는다.

---

**43** 애리조나 주의 피마속 인디언은 19세기 말까지 전통적인 생활방식을 고수했다. 그러던 것이 농부들이 수자원을 전용하면서 많은 사람이 정부가 제공하는 돼지기름과 설탕, 밀가루에 의존하게 되었다. 제2차 세계대전 중에는 다수의 피마족이 군에 입대하거나 도시로 이주해 공장노동자가 되었다. 1950년대에 피마족의 다수가 보호구역으로 복귀했지만 그들의 생활방식은 이미 '크게 바뀐 뒤' 였다. 최근에 발표된 한 이론에 따르면 유럽인 가운데 불과 2%만이 당뇨병으로 고통 받는 이유가 수세기 전에 당뇨병이 창궐하면서 많은 사람들이 죽었고 그로 인해 취약 유전자가 단절되었기 때문이라는 것이다. 다른 인구 집단, 특히 원주민들은 도시환경에서 발견되는 위험인자들에 쉽게 굴복하는 유전자들을 갖고 있다. 이것이 아메리카 원주민의 50%가 당뇨병을 앓는 이유 중 하나이다.

# 유전자에 따른 맞춤약물

인간 DNA의 염기서열 수십억 개를 합성하고 배열하는 작업과 관련된 시간과 비용은 지난 15년 사이에 크게 줄었다. 현재의 추세가 계속된다면, "10년 안에 단 한 명의 연구원이 실험실의 작업대에서 전 세계 모든 인구를 아우르는 DNA를 여러 차례 배열하거나 합성하는데 하루 여덟 시간이면 족하게 된다. 한 사람의 DNA를 배열하는 데는 불과 수초밖에 걸리지 않을 것이다." 유에스지노믹스(U.S. Genomics)와 인스티튜트 포 지노믹 리서치(Institute for Genomic Research) 같은 회사들이 이런 추세를 유지하는데 요구되는 분석시스템을 구축하고 있다. 분자형광표지, 나노체액 시스템, 레이저 분석 같은 기술이 그것들이다. 이렇게 정리 속도가 빨라지면 다른 종 사이의 비교도 용이해진다. 그런 비교를 통해 인간 유전체를 더 잘 이해할 수 있게 될 것이다. 예를 들어보자, 이런 유전자비교는 기생충과 질병이 과거에 생각했던 것보다 인간 유전자에 훨씬 더 근본적인 돌연변이를 일으켜왔다는 주장을 뒷받침해주고 있다. 배열 속도의 가속화는 소집단 사이의 유전자비교도 가능하게 해주었다. 건강한 대조군과 특정 질병을 앓고 있는 집단을 비교할 수 있게 된 것이다. 이런 비교분석을 통해 특정 질병에서 전형적으로 확인되는 일련의 돌연변이들을 확인할 수 있게 된다.

1990년대부터 유전자 수천 개의 표현형을 한 번에 비교 연구하기 위해(동전 만한 크기 칩) 마이크로어레이(microarray) 가 사용되어 왔다. 이용 가능한 기술은 아주 광범위하여 기술의 장벽도 꾸준히 제거되었다. 따라서 이제 구축된 거대한 데이터베이스를 바탕으로 '각자가 스스로 유전자를 관찰할' 수 있게 되었다.

약물 선별 검사와 발견 과정을 혁명적으로 개변시키기 위하여 유전 자프로필이 사용되고 있다. 마이크로어레이는 화합물의 작용메커니즘을 확인해 줄 뿐만아니라 동일한 대사경로의 상이한 단계에서 작용하는 화합물들을 구별해준다. 그 결과 신약이 훨씬 더 빨리 시장에 나오게 된다. 약물의 효과 역시 훨씬 더 목표 지향적으로 바뀔 것이다. 예를 들어 특별한 유전적 돌연변이를 갖고 있는 사람들을 겨냥한 '맞춤' 약물이 활용된다. 맞으면 좋고 틀려도 그만인 약물, 아무 병에나 널리 처방하는 두루 뭉실한 약물의 시대가 이제 종말을 향해 가고 있는 것이다.

유전자의 발현은 펩티드(단백질 분자의 조각)와 짧은 RNA 가닥에 의해 통제된다. 많은 새로운 치료법들이 이 과정을 조작하는 것에 기초하고 있다. 잠재적으로 해로운 유전자는 차단해버리고 바람직한 유전자는 발현시키는 것이다. 이런 방식을 적용하는 두 가지 치료법이 '안티센스 치료법' (antisense therapy)과 'RNA 간섭' (RNA interference; RNAi)이다. 안티센스 치료법은 RNA의 거울상 배열(안티센스 RNA)을 사용해 해로운 유전자의 발현을 차단한다. 안티센스 약물의 하나인 비트라빈(Vitravene)이 이미 시장에 나와 있고, 머지않아 더 많은 약물의 출시가 기대된다.

RNA 간섭치료는 특정유전자에 의해 만들어진 전령 RNA와 단단하게 결합되는 이중 가닥의 RNA 조각을 배치하는 것이다. 그러면 전령 RNA가 작은 조각으로 분해되어 사실상 유전자가 발현하지 못하게 된다. 과학자들은 간섭용 RNA 조각을 만들어서 유전자의 발현을 차단할 수 있고, 결국 질병의 진행을 막을 수 있는 것이다.

이와 함께, 과학자들은 새로운 세대의 DNA 배열기와 합성기를 DNA 배열을 단순히 읽는 단계를 넘어 쓰고 늘릴 수 있게 되었다. 실수하지 않고 긴 연쇄상을 써내는 일은 엄청난 과제이다. 그러나 DNA의 큰 조각을 자동으로 구축할 수 있는 기계들이 많이 개발되고 있다. 이 기술로 무장한 연구 집단은 합성유기체를 만들고, 새로운 단백질을 설계하고, 인위적인 DNA 문자를 창조해 '유전자 알파벳'을 확장하려 하고 있다.



## 바이오봇(Biobot)과 함께 살기

마이크로칩에 DNA 센서가 부착되어 있는 손바닥만 한 소형장비를 상상해보라. 이 장치는 병원에서나 집에서 침이나 혈액 한 방울만으로 단 몇 분 만에 질병을 탐지해낼 수 있다. 하버드대학교에서 나노생명공학을 연구하는 화학교수 찰스리버(Charles Lieber)박사가 그리는 미래의 모습이다. 그의 연구팀은 거의 분자크기만 한 초고감도 나노와이어 센서를 개발 하고 있다. 이 장치는 PCR(Polynerase chain reaction, 중합효소연쇄반응) 증폭 같은 최신의 DNA 검사법보다 1,000배 더 민감하다.

리버의 첫 번째 목표는 10개의 실리콘와이어(각각의 지름이 10나노미터에 불과하다)를 탑재한 마이크로칩을 사용하여 전립선암을 탐지해내는 것이다. 이 나노와이어에는 전립선암의 징후인 PSA를 탐지해내는 생체분자가 코팅되어 있다. 서너 개 정도의 PSA 분자가 나노와이어와 결합하면 전기신호가 발생한다. 이 장치가 2007년쯤이면 상업적으로 활용될 수 있을 것이라고 나노시스(Nanosys)사의 CEO 래리 보크(Larry Bock)는 말한다. 나노시스 사는 리버의 기술특허를 소유하고 있다. 미래에 등장할 장치들은 광범위한 질병을 탐지해내기 위해 이런 와이어를 수천 개씩 갖출 것이다.

그런데 유전자의 결함을 탐지해냈다면 그것을 어떻게 고칠까? 없는 유전자구성요소를 인체 세포에 주입한다. 현재 의사들은 DNA를 운반하기 위해 조작한 바이러스를 사용하고 있다. 그러나 바이러스는 면역반응을 일으킬 수 있고, 따라서 되풀이해 사용할 수는 없다. DNA 분자를 세포핵 속으로 들어갈 수 있을 만큼 충분히 작은 나노입자 안에 포장하는 것이 한 가지 해결책이다.

케이스웨스턴대학교(Case Western Reserve University)와 코페르니쿠스 세라퓨틱스(Copernicus Therapeutics)의 연구원들이 바로 이 트로이목마 전략을 개발하고 있다.

그들은 세포막을 통과할 수 있을 만큼 작은 리보좀(지방의 작은 구체) 안에 DNA를 집어 넣는다. 그 다음 과제는 세포핵 속으로 집어넣는 것이다. 해결책은 펩티드이다. 펩티드는 직경이 25나노미터에 불과한 단백질 분자조각으로, 이 정도 크기이면 세포핵 막에 난 구멍들을 통과할 수 있다. 펩티드가 DNA 분자를 싸서 세포핵 속으로 들어가 방출하고, 거기서 DNA 분자들이 세포의 유전정보를 교정하게 된다. 첫 번째 시도가 낭포성섬유증을 앓고 있는 환자 열두 명을 대상으로 실시되었다. 낭포성섬유증 환자들은 점액이 허파에 축적되는 유전자 결함을 갖고 있다. 연구원들은 의사들이 향후 몇 년 안에 이 기술을 임상 실험할 수 있을 것으로 기대하고 있다.

로버트 A 프레이타스는 그의 연작 「나노의학」에서 인체에서 뭔가가 잘못될 때까지 기다렸다가 고치는 것보다 훨씬 더 근원적인 방법을 제시하고 있다.

그는 인공적인 '바이오봇' 이 5~10년 이내에 우리 몸속에 투입될 것이라고 말한다.

"유전공학의 진보를 바탕으로 인공미생물 ―기본적으로 세포 형태인- 을 만들어 특정 기능을 수행토록 할 수 있을 것이다. 이 바이오봇들은 주인이 되는 인체에 부족한 비타민, 호르몬, 효소, 사이토카인(Cytokine, 세포에서 분비되는 기능성 단백질)등을 생산하도록 설계된다. 더 나아가 이 바이오봇들이 독물과 독소들을 선택적으로 흡수하거나 분해하도록 프로그램 할 수도 있다."

프레이타스는 세포핵 안으로 들어가 DNA의 결함을 수선하는 DNA 수리 로봇도 개념적이지만 자세하게 구상했다. 이 로봇은 DNA를 원하는 방향으로 개조할 수도 있다. 결국 세포핵 전체를 나노공학으로 주조된 컴퓨터로 대체하게 될 것이다. 그 컴퓨터에는 아미노산 가닥을 생성하는 기계장치와 더불어 유전정보가 담긴다. 이렇게 해서 원치 않는 복제를 완전히 차단하고 즉석에서 인체의 유전정보를 갱신할 수 있게 된다.


## 유전자
## 검사

심혈관 질환, 암, 제2형 당뇨병, 알츠하이머병 등 우리시대의 가장 보편적이면서 치명적인 퇴행성 질환의 거의 전부가 유전인자와 환경인자가 상호작용한 결과로 발생한다. 현재 이것들 가운데 일부가 검사를 통해 확인할 수 있다. 유전자 검사를 통해 질병의 진행 과정을 더 깊이 이해할 수 있고, 보다 구체적이면서도 효과적인 치료법들을 개발할 수 있다.

몇 가지 유전자 검사가 현재 상업적으로 활용되고 있다. 유전자당 30~50달러 미만의 가격으로 10여 개의 SNP을 검사할 수 있다.[44] 불과 몇 년 전까지만 해도 300달러 미만의 가격으로 유전자 검사를 받기가 힘들었다.

레이가 모형화한 가속적보상의 법칙 (Law of Accelerating Returns)에 따르면 향후 몇 년 안에 불과 수백 달러의 비용으로 수천 개의 유전자를 검사할 수 있게 될 것이다. 10년 쯤 후에는 전부는 아니라 할지라도 존재한다고 여겨지는 1,000만개 SNP 대부분을 검사해주는 DNA 칩을 갖게 될지도 모른다.

## 유전자 검사의 문제점

우리가 보유한 수십만 개를 전부 알 수 있다고 해도 현재의 지식과 능력으로는 그 정도의 과부하 상태를 해결할 수 없다. 우리는 생물정보학자들이 이 모든 정보의 의미를 알려줄 수 있는 세련된 컴퓨터 프로그램을 제공할 때까지 기다려야만 한다. 그래서 지금 활약하고 있는 임상의들은 보다 보편적인 다형성 몇 가지로만 검사를 제한하는 경향이 있다. 게다가 다수의 환자들이 현재의 치료법으로 고칠 수 없는 유전적 결함을 알고 싶어 하지 않는다.

예를 들어 자신의 어머니가 유방암 진단을 받은 많은 여성들이 흔히 BRCA1 다형성 검사를 거부한다. 검사결과가 양성으로 나올

---

44 현재 이용 가능한 SNP로는 심장병, 고혈압, 골다공증, 면역기능, 해독능력, 알코올 중독, 비만 등이 있다.

경우 유방암이나 난소암에 걸릴 가능성이 아주 높기 때문이다. 그리하여 현재 시행되고 있는 대부분의 검사는 식단, 생활방식, 영양 보충제, 처방약 등을 통해 현 단계에서 어느 정도 통제할 수 있는 100개 정도의 SNP로 한정되어 있다.

유전자 검사와 결부된 또 다른 문제는 환자의 비밀이다. 건강 및 생명보험회사들은 보험가입을 하기 전에 흔히 환자에게 의료기록의 사본을 제출할 것을 요구한다. 환자들이 각자의 유전적 유산에서 비롯한 위험을 파악하고 줄이기 위하여 자발적으로 획득한 정보를 보험회사가 차별의 근거로 사용한다면 그것은 불공정 행위이다. 이런 일을 막으려면 유전자 검사 결과를 주치의만 열람할 수 있는 비밀암호로 보호해야 하고, 그 정보도 환자의 통상의료기록과는 별도로 관리되어야 한다.

알렉산더 포프(Alexander Pope)는 1700년대에 "조금 아는 것은 위험하다"고 말했다. 유전자에 관한 지식과 관련해서 우리가 아는 게 별로 없다는 사실을 명심해야한다. 따라서 유전자 검사는 결코 가볍게 다룰 대상이 아니다. 그 결과들이 흔히 확증을 주거나 걱정을 해소시켜주며 일상적으로 수행되는 다수의 실험실 검사와는 달리, 대체로 얼마간 '나쁜 유전자들'의 존재를 알려준다. 그 유전자들이 심장발작, 특정 종류의 암, 알츠하이머병 같은 심각한 질병의 위험률을 증대시킬 가능성을 갖고 있다고 알려주는 것이다. 유전체 정보를 얻는 것은 매우 유익한 일이다. 어쩌면 이 정보가 목숨을 구해줄지도 모를 일이다. 그러나 유전자검사는 신중하게 취급되어야 하며, 그 결과에 대해 마음의 준비를 해야 한다는 사실을 잊지 말아야 한다.

### 사례: apoE

현재 유전자검사를 통해서 이용 가능한 예로서 아포리포프로틴 E(apolipoprotein ; apo E)의 다형성을 살펴보자, 이것은 심혈관 질환과 알츠하이머병의 강력한 유전자 표지이다.

아포리포프로틴은 혈류에서 지방과 콜레스테롤 같은 지질 운송을 담당하는 수송 단백질이다. 지방과 콜레스테롤은 수용성이 아닌 지용성 물질이다. 따라서 이것들을 인체 내의 한 장소에서 다른 장소로 옮기려면 특별한 수송 분자가 필요하다. 아포리포프로틴 E는 대립형질(allele)이라고 하는 세 개의 주요한 유전적 이형으로 등장한다.  apo E2, apo E3, apo E4가 그것들이다. 아미노산 한두 개의 작은 차이로 인해 이것들은 각각 혈류의 지방과 콜레스테롤 운반능력에서 큰 차이를 보인다. 예를 들어 apo E2는 동맥에서 콜레스테롤을 제거하는 능력이 뛰어난 반면 apo E4는 그 효율이 훨씬 떨어진다.

모든 사람은 apo E 유전자의 복사본을 2개 갖고 있다. 각각의 부모에게서 하나씩 물려받는 것이다. 당연히 6개의 조합을 생각해볼 수 있다. E2/E2, E3/E3, E4/E4, E2/E3, E2/E4, E3/E4. 만약 대립형질 E4의 복제를 한두 개 갖고 있다면 콜레스테롤과 트리글리세리드 수치가 높고 관상동맥질환에 걸릴 위험도 높다고 할 수 있다. 더욱 중요한 사실은 apo E4가 알츠하이머병의 현저한 발병 위험과도 관계가 있다는 점이다.

반면 대립형질 apo E2는 알츠하이머병을 어느 정도 저지해준다. E2 복제를 적어도 하나 갖고 있는 환자들은 알츠하이머병 발병률이 40~50% 더 낮다. 그러나 apo E2가 완벽한 것은 아니다. 일부 심장병이 이 대립형질을 가진 환자들에게서 보다 흔하게 나타나기 때문이다. 모든 것을 고려해볼 때 apo E2는 꽤 좋은 카드 패임에 틀림없다.

apo E3은 가장 보편적이고 — 전체 인구의 50% 이상이 E3/E3이다 — 심장병과 알츠하이머병을 둘 다 어느 정도 막아준다.



## 몇 가지 중요한 SNP

유전자들 사이의 상호작용이 구체적으로 SNP 만큼 중요할지도 모르지만, 어째든 과학자들은 몇 개의 SNP이 매우 강력한 영향을 발휘한다는 것을 확인하기 시작했다. BRCA1은 유방암의 유전적 주요위험인자이다. 이 유전자의 불안정한 복제를 갖고 있는 여성은 유방암 또는 난소암에 걸릴 가능성이 아주 많다.

GSTM1, GSTP1, CYP1A1, CYP1B1, CYP2A6은 환경독소 해독

능력을 결정하는 간 효소의 유전암호를 지정한다. 이 유전자의 이형들이 몇 가지 종류의 암에 걸릴 위험을 높이거나 낮춘다.

알파 1 안티트립신 결핍은 흡연자들을 조기에 폐기종에 걸리게 한다. 아포리포프로틴 E는 심혈관 질환과 알츠하이머병 발병 위험에 큰 영향을 미친다.

AGT, ACE, AT1R은 혈압과 관련되어 있다. 이 유전자들의 다형성 검사를 통해 소금을 피해야 하는지, 필요할 경우 혈압을 다스리기 위해 어떤 종류의 약물을 사용하는 편이 가장 좋은지 알 수 있다.

100세 이상 생존하는 사람들의 미토콘드리아에서 발견되어 아주 유익한 것으로 알려진 SNP이 현재 조사 중이다. 100세 이상의 이탈리아인 52명을 조사한 연구원들은 그 기운데 17%에서 보편적인 다형성을 확인했다. 이 다형성은 99세 이하의 117명 가운데 3.4%에게서만 발견되었다. 이 돌연변이 유전자의 보유가 100세 이상 살 수 있는 가능성을 4배로 높이는 것으로 보인다. 이 돌연변이 유전자가 보여주는 훨씬 더 재미있는 사실은 그 돌연변이 유전자를 유전을 통해서 물려받을 수 있고 인생의 과정에서 발생하는 돌연변이를 통해서 얻을 수도 있다는 점이다. 결국 이 유익한 돌연변이를 끌어냄으로써 누구나 100살 이상 살 수 있을지도 모른다는 흥미로운 생각이 도출된다. 유전자 치료를 통해 각자의 유전자를 바꿀 수 있는 능력을 확보하게 되면 이런 식으로 장수를 조성하는 유전자들을 발현시키고, 노화를 촉진하는 유전자들은 차단할 수 있을 것이다.

apo E4가 알츠하이머병의 강력한 위험인자이고 다른 형태의 치매와도 관련되어 있을 수 있지만, 다행인 것은 대립형질 apo E4를 갖고 있는 대다수의 사람들이 치매에 걸리지 않는다는 사실이다.

더구나 알츠하이머병 진단을 받은 사람 가운데 절반이 apo E4 복제를 하나도 갖고 있지 않다. 일부 연구에 의하면 대립형질 apo E4에 그 원인을 돌릴 수 있는 치매환자의 비율은 약 20%일 것으로 추정된다. 그러나 이 변형을 갖고 있는 사람들은 일부 심각한 질병들, 예를 들어 선진국에서 시력 상실의 가장 큰 원인을 차지하고 있는 노인성황반변성(AMO)의 발병률이 매우 낮다. 반면에 보다 '우호적인' E2를 갖고 있는 사람들은 AMO로 시력을 잃을 위험이 훨씬 더 크다.

알츠하이머병에서 관찰되는 구체적인 피해 유형을 드러내는 데서 자유라디칼의 위해가 중요한 역할을 하는 것으로 보인다. 따라서 대립형질 apo E4를 갖고 있다는 사실을 확인한다면 자유라디칼의 피해를 줄이기 위해 특별한 노력을 기울여야 한다.

다음의 실천 지침들은 apo E4 유전자 이형을 갖고 있다는 단 한 가지 측면에서 각자가 취할 수 있는 전형적인 조언들이다.

- 비타민 C, 비타민 E, 알파리포산, 포도씨 추출물, 코엔자임 Q10 등의 영양소를 매일 복용해 자유라디칼을 줄여라.
- 뇌에서 자유라디칼이 생기는 것을 줄여줄 수도 있는 약제 복용을 고려해보라. 모노아민옥 시다아제 -B 억제제 셀레질렌(selegilene)과 호르몬 멜라토닌이 그것들이다. 하루에 80mg씩 저용량 아스피린도 복용하라.
- 몇 가지 기능식품이 뇌의 뉴런을 보호해주는 것으로 확인되었다. 포스파티딜세린(Phosphatidylserine, 하루 100~300mg), 포스파티딜콜린

(Phosphatidylcholine, 하루 두 번 900mg) 아세틸 -L- 카르니틴(하루 두 번 500mg), 빈포세틴(Vinpocetine, 하루 두 번 10mg)의 복용을 고려해보라.
● 스트레스 감소, 규칙적인 유산소 운동을 포함하는 생활 방식의 변화가 도움이 될 수 있다.
● apo E4가 지질 수치 상승과도 연관되기 때문에 저지방 식단을 채택해야 콜레스테롤 수치를 낮게 유지할 수 있다. 혈당부하가 낮은 저탄수화물 식단을 채택해 트리글리세리드 수치를 낮추어야 한다.

# 메틸화
# 공정

메틸화는 메틸기 - 탄소 원자 한 개와 수소 원자 세 개- 가 다른 분자들과 결합하는 단순한 화학반응이다. 비정상적 메틸화는 요람에서 무덤까지 평생에 걸쳐 곤란을 야기한다. 비정상적 메틸화는 신경관 결함의 주요 원인이다. 뇌가 노출되고 불완전하게 발달하는 치명적 질병인 무뇌증과 척추이분증은 신경관의 결함으로 발생한다. 이 단순한 화학반응이 DNA 합성, 세포 내 유전자의 발현과 차단, 해독, 물질대사에 중요한 영향을 미친다.

### 메틸화로 인한 DNA 변화

메틸화는 DNA의 적절한 형성에 필수적이다. 앞서 유전자 DNA

의 뉴클레오티드 단 한 개가 바뀌는 SNP에 관해 논의했다. 예를 들어보자. 핵산시토신(C)을 함유하고 있는 DNA 부위가 메틸화되면 핵산티민(T)으로 바뀔 수 있다.[45]



### 체내 독성수치, 호모시스테인

인체가 메틸화를 적절하게 수행하고 있는지를 확인하는 가장 쉬운 방법은 혈액 속의 호모시스테인 수치를 측정하는 것이다. 호모시스테인은 '독성대사산물' 이다. 호모시스테인은 정상적인 인체활동의 과정에서 생기는 부산물로 신속하게 배출되거나 해독되지 않으면 문제를 일으킨다. 대개 붉은 고기나 가금류 등의 단백질 음식물에 들어 있는 아미노산 메티오닌을 먹으면 호모시스테인이 만들어진다. 인체는 메틸화공정을 활용해 호모시스테인을 해독한다. 건강한 사람에게는 이 과정이 아주 쉽게 일어난다. 그러나 통상 유전적 문제로 인해 '메틸화결함' 을 안고 있는 사람들의 경우는 호모시스테인이 독성수준까지 축적된다.

나이를 먹으면 메틸화공정의 효율성이 저하되면서 호모시스테인 수치가 상승하는 경향이 있다. 따라서 우리의 장수프로그램에는 적절한 검사법과 함께 호모시스테인 수치를 안전한 범위로 떨어뜨려주는 적극적인 영양학적 치료 프로그램이 포함되어 있다.

---

**45** 더 정확히 얘기하면, 시토신은 먼저 '탈 아미노화' 라고 하는 또 다른 화학반응을 통해 우라실을 만든다. 그 우라실이 메틸화되어 티민을 형성하는 것이다.

흔히 발생하는 이 돌연변이 'C →T(시토닌→티민)다형성' 이라고 부르는데, 이로 인해 유전자의 극적인(가끔은 재앙적인) 변화가 야기되기도 한다. 이런 메틸화 반응은 대체로 양호한 변화를 가져오지만 최악의 경우 암 발생의 위험을 크게 증대시키기도 한다.

### 해독작용 차단

인체는 메틸화 반응을 활용해 수많은 독성 중금속, 예를 들어 수은, 납, 안티몬, 비소 등을 제거하기도 한다. 메틸화공정에 결함이 생기면 이 독성 금속들이 축적되어 인체의 무수한 정상적 활동이 방해를 받는다. 모발 광물 분석을 통해 인체에 독성 중금속이 얼마나 쌓였는지를 확인할 수 있고, 더불어 메틸화 공정의 결함 여부도 유추 해석할 수 있다. 간은 호르몬 부산물 등 내부의 회학 노폐물은 물론이고 외부 독소를 배출하기 위해 메틸화를 활용한다. 메틸화 메커니즘에 결함이 생기면 살충제와 같은 외부 독소가 축적되는 것은 물론이고 에스트로겐 같은 인체 내부의 호르몬 수치도 높아진다. 이것이 큰 문제가 되는 이유는 에스트로겐 과다가 몇 종류의 암 발생률을 증가시키기 때문이다.

## 뇌에 미치는 영향

메틸화 반응은 정상적인 뇌의 활동에 매우 중요하다. 인체는 아미노산인 트립토판을 사용해 진정성 신경전달물질(뇌 세포가 서로 간 교신을 위해 사용하는 화학물질) 세로토닌과 멜라토닌을 만든다. 또 다른 아미노산인 페닐알라닌과 티로신은 정반대의 효과를 갖는 신경전달물질 아드레날린, 노르에피네프린, 도파민으로 바뀐다. 이것들이 정신을 자극해 흥분 상태를 야기하는 것이다. 이 수많은 과정에 메틸화 반응의 직접적 기능일지도 모른다. 뇌는 기억에 필요한 신경전달물질 아세틸콜린을 만들기 위해서도 메틸화를 활용한다. 뇌에서 아세틸콜린의 수치가 감소하면 기억상실과 알츠하이머병이 발생한다.

메틸화 메커니즘에 결함이 있으면 알츠하이머병은 물론이고 성인들에게서 흔히 발견되는 기분장애들, 즉 우울증과 편집증 발생의 위험률이 증가한다. 수많은 연구가 불완전한 메틸화와 비정상적 뇌 기능 사이의 연관성을 보여주었다. 한 연구는 입원 치료 중인 정신병 환자의 대부분이 호모시스테인 수치가 높다는 사실을 확인했다. 불안이나 우울증 같은 기분장애를 겪는 환자들은 호모시스테인 수치가 높을 가능성이 많다. 알츠하이머병 환자들은 대개 호모시스테인 수치가 높고, 호모시스테인 수치를 낮춰주는 영양소 가운데 하나인 엽산의 혈중 치는 낮다.

## 심혈관질환

호모시스테인 수치가 높으면 동맥의 내벽에 치명적인 손상을 입힐 수 있다. 호모시스테인은 동맥의 내벽에 직접 손상을 입히고 금이 가게 한다. 이 피해를 복구하기 위해 인체는 금이 간 부분에 LDL 콜레스테롤 입자를 채워 넣는다. 죽상동맥경화증이 이렇게 해서 시작되는 것이다.

호모시스테인은 그 이상으로 훨씬 더 심각한 피해를 입힌다. 플라크 형성의 전반적 과정을 촉진하는 염증을 증대시키는 것이다. 이와 함께 플라크가 파열할 가능성도 커진다. 동맥의 플라크가 파열되면 심장발작과 뇌졸중이 야기될 수도 있다.

플래밍햄 연구(Framingham Study)에 의하면, 호모시스테인 수치 상승은 심장발작과 뇌졸중의 독립적 위험인자이다. 약 1만 5,000명의 남성 의사를 대상으로 수행된 또 다른 연구는 호모시스테인 수치가 높은 사람들이 심장발작을 경험할 가능성이 3배 더 높다는 사실을 확인해 주었다. 호모시스테인 수치가 가장 높은 사람들이 알츠하이머병에 걸릴 가능성은 최고 4.5배까지 높았다. 호모시스테인 수치 상승이 심혈관 질환을 불러일으킬 가능성은 흡연만큼이나 심각하다.

심혈관 질환을 앓고 있는 모든 환자는 호모시스테인 수치 검사를 받고 적절한 영양학적 지침을 제공받아야한다. 사실상 메틸화 과정을 최적화하는 게 가장 중요하기 때문에 심장환자 뿐만 아니라 모든 사람들이 자신의 호모시스테인 수치를 알아야한다.



## 호모시스테인 수치
## ― 어느 정도가 안전한가?

호모시스테인의 '안전범위' 라는 건 사실상 없다. 흡연과 같은 것이라고 생각하면 된다. 얼마가 있든 나쁜 것이다. 노르웨이에서 나온 한 논문은 "호모시스테인이 역치를 전혀 갖지 않는 관상동맥성 심장 질환의 독립적 위험인자" 라고 주장한다. 위험하지 않은 수치라는 게 전혀 없다는 얘기이다. 따라서 최적의 수치를 정한다는 게 아직은 불가능하다. 다만 대다수의 대규모 연구소들이 개별검사를 위해 '정상' 이라고 간주하는 참조범위를 제공하고 있다.

주요국립연구소 가운데 하나는 공복 시 호모시스테인 수치의 무난한 범위로 남성은 15 이하, 여성은 12.4 이하를 제시했다. 현재 많은 영양치료사들이 공복 호모시스테인 수치를 7.0 이하는 위험성 낮음, 9.0은 보통 15.0 이상은 위험성 높음으로 분류하고 있다. 우리는 단식 호모시스테인 수치를 7.5 이하로 유지하는 것을 최선의 목표로 삼고 있다. 대다수의 사람들에게는 이 목표가 현실적이다. 우리의 경험에 비추어 볼 때 보충제를 적절하게 활용하면 대부분의 사람들이 공복 호모시스테인 수치를 비교적 안전한 범위로 떨어뜨릴 수 있다.

## 호모시스테인
## 수치 낮추기

호모시스테인 수치가 심각하게 높더라도 다행히 영양제 보충법을 통해 저렴하고 손쉽게 수치를 낮출 수 있다. 비타민 $B_6$와 $B_{12}$ 엽산 및 기타 몇 가지 영양제를 보충해주면 호모시스테인 수치를 낮출 수 있을 뿐만 아니라 관련 질병을 예방할 수 있다.

우리가 먹는 음식물도 호모시스테인 수치에 중요한 영향을 미친다. 붉은 고기와 가금류에는 비교적 많은 양의 메티오닌이 들어있다. 이 아미노산은 몸속에서 호모시스테인으로 바뀔 수 있는데, 이것이 동물성 제품을 많이 섭취하면 안되는 또 다른 이유이다. 호모시스테인 수치를 관리하는 데 어려움을 겪고 있는 사람들은 메티오닌이 많이 들어있는 음식, 예를 들어 칠면조, 닭 등을 적게 먹고 생선, 채소, 과일을 많이 섭취해야한다. 한 연구에 따르면 보충제 처방 없이 동물성 식품을 완전히 배제한 식단만으로 호모시스테인 수치를 13% 낮출 수 있었다.

담배를 피우고 커피를 마시면 호모시스테인 수치가 올라간다. 반면에 포도주 음용은 'J자형 연관'을 갖는다. 포도주를 조금 마시면(하루에 한두 잔) 호모시스테인 수치가 감소하고, 그 이상 마시면 호모시스테인 수치가 상승하는 것이다.

적당량의 맥주 음용도 호모시스테인 수치를 낮춰주는데, 아마도 비타민 B₆ 함유 때문인 듯하다.

<표 8-1> 호모시스테인 수치를 낮춰주는데 유용한 영양소들

| 영양소 | 호모시스테인수치를 낮춰주는데 필요한 양 | 권장섭취량(RAD) |
|---|---|---|
| 비타민 B$_{12}$ | 100~2,000mcg | 0.6mcg |
| 엽산 | 800~10,000mcg | 400mcg |
| 비타민B$_2$ | 25~100mg | 1.7mg |
| 비타민B$_6$ | 50~100mg | 2mg |
| 베타인 | 100~300mg | 규정없음(N/A) |
| 아연 | 15~50mg | 15mg |
| 마그네슘 | 400~800mg | 400mg |
| 트리메틸글리신(trimethylglycine) | 500~3,000mg | 규정없음(N/A) |

<표8-1>은 증가된 호모시스테인 수치를 낮춰주는 영양학적 보충제 들이다. 몇몇 경우에는 권장섭취량을 훨씬 뛰어넘는 양이 요구된다는 점에 주의하라. 특히 비타민 B$_{12}$의 필요량이 권장섭취량 0.6 마이크로그램을 수천 배까지 상회한다는 사실에 주목하라.


## 메틸화
## 평가검사

### 메티오닌 유발검사(호모시스테인 부하검사)

대부분 호모시스테인 수치 측정은 환자들의 심혈관 질환의 위험을 파악하기 위해 설계된 일련의 혈액검사인 심장혈관 위험도 측정목록(cardiovascular risk panel)의 일부로 수행된다. 먼저 밤 사이 금식한 상태에서 아침에 혈액을 채취한다. 콜레스테롤, 트리글리세리드, 지방단백질(a) 등의 수치를 정확히 얻기 위해 금식을 해야 한다. 그러나 호모시스테인 수치와 메틸화 상황을 정확히 평가하는 데는 금식 상태가 별 도움이 안 된다. 호모시스테인이 음식으로 섭취하는 아미노산 메티오닌이 분해되면서 만들어진다는 사실을 상기하라, 밤 사이 금식으로 메티오닌 수치가 하루 중 최저 상태에 놓여있다. 따라서 이 상태에서 호모시스테인 수치를 측정해도 인체의 메티오닌 분해 능력을 정확하게 알 수 없다.

환자의 안정 상태에서의 심전도는 심장병 위험과 관련해 운동부하 검사보다 효과가 훨씬 적다. 운동부하 검사란 환자가 트레드밀 위를 달리면서 심장에 스트레스를 줄 때 심전도를 측정하는 것이다. 마찬가지로 인체의 호모시스테인 대사능력을 제대로 측정하기 위해서는 기존의 정적인(금식) 검사보다 호모시스테인 부하검사를 받는 게 좋다. 환자가 경구로 메티오닌을 섭취해 유발한 다음 혈액을 채취하는 것이다. 호모시스테인 부하검사를 받기 위해 환자는 금식상태로 병원에 가야 한다. 호모시스테인 기저 수치를 알기 위해 먼저 피를 뽑는다. (심장혈관 위험도 측정 목록의 다른 검사들도 이때 할 수 있다.) 그 다음에 환자는 메티오닌을 1Kg당 25~100mg씩 경구로 복용한다. 그리고 다시 서너 시간 후에 피를 뽑는다. 공복 상태에서 호모시스테인 수치가 정상인 환자들이 메티오닌 유발 후 비정상을 보이는 경우가 흔하다. 이 방법을 사용하면 메틸화 결함을 안고 있는 환자를 공복 상태의 호모시스테인 수치 측정법만을 사용할 때보다 최고 27%까지 더 확인할 수 있다.

### 유전자 검사

많은 사람들이 비정상적 메틸화를 유발하는 유전자를 갖고 있다. 저렴한 유전자 검사를 통해 변화된 메틸화와 호모시스테인 대사의 유전적 소인을 확인할 수 있다.

MTHFR(methylenetetrahydrofolate reductase) 효소는 호모시스테인을 메티오닌으로 돌려놓는다. 인류에게 가장 흔한 다형성(유전자 변형) 가운데 하나가 이 효소의 유전적 변이이다. 소위 MTHFR 677C→T 다형성 말이다. (이것은 호모시스테인을 부호화하고 있는 유전자의 677번째 뉴클레오티드 시토신이 티미딘으로 대체되었다는 의미이다)

이 677C→T 다형성은 아주 흔하다. 백인과 아시아인 가운데 최고 44%가 이 돌연변이 유전자의 복제를 적어도 한 개 가지고 있다. 비록 사하라 이남 아프리카에서 수행된 한 연구가 토고의 해안 주민 가운데 62%가 넘을 정도로 이 유전자 이형이 널리 퍼져 있음을 확인하기는 했지만 아프리카 혈통에서는 훨씬 더 적은 것으로 알려지고 있다.

돌연변이 유전자의 복제 하나만으로 호모시스테인 수치를 상승시키는 게 거의 불가능하다. 그러나 백인과 아시아인의 약 12%가 동형 접합체를 갖고 있다. 다형성 복제본을 두 개 갖고 있다는 얘기이다. 영양제 치료를 적극적으로 수행하지 않으면 이런 사람들은 대게 호모시스테인 수치가 상승하고 만다.

MTHFR 677C→T 다형성 복제본을 두 개 갖고 있는 사람들은 심혈관 질환이 조기에 발병할 위험이 정상인의 3배이다. 이 다형성은 다른 질병의 위험도 증대시킨다. 예를 들어 돌연변이 유전자의 복제를 하나만 갖고 있는 여성이라도 경부상피내종양(cervical intraepithelial neoplasia ; CIN, 자궁경부의 전암성병변)의 발병 위험이 2배 더 높고, 복제를 2개 갖고 있는 여성은 3배 더 높다. 이 다형성은 수명에도 큰 영향을 미칠 수 있다. 일본에서 제출된 한 논문은, 이 돌연변이 유전자의 동형 접합체를 가진 사람이 14~55세 연령에서는 19%였던 반면에 80세 이상에서는 7%에 불과했음을 보여주었다. 유전자의 복제를 2개 가진 사람들이 더 이른 나이에 죽었다는 얘기이다.

다행스러운 점은 대부분의 경우에 이 유전자 변형의 해악적 효과를 영양학적 보충제 섭취으로 충분히 바로 잡을 수 있다는 사실이다.

오늘날 여러분에게는 각자가 갖고 태어난 유전자를 파악하고 식단과 영양공급, 생활방식을 통해 유전자의 발현을 조절할 수 있는 능력이 있다. 이 기술들은 머지않아 더욱더 강력한 생화학 전략과 결합해 유전자의 발현을 개조하게 될 것이다. 다시 그로부터 멀지 않은 미래에 여러분은 각자의 유전자를 원하는 유전자로 통째로 바꿀 수 있게 된다.

오늘날 활용되고 있는 진단유전자 검사는 과거에는 알 수 없었던 개인 고유의 유전정보를 알려준다. 이 새로운 의학기술은 아직 유아기에 머물러 있고, 모든 새로운 과학이 그런 것처럼 위험과 함정이 도사리고 있다. 그러나 불완전한 상태인 현재의 검사법보다 세련된 분석으로 진화할 것이다. 오늘날 유전체를 확대경으로 보고 있다면 내일은 현미경으로 자세히 관찰하게 될 것이다.

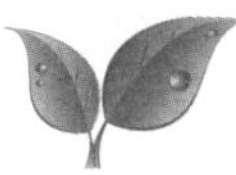

# 9장

# 최후의 '결정적 증거' 염증

"우리 가운데 염증 반응이 더 큰 사람이 있다면 그들은 앞으로 심장발작이나

뇌졸중을 일으킬 위험이 훨씬 더 크다는 게 증명될 것이다."

- 폴 리드커(Paul Ridker) 박사, 염증과 심장병의 관계를 확립한 하버드 의과대학의 독창적 연구원

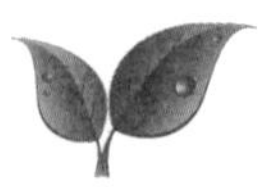

의학계에서 가장 열띤 연구 주제 가운데 하나는 염증과 질병 사이의 관계를 규명하는 것이다. 아주 최근까지만 해도 염증성 질병은 관절염(염증을 일으키는 관절), 천식(염증을 일으킨 기도), 심지어 여드름(염증을 일으킨 피부)처럼 분명하고 급성인 염증 상태로 한정되었다. 최근의 연구는 덜 분명한 형태의 만성적이고 '조용한' 또 다른 염증의 존재를 증명해 주었다. 이 만성적이고 조용한 염증이 심장병, 알츠하이머병, 당뇨병, 특정 유형의 암 등 그동안 염증 질환이라고는 전혀 생각하지 못했던 질병들에서 중요한 역할을 수행하고 있는 것이다.

급성 염증은 흔히 불편하기는 해도 염좌, 과로, 골절 같은 상해 및 세균, 바이러스, 알레르기성 침입자들에 대한 인체의 반응에서 중요한 역할을 담당한다. 만성 염증의 증상은 전혀 다르다. 실제로 그 증상들은, 흔히 수십 년이 흘러 재앙이 닥칠 때까지 좀처럼 감지할 수 없다.

만성 염증은 잠복염증이라고도 하며, 잠재해 있는 해로운 유전자를 활성화시킨다. 예를 들어, 노화과정은 특정의 '노화' 유전자들이 점화되고 다른 '원기 왕성한' 유전자들은 잠기는 것으로 여겨진다. 그리하여 우리의 장수프로그램의 기본은 잠복염증을 최소화하는 것이다.

이 장에서는, 여러분이 그 목적을 달성하기 위해 취할 수 있는 구체적인 생활방식에 관해 논의할 것이다. 또한 여러분의 염증 정도가 얼마나 되는지를 알려주는 간단한 검사법도 설명하려고 한다. 먼저 심각한 질병을 몇 가지 살펴보자. 과학자들은 이것들에 잠복염증이 숨어 있다는 사실을 발견했다.

## 질병에서 염증이
## 담당하는 역할

정도가 약한 만성적 염증은 명확하게 외부로 문제를 드러내지 않은 채 수십 년간 몸속에서 소리 없이 연기를 피운다. 그러나 그동안에도 만성석 염증은 우리의 건강을 좀 먹으며 수명을 몇 년씩 단축시킨다. 적절한 조치로 잠복염증을 통제해야만 몇 가지 주요 퇴행성 질환, 곧 심혈관 질환, 알츠하이머병, 당뇨병, 암과 효과적으로 맞서 싸울 수 있다.

## 심혈관 질환

최근까지만 해도 심장의사들은 심장병이 관상동맥의 내벽에 콜레스테롤 침전물이 쌓이면서 생기는 것이라고 믿었다. 새로운 연구에 따르면 콜레스테롤이 동맥 내벽에 침전되는 근본적 원인이 잠복염증 때문이라고 한다. 잠복 염증이 잘 알려진 다른 위험인자들과는 별도로 심혈관 질환의 강력한 위험인자라는 사실도 확인되었다. 저지방에 콜레스테롤을 낮추는 식사를 해야 심장병을 크게 줄일 수 있다. 또한 염증을 줄여주는 식단을 채택하는 것도 매우 중요하다.

## 알츠하이머병

관상동맥의 염증이 심장병 위험을 높이는 것처럼 뇌 조직의 염증은 알츠하이머병의 위험을 증대시킨다. 그 메커니즘은 다음과 같다. 뇌에서 발생하는 잠복염증은 용해성 아밀로이드 단백질 생산을 늘리고, 이것이 불용해성의 아밀로이드 원섬유(amyloid fibril)로 전환된다. 이 아밀로이드 원섬유는 사실상 독성 폐기물로 정상적인 뇌의 활동을 방해하고 뇌 세포를 죽인다. 뇌세포들이 이 아밀로이드 원섬유를 바로 제거하지 못하면 이미 사멸했거나 죽어가는 세포들이 엉겨 붙으면서 플라크라고 하는 결정체부스러기의 주름진 종이를 만들어낸다. 알츠하이머병이 발생하는 시나리오는 다음과 같다.

1. 원섬유가 뇌 세포 내부에 축적되면서(알츠하이머병에서 관찰되는) 뇌기능의 저하가 시작된다. 사멸했거나 사멸 중인 세포들로 이루어진 아밀로이드 침전물이 뇌로 공급되는 혈액의 양을 줄인다. 문제가 악화된다.

2. 아밀로이드 원섬유는 면역계의 최전선에 포진한 단백질인 면역글로불린(항체)을 만드는 아미노산사슬 가운데 하나와 동일하다. 그리하여 아밀로이드 원섬유로 촉발된 염증이 면역계를 과도하게 자극한다.

3. 면역계의 과잉 활성화는 더 심한 염증으로 이어진다.

4. 플라크 침전물이 정상적인 세포대사를 방해하면서 더 심각한 염증을 발생시킨다.

뇌의 염증은 유전적으로 병에 걸리기 쉬운 개인들의 뉴런을 파괴하는 자유라디칼도 생산한다. 이런 식으로 뇌세포가 사멸하면 치매가 야기된다.

앞장에서 논의한 것처럼 대립형질 apo E4를 갖고 있는 사람들 — 전체인구의 25% 이상 — 은 알츠하이머병 발병 위험이 크다. 그들은 젊은 나이에 치매에 걸리기도 한다. 이 유전자를 갖고 있지 않은 사람들보다 평균 10년이 더 빠르다. apo E 단백질은 용해성의 아밀로이드 단백질을 신속하게 제거하는 일을 담당한다. 아밀로이드 단백질이 위험한 결정질의 아밀로이드 원섬유, 곧 플라크로 전환되는 것을 차단하는 셈이다. 그런데 apo E4 이형은 E2, E3 유전자형과는 달리 용해성 아밀로이드 단백질을 제거하는 속도가 느리다. 결국 더 많은 플라크가 형성되는 것이다.

그러나 apo E4 이형을 가지고 있다고 해서 반드시 알츠하이머
병에 걸리는 것은 아니다. 다른 위험 인자들을 찾아볼 필요가 있
다. 무엇보다도 단순 포진 바이러스, 구체적으로 입가의 발진을 불
러일으키는 제1형 단순포진이 이 가운데 하나인 듯하다. 단순포진
바이러스가 apo E4와 결합하면 알츠하이머병을 촉진할 수 있다.
이것은 특정의 유전적 소인(apo E4)이 존재할 때 양성의 환경인자
(단순포진)가 심각한 질병의 위험을 높일 수 있다는 것을 보여주는
사례이다.

여러분이 유전자 검사 결과 대립형질 apo E4 를 갖고 있다는 사
실을 확인했다면 알츠하이머병과 심장혈관 질환의 위험이 매우 높
다는 것을 깨닫고 이를 통제하기 위해 특별한 주의를 기울여야만
한다. 여러분의 유전자 정보를 활용해 각자의 건강프로그램을 설
계하고 위험을 최소로 줄여라.

### 당뇨병

제2형 당뇨병의 경우도 사정은 마찬가지다. 알츠하이머병에서
는 뇌에 쌓인 아밀로이드 침전물이 문제였다. 제2형 당뇨병의 경
우에는 췌장에서 다른 종류의 아밀로이드가 만들어진다. 혈당과
인슐린 수치가 장기간 높게 유지되면 혈류의 염증 정도가 커진다.
그 결과 제2형 당뇨병 환자의 췌장에서 일련의 사건들이 일어나는
데, 그 사태는 알츠하이머병 환자의 뇌에서 빚어지는 것과 유사하

다. 알츠하이머병 촉발인자는 포진(헤르페스)이었다. 당뇨병에서는 음식으로 섭취하는 설탕이 범인이다.

당뇨병을 앓고 있지 않다고 해도 설탕이 들어간 음식물이나 혈당부하가 높은 음식을 먹으면 몸속에서 잠복염증 반응이 늘어난다. 설탕과 기타 혈당부하가 높은 음식물은 피해야 이 악순환의 고리를 깨뜨릴 수 있다. 여러분의 몸속에서 일어나는 염증 반응을 줄이고 노화를 늦추려면 반드시 이를 실천해야 한다.

## 암

염증과 암의 관계는 집중적인 탐구 대상이었다. 밀레니엄제약(Millennium Pharmaceuticals)의 로버트 테퍼(Robert Tepper) 박사는 이렇게 말할 정도이다. "사실상 우리의 연구개발 노력 전부가 이제 염증과 암문제로 집중되고 있다."

염증은 대장암과 폐암 등 몇 가지 암들을 조장한다. 아스피린 이부프로펜 같은 비스테로이드성 소염제(nonsteroidal anti-inflammatory drug ; NSAID)가 염증 반응을 줄여준다. 실제로 이 약물을 규칙적으로 복용해온 사람들은 대장암을 포함해 몇 종류의 암 발생 위험률이 크게 줄었다. 1만 4,000명 이상의 여성을 대상으로 실시된 한 연구는, 아스피린을 규칙적으로 복용한 사람들의 폐암 발병률이 50% 이하라는 사실을 알려주었다.

우리의 이론은 잠복염증이 특정 유전자가 발현되는 방식을 변경해 유해한 방향으로 성장시킨다는 것이다. 몸속의 염증 수준을 줄임으로써 암을 조장하는 유전자들을 더 오랫동안 저지해 암 발생의 위험을 낮출 수 있다.


## 프로스타글란딘과
## 염증

프로스타글란딘은 호르몬처럼 표적세포에 생리적으로 영향을 미치는 분자이다. 호르몬이 몸을 두루 여행하면서 생성된 곳으로부터 먼 곳에 영향을 끼치는 데 반해 프로스타글란딘은 수명이 아주 짧기 때문에 만들어진 곳 근처에서 작용한다. 프로스타글란딘은 오메가-6 필수지방산인 리놀레산과 오메가-3 필수 지방산인 알파 리놀렌산에서 직간접적으로 만들어진다. 견과류, 곡물, 씨앗, 동물성 제품, 대부분의 채소에 이 지방산이 들어있다.

프로스타글란딘의 주요 유형은 세 가지이다. 그 중 PG-E1 과 PG-E3은 항염증성이고, 나머지 하나인 PG-E2는 몸속에서 염증반응을 증가시킨다. 양호한 건강상태를 유지하기 위해서는 세 가지가 모두 필요하다. 그리고 이것들 사이의 균형이 깨질 때 과도한 염증이 발생한다. 세 가지 프로스타글란딘이 만들어지는 과정을 소개한다.

1. 항염증성의 PG-E1이 생성되는 제1단계는 오메가-6 필수지방산인 리놀레산 데사투라아제 효소의 영향으로 감마-리놀렌산으로 바뀌는 것이다. 리놀레산은 식사로 섭취하는 채소, 견과류, 곡물, 씨앗 등에서 얻는다.

이 과정은 마가린처럼 수화된 채소유 등의 트랜스 지방산 섭취나 특정의 바이러스 감염에 의해 방해를 받는다. 알코올의 지나친 섭취와 노화과정도 이 효소의 작용을 방해한다. 콩, 참깨, 해바라기 씨, 호두 등 이미 완성된 형태의 감마 —리놀렌산이 풍부한 음식물을 섭취함으로써 인체가 이 대사 전환을 수행하는 것을 도울 수 있다.

2. 사슬연장효소의 영향으로 감마 —리놀렌산 DGLA로 전환된다.

3. DGLA는 강력한 항염증의 프로스타글란딘 PG-E1이나 친 염증성의 PG-E2를 만든다. 이 단계의 대사과정은 혈액속의 인슐린 수치에 의해 주로 결정된다. 설탕이나 혈당부하가 높은 음식물을 섭취해 인슐린 수치가 높아지면 더 많은 DGLA가 아라키돈산으로 전환된다. 아라키돈산은 다시 친 염증성의 PG-E2를 생성한다. 우리는 과도한 설탕 섭취가 염증 반응 증가에 직접적으로 관여하는, 복잡한 생화학적 대사상의 결정적 증거를 찾아냈다.

설탕이나 혈당부하가 높은 탄수화물을 섭취하면 인슐린 수치가 증가한다. 그렇게 높아진 인슐린 수치는 아라키돈산 생성을 자극해 결과적으로 몸속의 염증반응 정도가 높아진다. 반면 섬유질이 많은 저칼로리 저혈당부하 식단을 채택하면 인슐린 수치를 낮출 수 있고 아라키돈산 생성을 줄여 결과적으로 염증반응이 줄어든다. 식단을 통해 염증반응을 줄일 수 있는 다른 방법도 있다. 붉은 고기, 갑각류, 달걀 노른자에는 친 염증성의 아라키돈산이 많이 들어 있다. 따라서 이런 음식물의 섭취도 줄여야 한다.

DGLA가 친 염증성의 아라키돈산으로 전환되는 것을 차단하는 또 다른 방법은 오메가-3지방산 EPA와 DHA를 섭취하는 것이다. 어유에 많이 들어 있는 EPA는 바람직스럽지 못한 PG-E2의 생성을 억제하는 동시에 유익한 제3의 프로스타글란딘 PG-E3의 생성을 촉진한다. 그러므로 생선과 어유를 섭취하는 것은 몸속의 염증반응을 줄여주는 또 하나의 위력적인 방법이다. 아마인유, 호박씨 기름으로도 EPA를 만들 수 있다. 그러나 이런 경로로 충분한 EPA를 생산할 수 있는 사람은 많지 않다. 따라서 완성된 형태의 EPA/DHA(어유) 보충제를 섭취하는 것이 이상적이다. [46]

**알아봅시다**

## 염증을 줄이는 식단

| • 염증을 증가시키는 음식 | • 염증을 줄여주는 음식 |
| --- | --- |
| — 붉은 고기, 달걀 | — 냉수성 어종 |
| — 설탕 | — 심황(쿠르쿠민 함유), 로즈메리, 생강, 고추(캅사이신 함유) 등의 양념류와 식용식물 |
| — 커피, 알코올 | — 녹차 |
| — 혈당부하가 높은 탄수화물 (패스트리, 면류 등) | — 혈당부하가 낮은 탄수화물 (정맥하지 않은 곡물과 녹색채소) |

---

[46] 최고의 식물성 EPA 원천은 미역이다. 미역 100g에는 EPA가 186mg 들어 있다. EPA의 하루 최소요구량은 650mg이다. 그러니까 미역을 기준으로 하루 350g를 섭취해야 한다.

# 염증을 줄이는
# 식단과 생활방식

　　　　　　　　설탕식품, 정맥한 밀가루 제품, 과일 주스처럼 혈당을 높이는 음식물이나 붉은 고기와 달걀 등 아라키돈산이 많은 음식물을 다량 섭취하면 PG-E2가 증가해 잠복염증의 반응 정도가 커진다. 염증을 줄이기 위한 식단을 짜는 것이 필요하다. 몸속 염증반응을 줄이기 위해 취할 수 있는 또 다른 조치는 생활방식의 변화이다.

● 체중을 줄여라. 지방세포는 매우 강력한 염증 생성기이다. 체중을 줄이면 잠복염증 반응도 자동으로 줄어든다. 식단과 규칙적인 운동을 통해 최적의 체중을 유지하는 것이 매우 중요하다. 과도한 지방조직은 몸속의 염증반응을 증대시킨다.

● 운동을 더 많이 하라. 매일 평균 30분 정도의 규칙적인 운동프로그램을 실시하면 염증반응도 크게 줄어든다.

● 스트레스를 줄여라. 스트레스는 염증을 일으킨다. 최근의 연구는 스트레스에 장기간 노출되면 염증화합물 인터류킨—6(interleukin -6 ; IL-6)수치가 크게 증가한다는 것을 보여 주었다. IL-6 의 과잉생산은 심혈관 질환, 관절염, 제2형 당뇨병, 특정 종류의 안, 노화가속 등 수많은 질병으로 이어진다. 스트레스를 줄이려는 노력은 몸 안의 염증반응을 줄이기 위해 중요한 조치이다.

영양제로도 잠복염증을 통제할 수 있다. 앞에서 이미 어유 보충제를 언급했다. 냉수성 어종과 어유보충제 모두 항염증성의 오메가-3 지방산, EPA와 DHA를 아주 풍부하게 갖고 있다. 이것들은 심장병을 예방하고 치료해주기도 한다. 2002년에 발표된 11개의 연구보고서를 분석해 보았더니, 오메가-3 지방산 보충 행위만으로도 관상동맥 질환 환자들의 사망률이 감소했음을 알 수 있었다. 오메가-3 지방산은 심지어 불규칙한 심장박동으로 인한 급사의 위험도 크게 줄여준다.

향신료 심황(쿠르쿠민)은 강력한 항염증성 효과를 갖고 있다. 녹차에서 확인된 몇 종류의 화합물도 마찬가지이다. 보즈웰리아(boswelia, 유향), 감초, 로즈메리, 생강 같은 수많은 식물과 식물 추출물도 항염증성이다. 양파와 마늘도 가벼운 항염증성 효과를 발휘한다.


## 염증을
## 줄여주는 약물

항염증성 약물(소염제)은 미국에서 가장 널리 사용되고 있는 약물 가운데 하나이다. 급성 염증의 경우 이들 약품은 단기간이지만 심각한 고통을 완화해준다. 이들 약물은 장기(長期) 치료에도 널리 사용되고 있다. 그러나 장기 사용의 위험과 이익을 비교 검토하는 게 중요하다. 가장 대중적인 소염제는 비스테로이드성 소염제, 특히 아스피린과 이부프로펜이다. 비스테로이드성 소염제는 고리화산화효소라고 하는 일련의 효소들을 차단함으로써 기능을 발휘한다. 고리화산화효소들은 친염증성의 아라키돈산을 PG-E2 같은 다른 염증성 화합물로 전환시킨다. 항염증성 약물을 장기간 사용해서 큰 혜택을 보는 경우도 있다. 그러나 앞에서 언급한 음식물과 향신료처럼 보다 안전한 영양적 대안을 활용하는 것이 바람직하다.

일부 연구는 NSAID 를 규칙적으로 복용하는 환자들에게서 잠복염증과 관련된 질병의 발생률이 낮다는 사실을 보여주었다. 존스홉킨스대학교의 한 연구도 최소 2년 동안 NSAID를 복용한 사람들의 알츠하이머병 발병률이 60% 감소했다고 확인했다. 아스피린 복용만으로는 26%가 감소했고, 다른 NSAID도 추가로 발병률을 감소시켰다. 심장발작과 뇌졸중을 예방하기 위해 (하루에80mg씩) 저용량 아스피린을 복용하는 치료법은 아스피린을 다량 복용하는 요법이나 기타 NSAID보다 위험이 낮으면서도, NSAID 장기복용과 같은 효과를 준다. 여러 연구들은, 위험과 이익의 비율을 따져볼 때 저용량 아스피린 복용요법이, 위험성이 높은 환자들에게 대체로 이롭다는 사실을 알려준다. 그 이유는 NSAID가 궤양과 위장출혈을 일으킬 수 있기 때문이다.

## 치아건강과 염증

정기적으로 치과를 방문하면 심장발작의 위험을 크게 줄일 수 있다. 정도가 약한 잇몸조직의 잠복감염과 염증(치은염)은 심장병과 뇌졸중의 잠재적 위험인자이다. 잇몸병은 가장 흔한 염증 유형의 하나로 거의 모든 사람이 고생을 한다. 이 만성적 감염상태를 치료하지 않고 방치하면 뼈가 파괴되고 치아를 잃을 수도 있다. 골 괴사라고 하는 이 병은 수많은 심혈관 질환 및 신경학적 질환과 연관된 여러 염증 가운데 하나로 분류된다.

잇몸염증과 연관된 위험을 줄이기 위해 미국 치주병학 아카데미(American Academy of Periodontology)는 심혈관 질환의 발병 위험이 있거나 잇몸병의 징후를 갖고 있는 사람들에게 정기적으로 치과를 방문하라고 권한다. 하루에 두 번씩 양치질을 하고, 치간 청소용 실을 사용하고, 정기적으로 치과의사를 방문하는 등의 구강관리 노력은 입속 건강에 매우 중요할 뿐만 아니라 심혈관 질환도 예방해준다.

2000년에 새로 소개된 소염제 셀레브렉스(Celebrex)와 바이옥스(Vioxx)는 위장 출혈의 위험을 크게 증가시키지 않으면서 염증을 줄여주는 '특효가 있는 Cox-2억제제들'이다. 그러나 과거의 저렴한 NSAID 와 비교해 이 새로운 약물들이 얼마나 더 안전한가에 관한 연구들은 상반되는 결과를 내놓았다.

인기 있는 '스타틴(statin)' 계열의 약물은 혈류의 콜레스테롤 수치를 낮춰줌으로써 심장병의 위험을 줄이는 것으로 보인다. 이들 약물이 효과적인 또 다른 이유는 염증도 줄여주기 때문이다.

고위험 군에 속하는 경우에만 아스피린을 규칙적으로 소량 복용하라. 다른 위험인자들 가운데서 본인이 심혈관 질환을 앓았거나 부모와 형제자매 등의 가까운 친척이 심혈관 질환을 앓고 있는 사람들, 흡연자들, 콜레스테롤 수치가 높은 사람들이 이 고위험 군에 속한다.

## 염증을 확인하는 검사

우리의 장수프로그램의 권고사항을 실천함으로써 당장에 진행 중인 염증을 상당 부분 제거할 수 있고, 앞에서 언급한 심각한 질병들의 위험도 크게 줄일 수 있다.

인체의 염증 정도를 측정하는데 사용되는 표지를 고감도 C-반응단백질(high-sensitive protein ; hs-CRP 또는 CRP)이라 부른다. CRP는 간에서 만들어지는 단백질로 염증에 반응하며 혈류로 방출된다. 검사를 통해 hs-CRP의 기준선을 정하고 이후로 각자의 지속적인 건강검진에서 필수사항으로 삼을 것을 권한다. 심혈관 질환을 앓았거나 만성적 염증 상태인 사람, 가족 중에 심혈관 질환이나 알츠하이머 환자가 있는 경우에는 유전자 검사와 필수지방산 측정도 고려해보아야 한다.

## C-반응 단백질의 역할

심각한 세균감염처럼 급성염증반응이 진행될 경우에는 CRP 수치가 5미만의 정상수치에서 무려 1000이상까지 상승한다. 만성, 혹은, 잠복염증은 0.8에서 5.2까지 훨씬 더 포착하기 어려운 증가폭을 드러낸다. 그러나 이렇게 적은 증가폭일지라도 세월이 흐르면 엄청나게 중요해질 수 있다.

최근의 몇몇 연구는 hs-CRP 측정이 미래의 관상동맥질환을 예측할 수도 있다는 사실을 입증했다. CRP 수치 상위 3%에 속한 남성은 하위 3% 보다 심장발작의 위험률이 2배 이상 높다. CRP 는 심장병, 알츠하이머병, 뇌졸중을 예견해줄 뿐만 아니라 육체활동 부족, 비만, 수면장애, 우울증 등 생활방식의 바람직하지 못한 상태를 진단해준다.

CRP 수치가 높은 장년층은 CRP 수치가 낮은 동년배와 비교해볼 때 심각한 질병과 장애가 더 많다. 80~90년대에도 여전히 건강한 사람들은 CRP 수치가 낮다. 일부 연구원들은 CRP가 생물학적 노화의표지로 사용될 수 있을 만큼 유용한 도구라고 믿고 있다. hs-CRP 는 저렴한 혈액검사로, 어느 병원에서나 쉽게 실시할 수 있다. 12시간 금식 후 아침에 혈액을 채취해야 한다. 통상 정상이라고 간주되는 hs-CRP 범위는 5 미만이다. 그러나 이것도 최적의 건강상태라고 하기에는 너무 높은 수치이다. hs-CRP를 1.3이하로 유지하기 위해 노력해야한다. 낮게 해야만 노화과정을 늦추고 건강상의 위험도 줄일 수 있다.

### 필수 지방산 측정

특히 천식 같은 염증성 질환, 습진 같은 중증 알레르기, 류머티즘성 관절염 등 염증질환의 경우에는 필수 지방산 측정이 유용한 검사법이다. 이 혈액검사 역시 아침에 공복 상태에서 실시된다. 앞에서 논의한 여러 가지 중요한 지방산들, 다시 말해 항염증성 지방산인 EPA, DHA 는 물론이고 친염증성의 아라키돈산의 정확한 값과 이들 사이의 비율이 확인된다. 이 검사 결과를 바탕으로 보충제 투여계획을 정확하게 수립할 수 있다.

### 염증위험의 유전자 표지

염증성 소인을 알려주는 몇 가지 유전자 표지를 확인하는 검사가 가능해졌다. 이해를 돕기 위해 구체적 돌연변이(다형성) 두 가지를 살펴보겠다.

IL-1 $\beta$31C→T 돌연변이를 가진 환자들은 일정한 자극에 대응해 이 유전자 변이가 없는 사람들보다 염증 반응을 일으킬 위험이 더 많다.[47]  유전자 검사를 통해 이 다형성을 갖고 있음을 확인했다면

---

47 정상에서 약간 벗어난 이 변형의 내용은 다음과 같다. IL-1 $\beta$를 부호화하고 있는 DNA사슬의 31번째 뉴클레오티드시토신이 티미딘으로 교체된 것이다(31C→T다형성)

식단에 변화를 주고 이를 실천해야 한다. 어유(EPA/DHA)와 큰 엉겅퀴 보충제가 유전자상의 이 결함으로 야기되는 염증을 억제해줄 것이다. 쿠르쿠민, 보즈웰리아, 감초도 염증을 억제한다.

TNF-$\alpha$(종양괴사인자-알파)는 또 다른 염증성 화학전령으로 인체에 두루 중요한 영향을 끼친다. TNF-$\alpha$-308G-A 돌연변이를 갖는 환자들은 관절염과 천식 등의 염증성 질병의 발병률이 높다. 어유와 녹차를 섭취함으로써 염증을 줄일 수 있다.

심장발작이나 뇌졸중은 갑작스럽게 일어나는 게 아니다. 암과 알츠하이머병, 당뇨병도 마른하늘에 날벼락처럼 닥치지 않는다. 이 질병들은 여러 해 동안 지속되어 온 식사와 생활방식의 최종결과인 경우가 많다. 사람들의 몸속에서 잠복염증이 꾸준히 증가한 것이다. 지금 당장 생활방식을 바꿈으로써 잠복 염증을 줄이고 심각한 질병들의 발전 가능성을 차단할 수 있다.

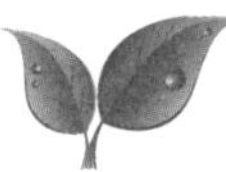

# 10장

# 독소를 없애야 오래살 수 있다

"이 세상 역사의 처음으로 인류는 수태된 순간부터 죽음에 이를 때까지 위험한 화학물질과 접촉하지 않을 수 없게 되었다"

- 레이철 카슨(Rachel Carson), 「침묵의 봄」(1962)

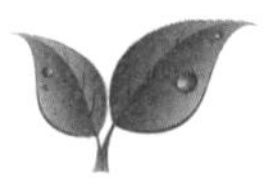

어느 누구든 외부(환경)독소든 내부에서 생성되는 독소든 그것들에 노출되는 것을 피할 수 없다. 2000년 한 해 동안 미국에서만 30억Kg 이상의 독성폐기물이 하늘과 땅과 강으로 직접 배출되었다. 우리 행성이 모든 인류의 건강을 위협할 만큼 유독해졌다는 것은 매우 슬픈 현실이다. 화장실이나 배수구만 막혀도 정상적인 가사활동이 대혼란을 맞이한다. 우리의 몸이라고 다르지 않다. 독소를 신속하게 효과적으로 제거하는 일은 장수에 매우 중요하다.

인체는 각종 형태의 독소에 노출되어 있다. 오염된 공기와 물, 직장, 음식물에 독소가 가득하다. 전자파의 포화를 얻어맞고 있으며, 중금속에 오염되어 있다. 심지어는 세포 내부에서도 매우 위험한 독소들이 생성된다. 이 독소들을 정화하고 안전하게 처리하는 효율적이고 효과적인 메커니즘이 건강유지와 장수에 매우 중요하다. 각각의 독소를 하나하나 살펴보고, 몸속에 오염물질이 쌓이는 것을 막기 위해 각자가 취할 수 있는 조치들을 알아보자.

## 녹색청소

여러 해 전에 나사(NASA)가 수행한 한 연구를 통해 집에서 기르는 화초가 공기정화기로 제거할 수 없는 벤젠, 포름알데히드 같은 공기 중의 독성물질을 줄여준다는 사실이 알려졌다. 벤젠이나 포름알데히드는 공기여과기로 제거할 수 없다. 접란(spider plant)은 포름알데히드를 제거하는 데 특히 뛰어난 능력을 발휘한다. 보풀로 덮인 잎사귀를 갖고 있는 이 식물은 미립자를 제거해준다. 그 밖의 유용한 식물로는 서양 담쟁이덩굴, 스파티피움(peace lily), 대나무야자(bamboo palm), 아글라오네마 실버퀸(chinese evergreen), 포트맘(florist' s mum), 거베라(Gerbera daisy), 산사베리아가 있다.

## 공기오염

오염된 공기는 지구상에서 공기를 들이마시는 모든 생명체의 건강을 위협한다. 인체에 미치는 직접적인 독성효과 외에도 공기오염은 스모그와 산성비를 만들고, 오존층에 구멍을 내어 피부암의 위험을 증대시킨다. 공기오염은 온실효과라고도 알려진 지구 온난화를 가속화한나. 환경보호국(EPA)은 벤젠, 포름알데히드, 다이옥신 등 188가지 위험한 공기오염물질을 목록화 했다. 일부는 잘 알려진 발암물질이다. 다른 것들

은 호흡기 질환, 선천성기형, 기타 심각한 건강상의 문제들과 연관
되어 있다.

밀도가 큰 찬 공기가 따뜻한 공기를 아래로 가두면 '기온 역전'
이 발생한다. 이때 실외공기가 심하게 오염되는 일이 잦다. 그러나
실내에서의 오염물질 농도가 실외보다 100배 이상 높아지는 일도
가끔 발생한다. 실내 공기 오염이 중요한 이유는 많은 사람들이
90%에 육박하는 시간을 실내에서 보내기 때문이다. 실내공기의
일반적인 오염원은 요리와 난방 시의 연기, 담배연기, 상업적으로
판매되는 가정용 세제, 해충 구제제품, 건축자재와 카펫이 내뿜는
가스, 난로에서 발생하는 연기, 라돈 등이다.

에너지 효율을 높이기 위해 엔지니어들은 누출을 막고 공기를
반복적으로 순환시킴으로써 건물의 열 손실을 성공적으로 줄여왔
다. 에너지 '효율' 빌딩은 대개 창문을 열 수 없으며, 따라서 실내
공기 오염에 훨씬 더 많이 노출된다. 이로 인해 공기오염과 관련된
새로운 종류의 질병들이 발생했다. 빌딩증후군(sick building
syndrome ; SBS)이라고 하는 이 질병은 암과 감염증은 물론이고
알레르기 및 호흡기 염증의 높은 발생률을 불러일으킨다.

공기 중의 오염물질에 노출되는 것을 회피하거나 줄이기 위해
취할 수 있는 간단한 조치들을 몇 가지 소개한다.

〈표10-1〉 실내 공기 오염을 줄이는 방법

| 독성의 종류 | 대처방법 |
| --- | --- |
| 담배연기 | 집에서는 흡연을 금하고, 흡연이 허가된 장소는 피하라. |
| 상업적으로 판매되는 가정용 세제 | 식초와 물을 사용하라. |
| 드라이클리닝 화학물질 | 물세탁이 가능한 옷을 입어라. 드라이클리닝을 한 경우 옷을 집안으로 들이기 전에 실외에서 남은 기체를 방출시켜라. |
| 건축자재와 카펫에서 방출되는 기체 | 공기정화기와 화초를 활용하라. |
| 사무기기 | 프린터, 복사기, 팩시밀리를 작업 공간에서 가능한 한 멀리 이동시켜라. 이 기체들이 사용되는 공간을 자주 환기해주어라. |
| 난로에서 나오는 연기 | 가스난로나 전기난로를 사용하라. |
| 라돈 | 라돈 제거시스템을 사용하라. |

* 실내 공기정화와 동시에 음이온을 발생하는 기기설치가 현실적 대안이 될 수 있다.


## 수질오염

병원성 미생물로 오염된 물을 마시면 몇 시간 내지 며칠 만에 그 효과가 나타난다. 세균, 바이러스, 기생충이 위장염, 간염, 콜레라 같은 급성 질병을 야기할 수 있다.

장기간의 파급효과는 수질오염 물질에 노출된 후 수년 내지 수십 년 동안 지속된다. 수질오염 물질로는 병원체를 죽이기 위해 사용하는 염소 같은 화학물질, 산업용 용제, 살충제, 방사능 원소, 비소 같은 독성 무기물이 있다. 이런 수질 오염물질에 장기간 노출되면 암은 물론이고 간, 콩팥, 생식기에 문제가 발생한다.

물을 마실 때도 어떤 물을 마시느냐가 중요하다. 수돗물은 수도꼭지에서 쏟아지는 시점에서는 이상적 건강을 위한 최선의 선택이라고 볼 수 없다. 무시로 첨가되는 염소와 플루오르화물은 반응성이 매우 높은 화학물질들로 인체에 악영향을 미친다. 염소는 물이 취수원에서 가정까지 이동하는 과정에서 수질을 오염시키는 병원균을 죽이기 위해 불가피하게 사용된다. 수돗물은 반드시 끓여서 마시는 것이 좋으며, 더 나아가 음용수를 알칼리화 하는 여과기를 사용하라. 2장에서 알칼리성의 식단과 알칼리수를 활용해 조직의 산성도를 줄이는 것이 얼마나 중요한지 설명했다. 대다수의 사람들이 고기, 단순 탄수화물, 설탕을 지나치게 섭취해서 이미 너무나도 산성화되어 있다. 알칼리 수는 이런 상황을 균형 상태로 돌려놓는 아주 효과적인 수단이다.

우리 한국의 수돗물 특히 서울의 아리수 같은 물은 수출 상담을 할 정도로 우수한 물이기 때문에 그냥 목욕이나 샤워를 하는 데는 아무런 문제가 없다.

## 해독능력을 강화하는 방법

독소를 제거하기 위한 방법은 무수히 많다. 아래 열거된 음식물을 섭취, 영양제 보충, 생활방식의 변화 등이 모두 유익하다.

● 마늘, 양파, 레몬, 로즈베리, 녹차가 많이 포함된 식단은 간의 효소 기능을 강화해 중금속 제거에 도움을 준다.

● 브로콜리, 콜리플라워, 케일, 양배추, 브뤼셀 스프라우트, 복초이 등의 십자화과 채소에는 해독능력이 뛰어난 항산화제가 들어 있다. 고수의 잎(Cilantro)은 천연의 중금속 킬레이터(Chelator)이다.

● 다른 유용한 영양제로는 N-아세틸시스테인(NAC)이 있다. 이 보충제는 간에서 매우 중요한 제2단계 해독제 가운데 하나인 글루타티온의 수치를 높여준다.

● 큰 엉겅퀴(실리마린)와 알파리포산은 간의 활동을 도와준다.

● 비타민C, 비타민B군, 마그네슘, 셀레늄을 충분히 섭취하는 것이 해독효소의 기능을 최적화하는 데 매우 중요하다.

● 알칼리수는 변비를 방지해 해독작용을 강화한다.

● 기타 유익한 생활방식들로는 활기찬 유산소 운동과 사우나가 있다. 중금속과 지용성 독소가 땀의 일부로 배출될지 모른다는 몇몇 연구결과가 있다.

## 환경오염

　　　　　　　　　　직업과 여가활동이 여러 가지 방
식으로 건강에 영향을 미칠 수 있다. 예를 들어 골프장 관리인들
은 비호지킨성 림프종, 뇌 및 전립선 암, 각종의 신경질환 발병률
이 아주 높다. 그들은 살충제, 살균제, 제초제, 화학비료에 장기간
노출된 상태에서 작업을 한다. 수많은 환경독소에 노출되는 정유
공장 노동자들은 각종 암으로 인한 사망률이 매우 높다. 다른 직업
군에 비해 암 발병률이, 구순암 384%, 위암 142%, 간암 238%, 췌
장암 151%, 결체조직암 243%, 전립선암 135%, 결막암 407%, 뇌암
181%, 백혈병 175% 등으로 높다.[48]

## 음식물 오염

　　　　　　　　　　음식물 생산에 화학물질이 광범
위하게 사용된다. 예를 들어 과일나무에는 생육기에 살충제, 살균
제, 제초제가 정기적으로 살포된다. 설치류를 없애기 위해 비행기
가 사과 과수원 위를 날며 독극물에 절인 곡물을 뿌린다. 사과가
가지에서 떨어지는 것을 막기 위해 화학물질이 살포된다. 수확된

---

48  정유공장의 이 동일 집단에서 폐결핵(29%), 식도암(49%), 직장암(49%) 방광 및 기타 비뇨기암
(40%)의 사망률이 매우 낮다는 사실은 무척이나 흥미롭다. 석유화학물질에 대한 노출과 암 발생을 촉
발하는 유전자 표현의 다각적 작용에 원인이 있는 듯하다.

과일은 외관을 좋게 하기 위해 왁스로 코팅된다. 그리고 독성 가스가 충전된 창고에서 여러 달 동안 저장된다. 시장에 내놓기 전까지 저장기간을 늘리기 위한 조치인 것이다. 전통방식으로 재배된 사과에는 과일 표면에 독성물질이 남아 있거나 심지어 내부에도 있을 수 있다.

아무리 조심한다고 해도 인체조직에 살충제가 쌓이는 것을 피할 수는 없다. 잔여 살충제는 모든 음식물에 존재한다. 단 하나의 음식물에도 다섯 가지 이상의 독성화학물질이 잔류하는 것은 다반사이다.

이런 독성물질들을 줄이려면 가능한 한 유기농 제품을 먹고, 시중에서 판매되는 농산물 세정제를 물에 풀어 과일과 채소를 몇 분 동안이라도 담가두어라. 그렇게 하면 제품 외층의 독소를 일부 제거할 수 있다.

동물성 식품에는 독소가 채소와 과일보다 더 많이 들어있다. 그 대부분의 독소가 지방조직에 농축되어 있다. 독소에 노출되는 것을 줄이려면 동물성 식품보다는 식물성 식품을 먹고, 붉은 고기에서 눈에 확 띄는 지방을 잘라내고, 가금류에서도 껍질을 제거해야 한다. 닭이나 고기를 삶으면 상당량의 지방이 조리용기의 상단으로 떠오른다. 먹기 전에 그 기름을 걷어내자.

## 해독작용이
## 있는 야채류

**미나리** : 간 해독작용뿐만 아니라 간염, 간암에도 효과가 있다. 특히 개천가에서 야생으로 자란 돌미나리가 효과가 더 좋다.


**부추 : 100g/31cal**

나트륨 36.00mg, 단백질 4.30g, 당질 3.70g, 비타민A 638.00㎍ RE, 비타민C 41.00mg, 식이섬유2.10g, 엽산57.80㎍, 인27.00mg, 철분2.90mg, 칼륨480.00mg, 칼슘34.00mg

간, 신장에 효과, 목감기에 효과, 혈액순환, 소화기관, 변비 예방, 냉증, 정력 증진 등에 효과가 있다.


**양배추의 효능** : 1. 십이지장궤양 예방 2. 콜라겐 생성, 미용 효과 3. 지질 분해, 비만 개선  4. 골다공증 예방  5. 장 청소기능  6. 간 기능강화  7. 면역력 증강  8. 피로 회복  9. 스트레스 해소  10. 암 예방  11. 혈액 정화  12. 지혈 작용


**울금** : 1. 변비, 위염  2. 숙취해소, 간  3. 혈액정화  4. 치질개선 5. 열병 치료 6.피부질환, 지혈 7.노화 지연 8. 당뇨 9. 항암 10. 여성의 생리불순, 생리통, 산후복통

울금을 자연 발효시켜 환으로 만들어서 복용했더니 정력증진에 탁월한 효과가 있음이 임상 경험으로 입증되었다. 다만 고혈압이나 당뇨환자는 섭취 시 주의해야 할 것으로 추정된다.



## 유기농 제품을 먹을 수 없을 때

환경행동그룹(Environmental Working Group ; EWG)에 따르면, 일부 과일과 채소는 살충제에 크게 오염되어 있는 데 반해 오염도가 낮은 것도 있다고 한다. 많이 오염된 과일과 채소는 피하고 최소로 오염된 품목을 먹으면 살충제에 노출되는 것을 90% 까지 줄일 수 있다고 한다. 물론 가능한 한 유기농산물을 먹는 것이 좋다. 어쨌든 전통적인 농산물을 먹을 수밖에 없는 상황이라면 이 권고사항을 따르라.

- 비교적 많이 오염된 과일들

  피망, 시금치, 셀러리, 감자, 복숭아, 딸기, 사과, 배, 버찌, 포도(수입산), 라즈베리.

- 덜 오염된 과일들

  사탕옥수수, 아보카도, 콜리플라워, 아스파라거스, 양파, 스위트피, 브로콜리, 파인애플, 망고, 키위, 파파야, 바나나

## 전자기 오염

우리 인체는 인간이 만들어낸 다

양한 종류의 전자파에 끊임없이 노출되고 있다. 일부는 가까운 데서 바로 발생한다. 컴퓨터 모니터, 휴대전화, 헤어드라이어, 전기면도기, 전기담요가 그것들이다. 휴대전화 중계 탑, 텔레비전과 라디오 방송국, 위성 송신기, 레이더 신호는 비교적 먼 데 있는 노출 원인이다. 수십 개의 라디오와 텔레비전 방송국 및 지역의 휴대전화 중계 탑에서 송출되는 전자파가 매순간 우리 몸을 관통한다.



## 구원투수 미생물

역사적으로 우리 인류는 쓰레기를 별 생각 없이 공기와 물, 토양에 버려왔다. 요즘은 이런 식으로 극악하게 환경을 무시하지는 않는다. 그러나 독성폐기물을 컨테이너에 밀봉해 광산이나 지상의 흙무더기 안에 묻어버리거나 콘크리트로 버무려서 건축자재로 사용하는 등 그 해악은 여전하다. 환경과 인체에 두루 축척된 독소를 청소할 방법들이 생명 공학적 측면에서 많이 거론되고 있다.

① **생물적 환경정화** 이 기술은 진균류와 세균 등을 생명공학으로 주조해 임무를 수행토록 하는 것이다. 연구원들은 TNT나 다이옥신 등 다수의 독성물질을 소화 및 파괴할 수 있는 세균들을 이미 확인했다. 유전공학 기술이 크게 발전하면서 이 분야가 쾌속 항진하고 있다.

단기적으로는 현재의 세균이 보물과도 같이 귀중한 능력을 갖고 있음이 입증되고 있다. 예를 들어 흔히 발견되는 세균 지오박터(Geobacter sulfurreducens) 는 2003년에 유전자가 정리되었는데, 우라늄 오염을 청소하면서 전기를 생산한다. 이 세균이 어쩌면 방사성 폐기물로 전기를 생산하고, 오지의 전기장치에 동력을 공급하고, 미생물 연료 전지로 사용될 수도 있다는 얘기인 것이다.

크레이그 벤터(Craig Venter)와 몇몇 사람들은 특정한 청소업무를 맡기기 위해 구체적으로 설계되는 합성세균을 만드는 유전자 지도를 그리려 하고 있다.

살충제와 살균제를 덜 쓸 수 있도록 해충에 내성을 갖는 작물을 만들기 위해 유전자공학이 응용되고 있다. 이 기술은 범세계적으로 기아를 해결할 수 있을 뿐만 아니라 합성비료, 살충제, 제초제의 사용을 줄여준다.

식물이 아연이나 철과 같은 미량원소를 활용하는 방식을 이해하게 되면 토양에서 광물질을 효과적으로 뽑아내면서 비료를 덜 쓴 작물을 얻을 수 있을 것이다. 파종기에 알아서 죽는 간작작물도 만들 수 있다. 제초제로 죽일 필요가 없어지는 것이다.


② **프리온 질병** 연구원들은 인체의 해독경로와 각종 해독과정 와해가 어떻게 질병으로 발전하는지 이해하기 위해 유전체 기술을 적용하고 있다. 예를 들어 스트레스는 관련 유전자의 발현을 바꿔버림으로써 지질대사와 간의 해독작용을 극적으로 변화시킨다. 최근까지도 파킨슨병의 원인은 명확하게 규명되지 못했고, 따라서 질병 진행을 늦추는 방법도 전혀 없었다. 이제 그 증상들이 살충제 로테논과 같은 독성물질에 의해 두 개의 유전자에서 아기된 돌연변이와 연관되어 있다는 사실이 밝혀졌다. 이 두 개의 유전자는 인체가 단백질을 다루는 방식에 영향을 미친다. 이 돌연변이가 잘못 만들어진 단백질(프리온)을 축적시킨다. 독소들은 도파민을 분비하는 세포들을 죽인다. 하버드대학교의 생물학과 부교수 피터 랜스버리(Peter Lansbury)

는 이렇게 말한다. "도파민은 자동차엔진의 윤활유와 같다. 윤활유가 제 역할을 해주면 차는 부드럽게 달린다. 그러나 윤활유가 떨어지면 차가 멈추어버린다" 뇌에서 도파민을 분비하는 세포가 망실되는 것이 파킨슨병의 특징이다. 이 경로를 이해함으로써 우리는 거대한 도약을 이루었다. 생명 공학적 치료법이 곧 등장할 것으로 기대된다.

잘못 만들어진 단백질은 세포 내부에서 해로운 영향을 끼칠 수 있는 집합체를 만든다. 오브리 드 그레이는 새로운 유전자를 집어넣는 체세포 유전자 치료법을 제안했다.

프로토피브릴(Protofibril) 같은 세포 내부의 독성물질, 곧 '세포 내 집합체' 를 분해해버리는 것이다.

알츠하이머병 및 기타 퇴행성 질환에서 발견되는 아밀로이드 플라크와 잘못 만들어진 단백질 등 세포 외부의 독성물질을 무찌르는 핵심전략은 그것들의 구성분자를 공격하는 백신을 만드는 것이다. 몇 개의 연구 집단이 이 방법을 탐구하고 있다. 앞으로는 면역계 세포들이 독성물질을 잡아먹게 될지도 모른다.


여전히 논란에 휩싸여 있기는 하지만 이런 전자파에 지속적으로 노출될 경우 생체조직의 기능에 변화가 일어나고 건강상의 광범위한 악영향이 발생한다는 증거들이 쌓이고 있다. 전자파는 DNA를 손상시킬 수 있고, 휴대전화 복사선도 세포의 단백질을 바꿔놓을 수 있다.

주변 환경의 전자기 스모그를 완벽하게 차단하는 것은 불가능하다. 그러나 노출과 위험을 줄일 수 있는 방법들은 있다. 컴퓨터 모니터, 헤어드라이어, 전기면도기, 기타 고성능의 전기기계 사용을 최소화하라. 대형 TV 화면에서 최소 3m 이상 떨어져 앉고(특히 어린이들), 전기담요 위에서 자지 마라.

휴대전화도 상당량의 전자파를 일으킨다. 휴대전화 사용을 자제해야 한다. 그렇게 하는 게 불가능하다면 적어도 휴대폰 사용 중에 전자파에 노출되는 것을 줄이기 위한 조치라도 취하라.

내장형 확성기와 이어폰을 갖춘 핸즈프리 세트를 사용하면 휴대전화를 머리에서 어느 정도 떨어뜨릴 수 있다. 그러나 귀로 뻗어 있는 전선이 사실상 안테나 역할을 할 수 있고, 결국 우리 귀와 뇌는 특정 상황에서 훨씬 더 많은 복사량에 노출되기도 한다. 더 안전한 해결 방법은 공기 튜브에 기초해 귀로 연결되는 핸즈프리 세트를 사용하는 것이다. 이 장치의 전선 부분은 전자파가 머리에 닿는 것을 차단하기 위해 아철산염 초크를 관통한다. 전자파 발생원을 몸에서 멀리 떼어버림으로써 전자파를 추가로 줄일 수 있다.

## 중금속 오염

독성 중금속은 자유라디칼의 활동을 증가시킨다고 알려져 있다. 자유라디칼은 노화과정을 촉진하는 주요원인이다. 건강을 유지하기 위해 필요한 효소들이 적절하게 활동하려면 비타민과 무기질이라는 보조인자가 필요하다. 독성 중금속은 무기질 보조인자의 자리를 꿰차고 들어앉아 이들 효소가 정상적으로 기능하는 것을 방해한다. 이렇게 해서 독성 중금속이 인체에 쌓이면 조기 노화와 함께 노화 관련 질병이 발생할 수 있다. 중금속의 독성은 비정상적인 면역반응, 학습장애, 신경퇴행성 질환으로 이어지기도 한다. 중금속에 오염된 환자들의 전형적인 증상은 피로, 정서장애, 집중력 감퇴, 탈모 등이다.

비소, 베릴륨, 카드뮴, 크롬, 코발트, 니켈은 자연 상태에서 발견되는 발암성 중금속이다. 이들은 동물실험에서 종양을 발생시키고 손상된 DNA를 수리하는 인체의 능력을 억제한다고 알려져 있다. 다른 독성 중금속으로는 수은과 알루미늄을 비롯해 수십 종이 더 있다. 수은은 특히 유독한 금속이다. 해산물에서 발견되는 수은의 형태인 메틸수은은 대양 전역에 폭넓게 분포하는 신경 독으로 알려져 있다. 오늘날 모든 해산물이 사실상 수은에 오염되어 있기 때문에 생선과 해산물의 섭취를 특정 종으로 제한할 필요가 있다. 참치, 황새치, 돛 새치, 상어 등의 대형 어류는 수은 함량이 많기 때문에 먹어서는 안 된다. 멸치, 정어리, 연어 같은 소형 어류는 먹이사슬의 하부에 놓여있기 때문에 조직에 농축되어 있는 수은이 비교적 적다. 자연산 연어가 양식연어보다 더 좋은 이유는 수은이 비교적 적은 데다가 필수 오메가-3지방이 많이 들어있기 때문이다.[49]

---

49 양식장에서 사육되는 연어는 오염물질 농도가 아주 높은 먹이를 먹고 자란다. 식물성 플랑크톤을 먹고 자라면서 이것들을 EPA로 전환시키는 천연의 대양 연어와는 달리 양식장 연어는 EPA 가 거의 없다.

치아충전재로 쓰이는 '은' 아말감도 50% 이상이 수은이다. 어른들의 입 속은 물론이고 어린아이들의 입 속에서도 수은이 함유된 아말감 충전재를 집어넣지 말라. 지금부터라도 독성이 덜한 복합재료, 곧 유리나 세라믹 종합체를 사용토록 하라. 치관이나 치교처럼 금속을 사용해야 한다면 생체 반응성이 가장 적은 소재인 금을 활용하라. 유전적 소인이 있는 경우에만 알루미늄이 신경퇴행성 질환, 특히 기억 장애에 영향을 미치기도 한다. 알루미늄 조리기구나 알루미늄 호일을 사용하지 않음으로써 알루미늄에 대한 노출을 줄일 수 있다.

중금속을 제거하는데 도움을 주는 식단과 생활방식이 다음에서 논의된다. '킬레이트' 시약이라고 하는 수많은 화학물질을 경구복용이나 정맥주사의 형태로 활용할 수 있다. 킬레이트 시약은 인체에서 독성 중금속을 아주 효과적으로 제거해주는 것으로 알려져 있다.

『이것은 어디까지나 미국의 데이터다. 한국연안에서 잡히는 어류는 아직까지 안전한 것으로 본다. 그 이유는 저자가 무려 최근 30년 동안 생선회를 일반인의 5~10배는 넘게 먹었을 것이다. 그런데 얼마 전 모발 분석으로 중금속 검사를 해봤더니 아직 숭금속이 기준치 이하로 정상으로 나왔다. 그러나 나는 양식 생선회는 안 먹는다. 오직 자연산 그것도 직접 낚아서 먹었다. 양식 회 꺼리에 대해서는 여러분께서 알아서 판단하기 바란다. 그 이유는 어떤 사료를 쓰고 있는지는 알지만, 아직 중금속 오염조사에서는 기준치 이하로 나왔기 때문이다. 중금속 외에 운반과정이나 유통과정에서 활어의 선도유지를 위해 항생제나 다른 화학적 물질을 투여하기 일쑤이기 때문에 믿을 수 없을 뿐만 아니라 고기 고유의 진이 빠져서 이미 맛을 잃어버렸을 것이고, 나아가서 활어를 수족관에 넣어서 어류를 부패시키면서 활어 회를 판매하는 유통행위 자체를 없애야 한다고 주장을 해왔고, 생선 회 거리 유통을 건전한 방향으로 혁신하자고 강력하게 주장하는 캠페인을 10년 전부터 해오고 있는 사람이니까 말이다.』

* 이 장의 말미에 우리정부 농림수산식품부에서 조사한 최근 3년간 우리나라 근해 수산물 안전성조사 자료를 첨부하겠다.


## 독소 검사법

### 중금속 독소

얼마나 적극적으로 독성금속을 제거해야 할지 판단하기 위해 먼저 인체에 쌓인 중금속을 정확하게 측정할 필요가 있다. 독성 중금속을 확인하는 방법은 많다. 머리카락, 소변, 혈액검사들이 가장 흔하게 사용된다.

### 머리카락 광물질 분석

장기간의 중금속 축적을 탐지해내는 저렴한 검사방법으로 고통이 없다. 약 1g 정도 되는 소량의 머리카락을 목덜미에서 채취한다. 모낭에서 막 올라온 머리카락은 가까운 과거에 중금속에 노출되었는지를 알려준다.

검사결과가 외부오염에 의해 자주 왜곡되기 때문에 완벽한 검사법이라고 할 수는 없지만 머리카락의 중금속 내용물과 몸 전체 수치 사이에는 상당히 합리적인 연관관계가 존재한다. 머리카락 분석결과 비정상 수치가 꽤 높게 나왔다면 소변 유발 검사를 통해 더 정확한 측정이 필요하다.

### 소변 유발 검사

먼저 경구 복용이나 정맥주사로 소변에 중금속을 모으게 하는 약물을 투여한다. 다음으로는 6~24시간 동안 소변을 채취해 분석한다. 검사 결과에 기초해 중금속 해독 방침이 결정된다. 대게는 킬레이트 시약을 경구로 복용하거나 주사로 맞는다.

### 혈액검사

독성 중금속을 측정하는 방법으로는 덜 유용하다. 독성금속이 혈액검사에서 나타나려면 인체에 독소가 상당량 축적되어 있어야

한다. 정도가 약한 만성적 축적 상태가 일반적이지만 혈액검사로는 거의 탐지되지 않는다. 그러므로 대부분 머리카락 분석이나 소변검사를 실시한다.



## 나노생체해독

감염, 화학요법, 오염, 기타원인으로 발생하는 극단적인 독성이 간과 콩팥 및 인체의 다른 해독체계의 자연능력에 과부하를 걸 수 있다. 사태가 이렇게 전개되면 독소로 인한 염증이 심혈관 전체에 영향을 미치면서 혈압이 급격하게 떨어진다. 의학적으로 '쇼크'라고 부르는 이 상태에 빠지면 인체는 산소가 부족해진다. 따라서 간, 허파, 심장, 기타 기관들이 작동을 멈추기 시작한다. 이어서 사망이 뒤따른다. 대개는 신부전의 결과이다.

### ● 나노기술과 신부전증

신부전증의 경우 전통적인 해결책은 혈액 투석 기계였다. 세탁기만한 이 기계장치가 건강한 신장이 수행하는 중요한 역할, 곧 혈액정화를 대행한다. 그러나 이 장치는 특정 독소만 여과할 뿐이고, 치료도 네 시간씩이나 받아야 한다. 환자들은 일주일에 보통 세 번씩 이 값비싸고 큰 기계에 매여 있어야만 한다.

만성 신부전증에는 유용하지만 급성신부전(예를 들어, '쇼크') 환자의 절반 이상이 여전히 혈액투석을 받고서도 죽는다. 나노기술 연구원들이 이에 대한 해결책을 모색하고 있다.

로즌가트와, 공동개발자인 아르곤국립연구소(Argonne National Laboratory)의 공학자 마이클 카민스키(Michael Kaminski)는 간편하고 빠른 해결책을 개발했다. 표적이 되는 독성 분자를 잡기위한 수용체에 자기를 띤 나노입자를 부착하는 방법이다. 이 나노입자들은 혈류로 주사된다. 그러면 입자들이 몸을 순환하면서 표적독소를 골라내는 것이다. 치료 후 체내에서 입자를 제거하려면 팔이나 다리 동맥으로 소형분기선(shunt)을 삽입한다. 혈액은 자석이 부착된 손바닥 크기의 기계장치를 신속하게 통과한다.

나노입자가 생분해성이 있는 폴리랙틱 산 (polylactic acid)으로 만들어졌기 때문에 잔류입자도 결국은 혈액에서 제거된다. 현재까지는 쥐를 대상으로 실험했지만 그 결과는 희망적이다. 이 방법이 완성되면 신부전 환자뿐만 아니라 해독능력을 신장시키려는 사람들도 사용할 수 있게 될 것이다.

혈액을 정화하려는 목적에서 개발 중인 좀 더 진보적인 기계는 생체인공신장(bioartificial kidney)이다. 생체인공신장은 4,000개의 속이 빈 플라스틱 섬유 내부에 10억 개의 인간 신장세포를 집어넣은 플라스틱 카트리지를 사용한다. 네프로스 세라퓨틱스(Nephros Therapeutics)사가 미시건대학교 내과 전문의 데이비드 흄(David Humes)의 연구 활동을 바탕으로 기계를 개발하고 있다. 이 기계는 면역계 조절활동을 포함해 신장의 기능을 완벽하게 구현할 것이다. 부분적인 임상실험에서 매우 위중한 환자 10명 가운데 여섯 명이 살아났다. 한 명을 제외한 나머지 전부가 생존가능성이 10~20% 이하라는 판정을 받았던 사람들이다.

그러나 만성신부전을 앓고 있는 수십만 명의 환자들에게는 외부기계보다 신체에 이식되어 장기간 기능을 수행하는 조직이 더 바람직할 것이다. 이 이식조직에는 살아있는 신장세포가 들어가고, 그 신장

세포는 인체에서 자양분을 얻을 수 있어야한다. 이 기술의 과제는 면역계의 거부반응을 회피하면서 매일 약 100리터의 체액을 거를 수 있는 세포를 이식할 것이다. 미시건대학교 흄 연구팀의 윌리엄 피셀(William Fissell)이 한 가지 해결 방안을 실험하고 있다. 연장된 나노 슬릿으로 이어지는 나노 구멍이 그것이다.

## ● 나노기술과 간 부전

인체의 다른 주요 해독기관인 간을 위해 몇몇 연구소가 유사한 장치를 개발하고 있다. 그들은 간이 부전상태에 빠질 때 혈액에 쌓이는 독소를 제거하기 위해 간세포를 활용한다. 이 생체 인공 간이 만성 간 부전을 앓고 있는 환자들을 도울 수 있을 것이다. 현재 그들의 유일한 희망은 드물게 실시되는 간 이식이다.

간 부전에 대처하는 보다 근본적인 대책으로 '간 칩' (liver chip)을 설계하는 방법이 있다. 간 칩이란 대량 생산되는 실리콘 칩으로 인간의 간을 진짜처럼 모형화한 것이다. 현재 MIT의 조직공학자 린다 그리피스(Linda Griffith)가 개발 중인 이 칩이 간을 대체하지는 못할 것이다. 그러나 과학자들은 이 칩을 통해 간암 및 간염을 치료하는 약물을 시험하면서 간세포들이 다양한 독성물질에 어떻게 반응하는지 알아낼 수 있다.

## ● 나노기술과 노화역전

나노의학 진보의 최종결과는 노화방지 의학의 중요한 진보로 귀결될 것이다. 나노의학 전문가 로버트 A. 프레이타스는 이를 시간 역전 (dechronification), 다시 말해 "시계를 거꾸로 돌리는 것" 이라고 말한다. 시간 역전은 먼저 생물학적 노화를 중단시키고, 다음으로 수

조개의 조직세포 각각에 세 가지 절차를 수행해 노화를 돌이킬 것이다. 프레이타스는 시간 역전의 이 세 가지 단계를 설명한다. 제1단계로 인체의 모든 세포로 들어가 축적된 대사 잔해와 독성폐기물을 청소하는 임무를 띤 나노봇을 주입한다. 독소들이 다시 생성할 것이기 때문에 청소 작업은 지속적으로, 예를 들어 1년에 한 번씩 연간 조정의 일부로 나노 봇에 의해 수행된다. 나노 봇들은 인체의 DNA 손상도 조심스럽게 바로잡는다. 나노 생체해독의 마지막 3단계는 세포들이 자력으로 교정할 수 없는 구조들, 예를 들어 오작동을 하거나 고장 난 미토콘드리아를 수리하는 일이 될 것이다.

**지용성 독소**

지용성 환경독소의 인체 내 수치를 측정하는 일은 더 어렵다. 이 검사법들은 비싸서, 일반적으로 심각한 환경 관련 환자들에게만 실시한다. 알려진 7만 종 이상의 환경독소 가운데 겨우 수백 가지만을 탐지해낼 수 있다.

앞에서 언급한 다수의 유기 독소가 인체의 지방세포에 농축된다. 지용성 독소를 제거하기 위해 인체가 활용하는 주요 메커니즘은 그것들을 수용성 대사산물로 전환하는 것이다. 소변이나 대변으로 배출될 수 있기 때문이다. 간은 해독작용에서 가장 큰 역할을 맡고 있고, 이 임무를 전문적으로 담당하는 수백 가지 해녹 효소를 갖고 있다.

일반적으로 간 해독은 두 과정으로 이루어진다. 제 1과정에서 독소들은 시토크롬 P450이라고 하는 특수 효소들에 의해 생체 내 변화 과정을 밟는다. 이 과정을 통해 지용성 독소들이 수용성으로 바뀐다. 첫 과정의 산물은 여전히 유독하다. 따라서 제 1, 2 과정 반응의 합작이 필요하다. 그렇지 않을 경우 제1과정을 마친 유해한 독소가 쌓인다. 제2과정에서는 수용성 분자가 대사 과정을 일부만 마친 제1과정 독소에 부착된다. 이렇게 해서 독성이 감소하고 몸 밖으로 배출되기도 더 쉬워진다.

보편적인 검사법에서 환자는 세 종류의 순한 독소를 복용한다. 카페인(NoDoz), 아세트아미노펜(타이레놀), 아스피린이 그것이다. 카페인은 제1과정 반응을 통해 거의 완벽하게 대사되므로 카페인을 복용하고 두세 시간 후에 채취한 타액 시료는 제1과정 대사가 얼마나 잘 이루어지고 있는지를 알려준다. 아세트아미노펜과 아스피린은 두 과정을 다 거쳐야 제거된다. 다음 날 아침 혈액과 소변을 채취하고 분석해서 간의 환경독소 해독능력을 평가할 수 있다.

<표10-2> 간 해독효소의 유전자 다형성과 그로 인한 위험

| 효소변이 | 유저자(다형성)의 위험 |
| --- | --- |
| CYP450 1A1 | 몇몇 암에 걸리기 쉽다(예를 들어, 흡연자들의 폐암) |
| CYP450 2D6 | 파킨슨병의 조기발병 |
| CYP450 2E1 | 특정 민족 집단에서 알코올 중독의 위험 증대 |
| CYP450 3A5 | 일부 처방약의 경우 복용량의 변화가 요구됨 |

**유전자 해독검사**

제1단계 해독체계는 간이 사용하는 시토크롬 P450 효소들로 구성된다. 이 효소들의 유전자 이형이 해독능력 손상(가끔은 강화)으로 이어진다. 시토크롬 P450 효소 수백 가지 가운데 널리 알려진 다형성 수십 가지가 확인되었다. 몇 가지 다형성과 그로 인해 발생하는 문제의 유형을 〈표10-2〉에서 확인하라.


## 독소의 최대원천 :
## 잘못 만들어진 단백질

잘못 만들어진 단백질이야말로 가장 위험한 독소일지 모른다. 그것들은 세포 내부에서 만들어진다.

많은 연구 결과들은 잘못 만들어진(접힌) 단백질이 수많은 질병의 진행과정에서 핵심적인 역할을 하고 있을지도 모른다는 점을 언급하고 있다. 알츠하이머병, 파킨슨병, 인간 광우병, 낭포성 섬유증, 백내장, 당뇨병 등 다양한 질병들이 전부 잘못 만들어진 단백질을 원활하게 제거하지 못하는 인체의 무능력에서 기인한다.

단백질 분자들이 이 세포에서 이루어지는 작업의 대부분을 수행한다. 단백질은 DNA 청사진에 따라 세포 내부에서 만들어진다. 단백질은 아미노산의 긴 사슬인데, 정확한 3차원의 구조로 접혀야만 운반단백질이나 기타 등등으로 기능할 수 있다. 그러나 단백질 분자의 약 1/3이 부적절하게 접히고 만다. 이렇게 손상된 단백질은 즉시 파괴되어야 한다. 그렇지 않을 경우 급속하게 축적되면서 세포의 활동을 방해한다.

정상적인 환경에서라면 잘못 만들어진 단백질이 만들어지자마자 유비퀴틴이라는 수송 분자가 달라붙어 세포의 특정한 부위로 호송한다. 여기서 재활용을 위해 잘못 만들어진 단백질을 아미노산으로 분해한다. 그러나 세포가 나이를 먹으면 이 메커니즘이 원활하게 수행되는 데 필요한 에너지가 부족해진다. 중금속 독소들도 이 효소들의 정상적 활동을 방해하고, 사태는 더욱 악화된다. 단백질을 잘못 만들도록 유도하는 유전자 돌연변이까지 개입한다.

폐기와 재활용 과정이 붕괴되면 잘못 만들어진 단백질 조각들이 세포 내부에 쌓이기 시작한다. 프로토피브릴(원섬유)이라고 하는 입자들이 세포의 유동 부분인 세포질 내부를 이리저리 부유하면서 서로 결합한다. 단섬유와 소섬유 상태를 지나 궁극적으로 더 큰 구형 구조물이 만들어지는 것이다. 비교적 최근까지도 이 불용성 물질의 축적이 각종 질병의 원인으로 여겨졌지만, 더 작은 형태의 용해성 단백질 조각 결합체인 프로토피브릴이 진정한 원인임이 밝혀졌다.

이 프로토피브릴이 아밀로이드라고 하는 불용성의 침전물로 바뀌는 속도가 빠르면 빠를수록 질병은 더 느리게 진행된다. 아밀로이드를 신속하게 형성해 프로토피브릴이 입히는 피해로부터 자신을 보호하는 사람이 있는가 하면 프로토피브릴을 아밀로이드로 바꾸는 속도가 느려서 더 큰 피해를 입는 사람도 있다. 이런 사람들을 관찰해보아도 아밀로이드가 거의 눈에 띄지 않는다. 머릿속에 아밀로이드 플라크가 엄청나게 쌓여있는데도 알츠하이머병의 징후를 전혀 보이지 않는 사람들이 존재하는가 하면 플라크는 거의 없는데도 병의 징후가 현저한 사람들이 존재하는 역설적인 상황을 이해할 수 있는 대목이다.

앞에서 알츠하이머병의 유전적 위험인자라고 소개한 대립형질 apo E4가 아밀로이드 생성과정을 늦춘다. apo E4를 갖고 있는 사람(전체 인구의 25%)은 프로토피브릴에 의한 뇌손상의 위험이 있으므로 각별히 조심하면서 피해를 줄이기 위한 영양보충제를 복용해야 한다.(8장 참조)

또 다른 질병들이 프로토피브릴 축적과 관련되어 있다. 광우병 및 인간 광우병, 즉 변형 크로이 펠트―야콥병의 원인인 프레온 역시 잘못 만들어진 단백질, 즉 프로토피브릴이다. 제2형 당뇨병, ALS(근위축성측색경화증, 루게릭병), 헌팅턴무도병 등 인간의 다른 많은 심각한 질병들이 비정상적 단백질 접힘으로 인해 발생한다.

세포는 나이가 들면 ATP 생산 효율이 떨어진다. ATP는 모든 세포 활동의 에너지 원천이다. 결국 잘못 만들어진 단백질을 신속하게 재활용하는 데 사용할 수 있는 에너지가 줄어든다. 게다가 나이가 들면서 중금속 독소가 축적되면 정상적인 효소기능이 마비된다. 프로토피브릴이 입히는 피해를 무효화할 수 있는 약물을 개발하려는 노력이 진행 중이다.

프로토피브릴이 입히는 피해를 통제하는 방법의 핵심은 에너지, 곧 ATP 생산을 개선하는 것이다. 코엔자임 $Q_{10}$, NADH, 카르니틴 같은 특정 영양소를 섭취하면 인체의 ATP 생산을 개선할 수 있다.

비타민 B군, 마그네슘, 망간 같은 비타민과 광물질의 보조 요인들도 도움을 줄 수 있다. 킬레이트 시약은 중금속 독소를 제거해준다.

20~30년 후면 나노봇이 세포에서 독소와 잔해를 제거하고 그로 인한 피해들을 수리하는 역할을 할 것이다. 그러나 무엇보다 현재를 사는 우리들이 적절한 생활방식을 유지하는 게 더욱 중요하다. 그것은, 두말할 것도 없이 환경독소에 대한 노출을 줄이고 각자의 해독능력을 최선의 상태로 유지하기 위함이다.

# 수산물 안전성조사 현황

## □ 안전성 조사 개요

- 근거 : 수산물품질관리법 제42조(수산물의 안전성 조사)
- 조사대상 : 생산 · 저장 · 출하전단계 수산물 및 용수 · 어장 · 자재 등
- 조사항목 : 중금속, 패류독소, 식중독균, 항생물질, 방사능 등

## □ 안전성 조사 절차

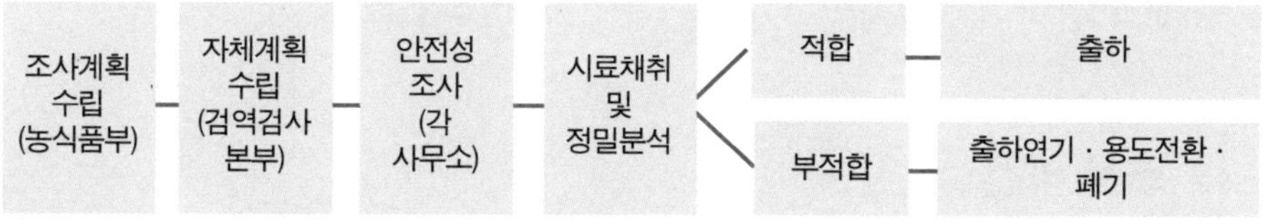


## □ 안전성 조사 및 사후관리

- **연도별 조사실적**
  - 조사건수 : (2009) 7,136 → (2010) 7,245 → (2011) 8,001건
  - 조사품목 : (2009) 318 → (2010) 427 → (2011) 421품목(국내생산 거의 전품목임)
- **조사결과 및 사후관리 실적**

- 생산 · 저장 · 거래 전 단계 수산물 및 급식 · 인증 · 수입 등 유통단계 수산물에 대한 유해물질(중금속, 항생물질, 미생물, 독소, 방사능, 잔류농약, 유기물질, 금지약품, 성장호르몬제, 기타 유해물질 등)을 조사하여 식품규격기준 초과 수산물의 시중유통을 차단하고 있음

※ 자연산은 모두 식품규격 기준초과 수산물 없었음

- 양식산 수산물은 안전성 확보를 위해 식품규격 기준초과 9건 중 사용금지약품 검출(4건1,324kg)에 대해 폐기 조치 및 휴약기간 준수 대상(5건)에 대해 휴약기간(30일) 경과 후 출하토록 출하연기 조치

※ 사용금지약품 사용 폐기 수산물 : 4건

 - 넙치 3건 사용금지약품인 클로람페니콜 검출로 모두 폐기

- 뱀장어 1건 사용금지약품인 니트로푸란 검출로 모두 폐기

※ 항생물질 사용으로 휴약기간 준수 후 출하대상 수산물 : 5건

 - 뱀장어 2건 항생물질인 엔로/시프로플록사신 검출로 휴약기간 준수 후 출하

- 뱀장어 1건 항생물질인 페플록사신 검출로 휴약기간 준수 후 출하

- 메기 1건 항생물질인 엔로/시프로플록사신 검출로 휴약기간 준수 후 출하

- 메기 1건 항생물질인 페플록사신 검출로 휴약기간 준수 후 출하

## □ 조사 의견

● 매년 수산물에 대한 안전성 조사결과 국내 연근해 자연산은 모두 안전한 것으로 조사되었음

● 양식산은 일부 양식장의 양식 수산물에서 사용금지약품 검출 및 사용 허가된 항생물질이 검출되었으나 년중 농림수산검역검사본부 수산물안전부 및 시 · 도에서 수산물 안전성조사를 통하여 사전에 철저한 관리를 하고 있어 수산물의 안전성에는 이상 없음

# 국내산 수산물 안전성 현황조사

(단위 : 건)

| 연 도 | 중금속 | 해면양식수산물 | 내수면양식수산물 | 해면어획수산물 | 비 고 |
|---|---|---|---|---|---|
| 2009 | 총수은 | 306 | 47 | 521 | |
| | 납 | 306 | 47 | 521 | |
| | 카드뮴 | 278 | 69 | 121 | |
| | 소 계 | 890 | 163 | 1,163 | |
| 2010 | 총수은 | 332 | 46 | 660 | 부적합 실적 없음 |
| | 납 | 332 | 46 | 660 | |
| | 카드뮴 | 372 | 44 | 186 | |
| | 소 계 | 1,036 | 136 | 1,506 | |
| 2011 | 총수은 | 291 | 51 | 247 | |
| | 납 | 291 | 51 | 243 | |
| | 카드뮴 | 361 | 72 | 97 | |
| | 소 계 | 943 | 174 | 587 | |
| 소 계 | 소 계 | 2,869 | 473 | 3,256 | |

# 수산물 안전성조사 제도

## □ 안전성 조사 개요

- 근거 : 수산물품질관리법 제42조(수산물의 안전성조사)
- 조사대상 : 생산 · 저장 · 출하전단계 수산물 및 용수 · 어장 · 자재 등
- 조사항목 : 중금속, 패류독소, 식중독균, 항생물질, 방사능 등:

## □ 안전성 조사 절차

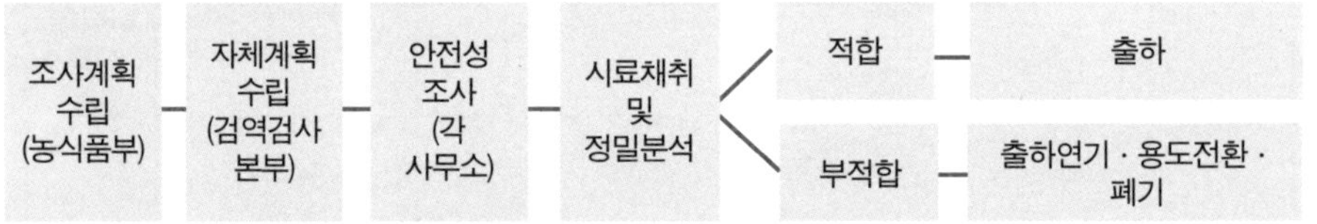


## □ 안전성 조사 실적

- **연도별 조사실적**

- 조사건수 : ( '09) 7,136 → ( '10) 7,245 → ( '11) 8,001건

- **규격기준 초과 수산물 조치사항**

- 생산 · 저장 · 거래 전 단계 수산물 및 급식 · 인증 · 수입 등 유통단계 수산물에 대한

유해물질(중금속, 항생물질, 미생물, 독소, 방사능, 잔류농약, 유기물질, 금지약품, 성장호르몬제, 기타 유해물질 등)을 조사하여 식품규격기준 초과 수산물의 시중유통을 차단하고 있음

- 수산물 안전성 확보를 위해 식품규격 기준 초과 9건 중 사용금지약품 검출(4건1,324kg)에 대해 폐기 조치 및 휴약기간 미 준수(5건)에 대해 휴약기간(30일) 경과 후 출하토록 출하연기 조치

| 품 목 | 항 목 | 건 수 | 조사결과 | | 비고 |
| --- | --- | --- | --- | --- | --- |
| | | | 기 준 | 검출량 | |
| 활넙치 | 클로람페니콜 | 3 | 불검출 | 0.1~51.3㎍/kg | 폐기 |
| 활뱀장어 | 니트로푸란 | 1 | 불검출 | 1.06㎍/kg | 폐기 |
| | 엔로/시프로플록사신 | 2 | 0.1mg/kg이하 | 0.4~1.0mg/kg | 휴약기간 준수 후 출하 |
| | 페플록사신 | 1 | 불검출 | 검출 | 〃 |
| 메기 | 엔로/시프로플록사신 | 2 | 0.1mg/kg이하 | 0.6mg/kg | 휴약기간 준수 후 출하 |
| | 페플록시신 | 1 | 불검출 | 검출 | 〃 |

# 20년 젊어지는 비법 1

**1판 1쇄** 인쇄 I 2013년 04월  06일
**1판 1쇄** 발행 I 2013년 04월  11일

**지은이** I 우병호
**발행인** I 이용길
**발행처** I MOABOOKS 모아북스

**관리** I 정윤
**디자인** I 이룸

**출판등록번호** I 제 10-1857호
**등록일자** I 1999. 11. 15
**등록된 곳** I 경기도 고양시 일산동구 호수로(백석동) 358-25 동문타워 2차 519호
**대표 전화** I 0505-627-9784
**팩스** I 031-902-5236
**홈페이지** I http://www.moabooks.com
**이메일** I moabooks@hanmail.net
ISBN I 978-89-97385-27-0   13510